Barbara Hannah · Begegnungen mit der Seele

Barbara Hannah

Begegnungen mit der Seele

Aktive Imagination – der Weg zu Heilung und Ganzheit

Mit einem Vorwort von Marie-Louise von Franz

Kösel

Übersetzung aus dem Englischen: Waltraut Körner, Pfaffhausen.
Die Originalausgabe erschien unter dem Titel: »Encounters with the Soul. Active Imagination as developed by C. G. Jung« bei Sigo Press, Boston.

CIP-Kurztitelaufnahme der Deutschen Bibliothek

Hannah, Barbara:
Begegnungen mit der Seele : Aktive Imagination – d. Weg zu Heilung u. Ganzheit / Barbara Hannah. [Übers. aus d. Engl.: Waltraut Körner]. – München : Kösel, 1985. –
Einheitssacht.: Encounters with the soul <dt.>
ISBN 3-466-34108-6

Gesamtherstellung: Kösel, Kempten.
Umschlag: Günther Oberhauser.
ISBN 3-466-34108-6

Inhalt

Anhang

Vorwort

Als C. G. Jung nach seinem Bruch mit Freud auf die Suche ging, um seinen eigenen Mythos zu finden, wagte er sich allein und ohne Führung in das Reich des kollektiven Unbewußten. Bei dieser einzigartigen Konfrontation entdeckte er durch eigene Erprobung eine neue Art, sich mit den Inhalten des Unbewußten innerhalb der einen Wirklichkeit der schöpferischen Phantasie zu befassen. Jung nannte diese Methode später »aktive Imagination« und empfahl sie vielen seiner Patienten. Er beschrieb die aktive Imagination als den einzigen Weg zu einer direkten Begegnung mit der Realität des Unbewußten, ohne die Vermittlung von Tests oder Traumdeutung. Obwohl er Dokumente der aktiven Imagination in Seminaren diskutierte, veröffentlichte er keines davon, weil er wahrscheinlich ahnte, wie weit diese Zeugnisse von den kollektiven bewußten Ansichten seiner Zeit entfernt waren.

Seither hat sich vieles geändert. In Europa wie in den USA sind unzählige Techniken aufgetaucht, um gewisse Arten unbewußter Phantasien in den wachen Zustand des Bewußtseins überzuführen. Es sind jedoch alles Formen von passiver Imagination, die gleichwohl eine heilende Wirkung haben. Was fehlt, ist die aktive moralische Auseinandersetzung, das aktive Eintreten der ganzen Person in das Phantasie-Drama. Meiner Erfahrung nach ist es jedoch für viele schwierig, das in einem praktischen Sinne zu verstehen. Barbara Hannahs Buch ist daher eine einmalige Hilfe, dem Verständnis der aktiven Imagination durch gut gewählte Beispiele näherzukommen. Ihre Kommentare, die sich Punkt für Punkt mit jeder Wendung in den Geschichten und Dialogen befassen, waren für mich oft überraschend und hilfreich. Die Figuren des Unbewußten sind mächtig und schwach, wohlwollend und bösartig, weshalb Geist und Herz sehr wach sein müssen, um die vielen möglichen Fallen zu vermeiden, in die man versehentlich geraten kann, wenn man mit solchen Figuren zu tun hat.

In gewisser Weise muß man schon potentiell »ganz« sein, um in das Drama einzutreten; wenn man es nicht ist, wird man durch schmerzhafte Erfahrung lernen, ganz zu werden. Die aktive Imagination ist daher das mächtigste Werkzeug der Jungschen Psychologie, um zur Ganzheit zu kommen – viel wirksamer als die Trauminterpretation allein. Barbara Hannahs Buch ist das erste und das einzige mir bekannte, welches das Verständnis dieser Methode fördert, indem es durch verschiedenartige Beispiele die einzelnen Schritte, die Fallen und Erfolge bei der Begegnung mit dem Unbewußten darstellt.

Im Gegensatz zu den zahllosen Techniken der passiven Imagination wird die aktive Imagination allein gemacht. Es ist eine Art Spiel, aber ein sehr ernstes. Vielleicht ist deshalb der oft beträchtliche Widerstand dagegen gelegentlich gerechtfertigt, und man sollte niemanden gedankenlos da hineinstoßen. Sehr häufig ist eine äußerst verzweifelte Lage (wie beim Lebensmüden im 4. Kapitel) notwendig, um die Tür zu öffnen. Aber ich glaube, niemand, der die aktive Imagination einmal entdeckt hat, möchte sie je wieder missen, weil sie buchstäblich Wunder innerer Wandlung bewirken kann.

Barbara Hannah kommentiert nicht nur mehrere moderne Beispiele der aktiven Imagination, sondern auch zwei höchst bemerkenswerte historische. Wir wissen ebenfalls, daß viele Alchemisten eine »imaginatio vera et non phantastica« bei ihrer Arbeit gebraucht haben, die eine Art aktive Imagination war. Das gibt uns die Befriedigung zu wissen, daß wir hier nicht eine sonderbare Neuerung behandeln, sondern eine menschliche Erfahrung, die schon vorher durchlebt worden ist. Es ist tatsächlich eine neue Form der ältesten Art von religio im Sinne der »sorgfältigen Beachtung der numinosen Mächte«.

Marie-Louise von Franz

1 Dem Unbewußten begegnen

Was wir von uns selbst wissen, ist *nicht* alles, was wir sind: dies ist der erste Punkt, den es für den Leser einzuführen gilt, der nicht mit der Psychologie von C. G. Jung vertraut ist. Wenn wir uns und das, was uns geschieht, sorgfältig beobachten, lehrt uns das Leben täglich diese Lektion. Warum verpassen wir gerade den Zug, den wir besonders ängstlich bemüht waren zu bekommen? Oder warum verlieren oder zerbrechen wir einen Gegenstand, an dem wir so sehr hingen? Warum tun oder sagen wir so viele Dinge, die wir hinterher tief bedauern? Warum wachen wir ohne Grund niedergeschlagen auf? Warum überraschen wir uns andererseits selbst mit etwas, das wir gegen alle Erwartung viel besser tun oder sagen konnten als sonst, oder durch ein heiteres Aufwachen, für das wir keinen Grund wissen?

Wenn wir einmal die Existenz dieser unbekannten Seite unserer selbst zur Kenntnis genommen haben, ist Theorie allein nicht mehr überzeugend; dann wird es natürlich wichtig, etwas über das Unbekannte in uns selbst zu erfahren. Während Jung selber mit dieser Aufgabe beschäftigt war – eine wahre Herkulesarbeit –, entdeckte er die Technik, die er »aktive Imagination« nannte und von der dieses Buch handelt.

Ich sage mit Bedacht *entdeckte*, nicht erfand, denn aktive Imagination ist eine Form der Meditation, die die Menschheit wenigstens seit der Morgendämmerung der geschichtlichen Überlieferung, wenn nicht noch früher, angewendet hat, um Gott oder die Götter zu erfahren. Sie ist, mit anderen Worten, eine Methode, das Unbekannte zu erforschen, sei es, daß wir uns das Unbekannte als einen äußeren Gott, als ein unermeßlich Unendliches denken, oder daß wir wissen, wie wir ihm begegnen können, indem wir uns selbst in einem vollkommen *inneren* Erlebnis betrachten. So

wie Jesus sagte: »Das Himmelreich ist in euch«, nicht irgendwo außerhalb, jenseits des Himmels.
Der östliche Mensch erfaßt diese Wahrheit viel besser als wir. Er spricht vom allumfassenden und vom persönlichen Atman als ein und derselben Sache, und er sagt von Purusha, daß er als Däumling im Herzen jedes Menschen wohnt und doch das All bedeckt und »kleiner als klein und größer als groß« ist. Im selben Sinne wurden die Begriffe Mikrokosmos und Makrokosmos früher allgemein in der westlichen Welt verstanden.
Natürlich sind die Träume *die* Boten des Unbewußten par excellence. Aber Träume benutzen eine symbolische Sprache, die sehr schwer zu verstehen ist. Dies trifft besonders auf unsere eigenen Träume zu, die uns immer etwas erzählen, was wir *nicht* wissen und was gewöhnlich das Letzte ist, das wir erwartet hätten. Als Jung nach seinem Bruch mit Freud dem Unbewußten allein gegenüberstand, hatte er viele Träume. Zu der Zeit konnte er jedoch die wenigsten von ihnen verstehen; tatsächlich dauerte es Jahre, bis ihr Sinn offenbar wurde.
Früher, als Jung noch mit der Freudschen Technik der Traumdeutung experimentierte, mit ihrer gefälligen Erklärung, daß jeder Traum eine Wunscherfüllung ist, die vom Zensor unverständlich gemacht wird, damit unser Schlaf nicht gestört wird usw., dachte er wie alle Psychologen dieser Zeit, der Patient werde nach Beendigung der Analyse in angemessener Fühlung mit dem Unbewußten bleiben, indem er »seine Träume versteht«. Erst als er selber mit so vielen eigenen Träumen konfrontiert war, die er nicht verstehen konnte, erlebte er, wie vollkommen unzulänglich die Methode wirklich war, und war deshalb gezwungen, weiterzusuchen. Er sagt von dieser Zeit, daß alles, was er besaß, um seinen Patienten zu helfen, »einige theoretische Vorurteile von zweifelhaftem Wert« waren. »Der Gedanke, daß ich die abenteuerliche Unternehmung, in die ich mich verstrickte, schließlich nicht nur für mich persönlich, sondern auch für meine Patienten wagte, hat mir in mehreren kritischen Phasen mächtig geholfen.«[1]
Für den unvorbereiteten Leser mag es schwierig sein zu verste-

hen, warum die Begegnung mit dem Unbekannten in uns selbst ein »gefährliches Abenteuer« sein soll. Nur die Erfahrung kann uns lehren, was für ein erschreckendes Unternehmen es ist, sich von den vertrauten Angelegenheiten unserer bewußten Welt abzuwenden und dem gänzlich Unbekannten der inneren, unbewußten Welt gegenüberzutreten. Als Jung dies zum ersten Mal tat, war er entsetzt zu sehen, daß die Erscheinungen, die er sah und hörte, den Phantasien sehr ähnlich waren, von denen seine Patienten in der Nervenheilanstalt Burghölzli überfallen wurden. Zuerst fürchtete er, sie könnten ihn genauso überwältigen, und lebte monatelang mit der Angst vor dem drohenden Wahnsinn. Die Ursache dafür war die sich wiederholende Vision großer Teile Europas, die von einem Meer von Blut bedeckt waren. Erst im August 1914, als der Krieg ausbrach (in den alle Länder hineingezogen wurden, die er vorher in Blut getaucht gesehen hatte), realisierte er, daß seine Visionen von 1913 eine Vorwarnung des Ersten Weltkrieges waren und sich nicht auf seine eigene Psychologie bezogen. Hierdurch vom schrecklichen Alpdruck möglichen Wahnsinns befreit, konnte er sich ruhig und objektiv dem Inhalt seiner Visionen zuwenden. Dort entdeckte er das erfahrungsmäßige Vorhandensein nicht nur des persönlichen Unbewußten, dessen auch Freud und Adler völlig gewahr waren, sondern – dahinter – auch des kollektiven Unbewußten mit seinen Archetypen und unbegrenzten Möglichkeiten. Diese innere Welt ist genauso wirklich wie die äußere Welt, mit der wir vertraut sind; sie ist tatsächlich *noch* wirklicher, denn sie ist unendlich und ewig, ändert sich nicht und zerfällt nicht, wie es die äußere Welt dauernd tut. Für diejenigen, die sich an die Welt vor 1914 erinnern, ist die jetzige Welt so völlig verändert, daß sie überhaupt eine andere Welt zu sein scheint.

Jung sagte mir einst, das Unbewußte selbst sei nicht gefährlich. Es gäbe nur eine wirkliche Gefahr, meinte er, aber das sei eine sehr ernste: *Panik!* Die Angst, die jemanden ergreift, wenn ihm etwas ganz Unerwartetes widerfährt oder wenn er anfängt, sich vor dem Verlust seines Haltes in der bewußten Welt zu fürchten, kann ihn so verstören, daß es kein Wunder ist, wenn so wenige

Menschen sich auf diese Aufgabe einlassen. Es ist allerdings nötig, sehr sichere Wurzeln zu haben und in der äußeren Welt fest verankert zu sein, bevor ein solcher Versuch gewagt werden kann. Wir müssen daran denken, daß Jung ein verheirateter Mann war mit mehreren Kindern, einem eigenen Haus und Garten am See und mit ungewöhnlichem Erfolg in seinem Beruf, als er seine eigene »Begegnung mit dem Unbewußten« unternahm. In seinen »Erinnerungen« wies er darauf hin, daß Nietzsche dieselbe Reise machte, als er »Also sprach Zarathustra« schrieb und dabei weggeblasen wurde wie ein Blatt, weil er weder Wurzeln noch Verpflichtungen in der Außenwelt hatte.

Die Angst, die uns vor dieser Reise ins Unbekannte zurückschrecken läßt und die sie wirklich zu einem »gefährlichen Abenteuer« macht, ist die Furcht, von den Inhalten des Unbewußten überschwemmt zu werden. An und für sich sind sie nicht gefährlicher als die Inhalte der äußeren Welt; aber ebenso wie wir unsere Orientierung in einer schwierigen äußeren Situation verlieren können, die wir leicht gemeistert hätten, wäre nicht die Angst über uns gekommen, so kann es uns auch in unserer Konfrontation mit dem Unbewußten geschehen, sogar mit noch beunruhigenderen Folgen, weil sie unbekannt sind. Richtig gebraucht kann die Methode der aktiven Imagination die größte Hilfe sein, um unser Gleichgewicht zu halten und das Unbekannte zu erforschen; aber mißverstanden und darin schwelgend, anstatt sie als Stück harter wissenschaftlicher Arbeit zu betrachten, kann sie im Unbewußten Kräfte auslösen, die uns überwältigen und sogar vorübergehend in einen psychotischen Zustand bringen können.

Vor allem müssen wir uns vergegenwärtigen, daß aktive Imagination *harte Arbeit* ist – wahrscheinlich das ermüdendste Stück Arbeit, dem wir uns je ausgesetzt haben. Wir unternehmen es, um Unterhandlungen zu eröffnen mit allem, das in unserer Psyche unbekannt ist. Ob wir es wissen oder nicht, unser ganzer Seelenfriede hängt von diesen Unterhandlungen ab; sonst wären wir immer ein Haus, das mit sich selbst entzweit ist, gequält ohne zu wissen warum, und sehr unsicher, weil etwas Unbekanntes in

uns selbst uns ständig entgegensteht. So wie Jung in »Psychologie und Alchemie« schreibt: »Wir wissen, daß die Maske des Unbewußten nicht starr ist – sie spiegelt das Gesicht, das wir ihr zuwenden. Feindseligkeit verleiht ihr ein bedrohliches Aussehen, Freundlichkeit mildert ihre Züge.«
Es ist deshalb äußerst wichtig, sich freundlich zu dem Gedanken zu stellen, daß es einen großen Teil der persönlichen Natur gibt, und mehr noch der unpersönlichen Natur, den wir nicht kennen und der nicht aufhört, zwingende Wirkungen auf uns auszuüben. Wenn wir einmal realisieren – möglichst aus eigener Erfahrung –, daß dies eine *Tatsache* ist, die wir nicht ändern können, gibt es wirklich keinen Grund, uns nicht freundlich dazu zu stellen. Wenn uns das Schicksal dazu zwingt, mit Gefährten zu leben, die wir uns nicht selbst ausgesucht haben, ist es klar, daß das Leben viel glatter weitergeht, wenn wir ihnen ein freundliches statt ein feindliches Gesicht zukehren.
Ich erinnere mich an eine kluge Frau, die mir erzählte, auf einer langen Reise durch Länder, die sie schon immer sehen wollte, habe sie ein Zimmer mit einer anderen Frau teilen müssen, die ihr vollkommen unsympathisch war. Zuerst dachte sie, dies würde ihr die Reise unvermeidlich verderben. Dann spürte sie, daß sie die interessantesten und schönsten Wochen ihres Lebens verschwenden würde, wenn sie ihrem Widerwillen erlaubte, ihr diese Zeit zu verderben. Deshalb nahm sie sich vor, ihre unsympathische Gefährtin zu akzeptieren, sich von ihren Gefühlen und von der Frau selbst zu lösen, indem sie nett und freundlich zu ihr war. Diese Methode funktionierte prächtig, und sie brachte es fertig, die Reise außerordentlich zu genießen.
Es ist genau dasselbe mit den Dingen aus dem Unbewußten, die wir verabscheuen und bei denen wir spüren, daß sie uns unsympathisch sind. Wir verderben uns unsere eigene Lebensreise, wenn wir es uns erlauben, uns über sie zu ärgern. Wenn wir sie als das annehmen können, was sie sind, und freundlich zu ihnen sind, finden wir oft, daß sie eigentlich nicht so schlimm sind, und zumindest werden wir von ihrer Feindschaft verschont.
Die erste Gestalt, die wir gewöhnlich bei der Begegnung mit dem

Unbewußten antreffen, ist der persönliche Schatten. Da er (oder sie) hauptsächlich aus dem besteht, war wir in uns selbst verworfen haben, ist er uns meistens genauso unsympathisch wie die Reisegefährtin der betreffenden Frau. Wenn wir uns also feindselig zum Unbewußten stellen, wird es immer unerträglicher. Aber wenn wir freundlich sind – sein Recht anerkennen, so zu sein, wie es ist –, wird sich das Unbewußte in bemerkenswerter Weise ändern.

Als ich einmal einen Traum von einer Schattenfigur hatte, die mir besonders widerwärtig war, die ich aber aufgrund früherer Erfahrung annehmen konnte, sagte Jung zu mir: »Nun ist Ihr Bewußtsein weniger hell, aber viel weiter, Sie wissen, daß Sie als unbestreitbar ehrenhafte Frau doch auch unehrenhaft sein können. Das mag unangenehm sein, aber es ist in Wirklichkeit ein großer Gewinn.« Je weiter wir gehen, desto mehr merken wir, daß jede Bewußtseinserweiterung tatsächlich der größte Gewinn ist, den wir haben können. Fast alle unsere Schwierigkeiten im Leben kommen daher, daß wir ein zu enges Bewußtsein haben, um ihnen zu begegnen und sie zu verstehen, und nichts hilft uns mehr, diese Schwierigkeiten zu verstehen, als zu lernen, wie wir mit ihnen in der aktiven Imagination in Kontakt treten können. Ich hoffe, unsere späteren Beispiele werden das zeigen.

Wie ich vorher sagte, ist die aktive Imagination – obwohl sie sich von ihren Vorgängerinnen dadurch unterscheidet, daß sie in ihrer Art viel empirischer und wissenschaftlicher ist – keineswegs eine neue Methode. Man könnte sogar sagen, sie ist so alt wie die ersten Bemühungen des Menschen, mit Kräften in Berührung zu kommen, die größer und unvergänglicher sind als er. Wenn der Mensch versucht, mit solchen Mächten Unterhandlungen zu eröffnen, um sich mit ihnen auf guten Fuß zu stellen, entdeckt er unwillkürlich eine Art von aktiver Imagination. Wenn man das Alte Testament aufmerksam unter diesem Gesichtspunkt liest, sieht man, daß es voll von solchen Versuchen ist. Ich erinnere – als ein Beispiel von vielen – an die Weise, wie Jakob sein ganzes Leben nach dem ausrichtete, was er den Herrn zu sich sprechen *hörte*. Es ist wahr, daß bei Jakob der Wille des Herrn oft durch

Träume offenbart wurde, aber das war keineswegs immer so. Jakob hatte zweifellos die Fähigkeit zu hören, was diese Mächte zu ihm sagten – ob sie nun in diesem besonderen Falle Gott oder das Unbewußte heißen, macht keinen Unterschied –, von seiner Mutter Rebekka geerbt. Sie machte sich auf, »den Herrn zu erforschen«, als die Zwillinge in ihrem Leib stritten, und sie entwickelte ihre eigenen, ziemlich zweifelhaften Methoden, auf Seine Antwort hin mit ihrem alten Gatten und den beiden Söhnen umzugehen. »Ziemlich zweifelhafte Methoden« waren es sicher, wenn wir sie vom Standpunkt der allgemeinen Moral aus beurteilen; aber wenn wir bedenken, daß sie den Willen des Herrn ausführte, bekommen sie ein anderes Aussehen. Der Herr selbst sagt zu uns: »Ich mache das Licht und schaffe die Finsternis, ich gebe Frieden und schaffe Unheil: Ich bin der Herr, der dies alles tut.« (Jes 45,7) Wenn er das Übel schafft, dann wird er sicherlich zu Zeiten wollen, daß seine Geschöpfe das tun, was wir als böse ansehen, doch das war in Rebekkas Tagen viel offenkundiger als heute. Das Wichtigste ist immer, »dem Willen des Herrn zu gehorchen«, um die Sprache des Alten Testaments zu gebrauchen.

Gut und Böse sind das Gegensatzpaar, das einem natürlich nach 2000 Jahren Christentum in den Sinn kommt. Und diese Gegensätze verursachen heute die meisten unserer Nöte. Das wird in der äußeren Welt treffend durch den Eisernen Vorhang symbolisiert, und dies bedingt auch den Schritt, den wir unter Umständen über die christliche Lehre hinaus tun müssen, daß wir ständig nach dem Guten streben und das Böse verdrängen sollen. Obwohl diese Verdrängung vor 2000 Jahren nötig war, zeigt uns die erschreckende Verbreitung des Bösen heute, was unvermeidlich geschieht, wenn ein Gegensatz zu lange unterdrückt gewesen ist.

Ich erinnere mich lebhaft daran, wie Jung einmal in einer Diskussion auf die Frage nach einem möglichen Atomkrieg antwortete: »Ich denke, das hängt davon ab, wie viele Menschen die Spannung der Gegensätze in ihrer eigenen Seele aushalten. Wenn es genügend sind, werden wir vermutlich dem Schlimmsten entgehen. Aber wenn nicht, dann wird ein Atomkrieg kommen, unsere Zivilisation wird untergehen, so wie viele frühere auch – aber in viel größerem Ausmaß.« Dies zeigt den enormen Wert, den Jung auf das Ertragen der Gegensatzspannung und die Vereinigung der Gegensätze in uns selbst legte, falls uns das möglich ist. Denn wenn wir den dunklen Gegenpart hinter den Eisernen Vorhang oder auf die Terroristen projizieren, dann mißlingt es uns, das kleine Gewicht beizutragen, das wir in die positive Schale der Weltenwaage von Krieg und Frieden legen könnten.

Wir können sagen, daß Rebekkas Weise, mit der Aufgabe fertig zu werden, die ihr durch die in ihrem Leib streitenden Zwillinge gestellt war, schon das Hauptmotiv enthält, uns heute der aktiven Imagination zuzuwenden. Sie konnte nicht verstehen, was ihr geschah, und, wie Jung oft sagte, »ist das einzige unerträgliche Leiden dasjenige, welches wir nicht verstehen«. Deshalb fragte Rebekka sich: »Wenn es so ist, warum bin ich so?« und ging, »den Herrn zu befragen«. Grundsätzlich war dieses Vorgehen dasselbe wie bei uns heute, wenn uns etwas Unerträgliches geschieht, oder wenn die scheinbare Sinnlosigkeit des Lebens nicht mehr auszuhalten ist. In dieser Situation wenden wir uns einem Etwas oder Jemand zu, der mehr weiß als wir, damit wir verstehen oder erfahren, was wir tun sollen.

In früheren Zeiten, als Jakob und Rebekka lebten, war der Mensch noch naiv und einfach genug, sich direkt dorthin zu wenden, wovon er wußte, daß es der Urquell des Wissens war – bei den frühen Juden war es »der Herr« –, und zu erfragen, was er wissen wollte. Zu der Zeit war er noch fähig zu hören, was der unsichtbare Gegenpart antwortete. Es gibt immer noch Menschen, die sich diese naive Einfachheit bewahrt haben, aber ich muß sagen, sie sind sehr selten und scheinen leider fast ausgestorben zu sein. Dieses Merkmal entspricht dem Grundsatz der Elgonyi, Eingeborene in Ostafrika, die nach herkömmlicher Weise ihr ganzes Schicksal den Träumen ihrer Medizinmänner anvertrauten. Aber sie berichteten Jung 1925 traurig: »Nein, seit die Engländer gekommen sind, hatten wir keine großen Träume mehr, denn sehen Sie, der Bezirkskommissar weiß, was wir tun sollen.« In diesen verstandesmäßigen Zeiten vertrauen wir alle, ob wir es wissen oder nicht, mehr und mehr dem Bezirkskommissar und allem, was er vertritt. Auf diese Weise haben wir die Berührung verloren – oder vielmehr vollkommen vergessen – mit der übermenschlichen weisen Führung, die im Unbewußten lebt und die Jung sogar »das absolute Wissen« nannte.[2] Früher gab die Menschheit diesem absoluten Wissen einen Namen und nannte es »Gott«, »der Herr«, »Buddha-Geist«, usw.

Laurens van der Post führt die frevelhafte Ausrottung der Buschmänner auf die Tatsache zurück, daß sie »unmöglich zu zähmen waren«. Oder, in der Sprache, die Jung zur Beschreibung der Elgonyi gebrauchte: es war unmöglich, sie zur Aufgabe ihrer Träume und zum Vertrauen in den Bezirkskommissar zu zwingen. Und doch zeigt van der Posts ganzer Bericht über Hans Taaibosch in seiner fesselnden Novelle »A Mantis Carol« (Ein Mantis-Lied) lebhaft, den wieviel besseren Teil die Buschmänner wählten, als sie sich weigerten, die Führung ihres Gottes Mantis an den Bezirkskommissar abzugeben.

In den ersten Tagen der Psychoanalyse, gleich nachdem sich die Wege von Jung und Freud getrennt hatten, durchlebte Jung eine Zeitspanne, von der er in seinen »Erinnerungen« sagt: »(Es war) für mich eine Zeit innerer Unsicherheit . . . Ich fühlte mich völlig suspendiert, denn ich hatte meinen eigenen Stand noch nicht gefunden.« Er spürte, daß es besonders nötig war, eine völlig neue Einstellung zu seinen Patienten zu gewinnen, denn die Methoden, die er in der engen Zusammenarbeit mit Freud angewendet hatte, erschienen ihm nicht länger gültig und befriedigend. Er sagt: »So beschloß ich, zunächst einmal voraussetzungslos abzuwarten, was sie von sich aus erzählen würden. Ich stellte also darauf ab, was der Zufall brachte.« (S. 152) Später sah er, daß sehr wenig, wenn überhaupt etwas, zufällig geschieht; tatsächlich hatte er schon seit 1911 sich selbst und seine Patienten dem Unbewußten anvertraut. Dadurch machte er die Entdeckung, daß es die bei weitem fruchtbarste Art der Traumdeutung war, die in den Träumen vorkommenden Tatsachen als

Grundlage der Deutung zu nehmen, und daß jegliche Theorie ihren Sinn nur verdreht und verdunkelt.

Diese Methode wirkte bei seinen Patienten außerordentlich gut, aber Jung fühlte, daß er immer noch nicht den festen Grund gefunden hatte, auf dem er stehen konnte, noch kannte und verstand er seinen eigenen inneren Mythos. Er mußte sich eingestehen, daß er nicht länger durch den christlichen Mythos bestimmt wurde, in dem der Mensch der westlichen Welt seit 2000 Jahren lebte, und daß er, obwohl er ein langes Buch über Mythen geschrieben hatte, seinen eigenen bis jetzt nicht kannte.

Er hatte zu der Zeit einige sehr erhellende Träume, aber er sagt, daß die Träume ihm nicht helfen konnten, sein »Gefühl der Desorientiertheit« zu überwinden. Da er sie viele Jahre lang nicht verstehen konnte, war er gezwungen, weiterhin nach der Tiefe zu suchen. Der Leser kann im Kapitel »Die Auseinandersetzung mit dem Unbewußten« in den »Erinnerungen« selbst die Schritte – dunkel und gefährlich, wie sie oft waren – nachlesen, durch die er seinen höchst empirischen Weg der aktiven Imagination fand. Es kostete Jung viele Jahre, denn er gab sich nicht damit zufrieden, die Bilder des Unbewußten sehen zu lernen und sogar aktiv mit ihnen in seinen Phantasien umzugehen. Er fühlte sich unbehaglich, solange er nicht den wichtigsten Schritt unternommen hatte: ihren »Platz und Zweck« in seinem eigenen äußeren Leben zu finden. Dies, sagt er, ist in der aktiven Imagination der wichtigste Schritt von allen, den wir aber gewöhnlich vernachlässigen. Einsicht in den Mythos unseres Unbewußten, fährt er fort, muß sich in eine ethische Verpflichtung umwandeln lassen; dies zu versäumen bedeutet, dem Machtprinzip zu verfallen. »Es können daraus destruktive Wirkungen entstehen, die nicht nur andere zerstören, sondern auch den Wissenden selber.«

Jung fährt fort: »Mit den Bildern des Unbewußten ist dem Menschen eine schwere Verantwortung auferlegt. Das Nicht-Verstehen sowie der Mangel an ethischer Verpflichtung berauben die Existenz ihrer Ganzheit und verleihen manchem indivi-

duellen Leben den peinlichen Charakter der Fragmenthaftigkeit.«[3]
Das mag genügen, um klarzumachen, daß die aktive Imagination kein leichtsinniger Zeitvertreib ist. Sie ist ein sehr ernster Schritt, der nicht unbedacht unternommen werden sollte. Es ist allerdings nicht jedermanns Schicksal, dem Unbewußten so vollständig ins Gesicht zu sehen, wie Jung es tat; eine solche Erforschung ist eine Berufung und sollte nie ohne diesen Ruf begonnen werden. Aber – und das ist der Grund, weshalb ich dieses Buch damit anfange, eine Ahnung der Tiefen zu vermitteln, in die sie gehen kann, wie auch der Veränderungen des ganzen Lebens einer Person, zu denen die aktive Imagination führen kann: es gibt keinerlei Gewähr dafür, wohin uns der Weg führen wird, wenn wir einmal damit begonnen haben. Zudem sollte er nie unternommen werden ohne eine feste Beziehung zu jemandem, der das verstehen wird oder zumindest mitfühlt, denn manchmal führt der Weg in so kalte und unmenschliche Tiefen, daß menschliche Gemeinschaft absolut notwendig ist, um uns davor zu bewahren, gänzlich zu erfrieren und verlorenzugehen. Obwohl es wesentlich ist, menschliche Kameradschaft zu haben, auf die man vertrauen kann, ist die aktive Imagination eigentlich eine sehr individuelle und sogar einsame Sache. Auf jeden Fall könnte ich niemals eine aktive Imagination mit jemand anderem im Zimmer machen, so gut ich die Person auch kenne.
Da ist eine andere Warnung, die ich gleich zu Anfang anbringen möchte, weil ich mehrere Fälle gesehen habe, bei denen folgendes zu meiner Überraschung nicht allgemein bekannt war: man sollte nie die Gestalten lebender Personen in seine eigenen Phantasien hineinnehmen. Sobald die Versuchung da ist, dies zu tun, müssen wir aufhören und sehr sorgfältig nochmals unsere Motivation für die ganze Unternehmung überprüfen, denn es ist nur zu wahrscheinlich, daß wir in altes magisches Denken zurückfallen; d. h. wir benutzen das Unbewußte für persönliche Ziele und nicht wirklich in der einzig legitimen Weise: das Unbekannte in so wissenschaftlicher Art wie nur möglich zu erforschen, um unsere eigene Ganzheit zu finden. Hier kommen

wir zum fundamentalen Unterschied zwischen dem richtigen und dem falschen Gebrauch der aktiven Imagination. Die Frage ist: üben wir sie ehrlich aus, um unsere eigene Ganzheit zu erlangen und zu entdecken, oder benutzen wir die Methode unehrlich als einen Versuch, unseren eigenen Weg zu gehen? Die letztere Anwendung mag zeitweilig sehr erfolgreich scheinen, aber früher oder später führt sie immer ins Verderben.

Aber wenn wir ehrlich unsere Ganzheit finden wollen, um unser individuelles Schicksal so vollständig wie möglich zu leben; wenn wir wahrhaftig und grundsätzlich die Illusion aufgeben und die Wahrheit unseres eigenen Seins finden wollen, sowenig wir vielleicht auch unsere Wesensart mögen, dann gibt es nichts, das uns in diesem Bestreben mehr helfen kann als die aktive Imagination. Letztlich kann sie uns zu weit größerer Unabhängigkeit führen und uns sogar von der Analyse oder von irgendeiner äußeren Hilfe unabhängig machen, als irgend etwas anderes, das ich kenne – aber ich sage »letztlich«, weil es die schwierigste Arbeit ist, von der ich weiß.

Jung sagte einmal zu mir, daß in Fällen, wo sein Patient aktive Imagination machen sollte, er sie sogar als Prüfstein betrachtete, ob der oder die Patientin unabhängig werden oder lieber wie ein Parasit von ihm abhängen wollte. Als ich ihn fragte, ob ich das zitieren dürfte, antwortete er: »Sie dürfen es nicht nur, ich bitte Sie sogar, es zu tun, wo immer Sie können.«

Der Analytiker sollte sich so wenig wie möglich in die aktive Imagination einmischen. Als ich von Jung analysiert wurde, wollte er immer hören, ob ich eine aktive Imagination gemacht hätte, aber nachdem er aufmerksam zugehört hatte, analysierte oder kommentierte er sie überhaupt nicht, außer um darauf hinzuweisen, falls ich sie falsch angewendet hatte. Danach fragte er immer nach Träumen und analysierte sie mit großer Sorgfalt. Damit sollte eine Beeinflussung der aktiven Imagination vermieden werden, die sich immer nach ihrer eigenen Art entwickeln soll. Der Patient findet das oft sehr schwierig; leider sind die Dinge nicht mehr so einfach und direkt wie zu Rebekkas Zeiten. Die meisten von uns müssen mühsam viele Schichten wegräumen, in denen sie sich blind auf den »Bezirkskommissar« und seine rationale Sicherheit verlassen, bevor wir einfach und vertrauensvoll »den Herrn befragen« können, um den Weg zum absoluten Wissen in unserem eigenen Unbewußten zu finden.

Ein Schüler fragte vor nicht sehr langer Zeit einen gelehrten Rabbi, warum Gott früher so häufig direkt zu den Menschen sprach und heute nie mehr. Der Rabbi, der offenbar ein sehr weiser Mann war, antwortete: »Der Mensch kann sich heute nicht mehr tief genug bücken, um zu hören, was Gott sagt.« Genau das ist es. Wir werden nur hören, was Gott oder das Unbewußte uns sagt, wenn wir uns sehr tief beugen.

Unseren Schatten zu sehen und jedenfalls bis zu einem gewissen Grade anzunehmen, ist für die Erfahrung des Unbewußten eine conditio sine qua non, denn solange wir uns noch Illusionen hingeben über das, was wir sind, haben wir keine Chance, real genug zu sein, um die Bilder des Unbewußten zu sehen oder seine Stimme zu hören. Die Natur und das Unbewußte kommen immer direkt zur Sache, und die ist gewöhnlich sehr verschieden von dem, was wir erwarten. Wir brauchen einen unvoreingenommenen Geist, der gelernt hat, die Wahrheit über alles zu stellen, um zu registrieren und zu bewerten, was wir sehen und hören.

Deshalb ermutige ich Menschen, die mit mir arbeiten, selten in der frühen Phase der Analyse zur aktiven Imagination; vielmehr tue ich mein Bestes, um ihre Aufmerksamkeit auf die Wirklichkeit des Unbewußten zu richten, bis ich fühle, sie haben erfahren, daß sie mit etwas umgehen, was genauso real ist wie die äußere Welt. Es gibt Ausnahmen; einige Menschen, die in dieser Hinsicht begabt sind, können die aktive Imagination sogar zu Beginn der Analyse sehr hilfreich finden und sie legitimerweise anwenden, aber das ist sehr selten.

Wenn Ihnen die aktive Imagination als ein Weg erscheint, den Sie mit Gewinn gehen können, und wenn Sie ziemlich sicher sind, daß es Ihr wahres Motiv ist, mehr über sich selbst und die unbekannte Seite des Menschen zu erfahren, dann gilt es als erstes zu realisieren, daß der Weg dem Grundsatz des chinesischen Regenmachers von Kiang Tschou folgt. Diese Geschichte ist sehr oft erzählt worden, aber Jung, der uns wenig direkten Rat gab, sagte einmal zu mir: »Geben Sie nie ein Seminar und selten eine Vorlesung, ohne den Leuten diese Geschichte zu erzählen.« An einem der letzten Weihnachtsfeste vor seinem Tod, als er am Abendessen im Psychologischen Club in Zürich teilnahm, erzählte er sie nochmals. Nun war bestimmt niemand in dem Raum, der die Geschichte nicht kannte, und doch änderte sich die ganze Stimmung, nachdem er sie erzählt hatte. Da merkte ich wie nie zuvor, warum er mich angewiesen hatte, sie oft zu wiederholen:

Es herrschte eine schreckliche Dürre in dem Teil Chinas, wo Richard Wilhelm lebte. Nachdem die Menschen alle bekannten Arten, den Regen zu bringen, vergeblich versucht hatten, beschlossen sie, nach einem Regenmacher zu schicken. Dies interessierte Wilhelm sehr, und er gab sich Mühe, auch dort zu sein, wenn der Regenmacher käme. Der Mann reiste in einem gedeckten Wagen an, ein kleiner verhutzelter alter Mann, der die Luft mit offensichtlichem Abscheu schnüffelte, als er ausstieg, und der darum bat, in einer kleinen Hütte außerhalb des Dorfes alleingelassen zu werden; sogar sein Essen sollte draußen vor die Tür gestellt werden.
Drei Tage lang war nichts von ihm zu hören, dann regnete es nicht nur, sondern es gab auch noch starken Schneefall, der in dieser Jahreszeit ganz unbekannt war. Sehr beeindruckt suchte Wilhelm den Regenmacher auf und fragte ihn, wie er Regen und sogar Schnee machen könne. Der Regenmacher erwiderte: »Ich habe den Schnee nicht gemacht, ich bin nicht dafür verantwortlich.« Wilhelm bestand darauf, daß eine furchtbare Dürre geherrscht habe und daß nach drei Tagen große Mengen Schnee gefallen seien. Der alte Mann sagte: »Oh, das kann ich erklären. Sehen Sie, ich komme von einem Ort, wo die Menschen in Ordnung sind; sie sind im Tao, deshalb ist das Wetter auch in Ordnung. Aber ich kam hierher und sah, daß die Leute in Unordnung waren und mich damit ansteckten. So blieb ich allein, bis ich wieder im Tao war, und dann schneite es natürlich.«

Der größte Nutzen der aktiven Imagination ist es, uns wie der Regenmacher in Einklang mit dem Tao zu bringen, so daß um uns herum die richtigen Dinge statt der falschen geschehen können. Obwohl vielleicht das Reden vom chinesischen Tao einer Sache einen exotischen Geruch verleiht, die in Wirklichkeit eine Angelegenheit der täglichen Erfahrung ist, finden wir denselben

Sinnzusammenhang auch in unserer Alltagssprache: »Er ist mit dem linken Fuß zuerst aufgestanden«. Dieser Ausdruck umschreibt eine seelische Verfassung, in der wir nicht in Harmonie mit dem Unbewußten aufgewacht sind. Wir sind schlecht gelaunt und unangenehm, und wir haben als Folge davon eine zersetzende Wirkung auf unsere Umgebung, also das genaue Gegenteil der Wirkung, die offensichtlich vom Regenmacher aus Kiang Tschou ausging.

Diese Auswirkungen kann man klar an den Gegensätzen der Gebetsausübung und der Schwarzen Magie beobachten. Die Mystiker stellten ihr ganzes Streben unter das Ziel, sich mit Gott zu vereinigen, oder, in unserer Sprache, in sich selbst hineinzugehen, bis das Selbst in großem Maße an die Stelle des Ego getreten ist. Es gibt eine Vielzahl von wunderbaren Berichten über die Wirkungen, die die Mystiker auf ihre Umgebung gehabt haben sollen. Die hl. Gertrud, eine benediktinische Äbtissin, konnte z. B. vermutlich sogar das Wetter beeinflussen. Es gibt unzählige Geschichten über ihre Fähigkeit, durch Gebet den Hagel abzuwenden, einen schweren Frost zu beenden, die Ernte im letzten Augenblick vor dem Sturm zu retten usw. Es ist interessant, daß sie in ihren überlieferten Gebeten betont, sie wolle Gott nicht ihren egoistischen Willen aufzwingen, sondern Seine Aufmerksamkeit auf die Tatsachen lenken. Das heißt, sie versucht, eine vollkommene Harmonie zwischen sich und Gott herzustellen, die nicht dadurch gestört wird, ob er ihre Gebete erhört oder nicht. Dabei geht es hier nicht darum, ob diese Wirkungen, seien sie natürlich oder wunderbar, wirklich stattgefunden haben, sondern um die Tatsache, daß unzählige Menschen daran glaubten. Dies ist an sich psychologischer Beweis genug für die tiefverwurzelte Überzeugung des Menschen, daß der Einklang mit Gott oder mit dem Selbst eine Auswirkung auf die Umgebung hat.

Dasselbe zeigt sich in dem weitverbreiteten Glauben, daß Hexen Stürme herbeizaubern können. Immer wurde vermutet, daß sie das in Verbindung mit dem Teufel oder einem Dämon tun, d. h. mit einer ordnungswidrigen Macht. Wahrscheinlich fuhren sie

aus sich selbst heraus, schufen eine Unordnung wie die erwähnte schlechte Stimmung, und brachten das falsche Wetter, gerade im umgekehrten Sinne zum Regenmacher von Kiang Tschou.
Ob der Zustand eines Menschen das Wetter tatsächlich beeinflussen kann, interessiert uns nicht, denn dies zu beweisen wäre sowieso unmöglich.[4] Ich habe diese Beispiele nur gebracht, weil sie sehr gut sichtbare und allgemein geglaubte Fälle von Ausstrahlungen zeigen, wie sie von einer harmonischen oder disharmonischen Beziehung des Menschen zu seinem eigenen Unbewußten ausgehen. Es ist deutlich, daß sowohl die unio mystica des Heiligen wie auch der Pakt der Hexe mit dem Teufel zu einseitig sind: der eine glaubt an einen vollkommen gerechten Gott und tut das Böse mehr oder weniger als eine privatio boni (Mangel des Guten) ab, der andere hofft, daß der Teufel als Herr dieser Welt der Mächtigere ist, und stellt sich deshalb auf seine Seite, um sozusagen mehr aus ihm herauszuholen. Unsere Aufgabe, uns mit dem Unbewußten zu einigen, ist deshalb viel schwieriger als in den vorherigen Beispielen. Wir sind – charakteristisch für das Problem unserer Zeit – verpflichtet, mit beiden Seiten zugleich umzugehen.
Sowohl Gebet und Kontemplation des Mystikers als auch der Pakt der Hexe mit dem Teufel haben eine enge Beziehung zur aktiven Imagination. Das heißt, beide stellen einen aktiven Versuch dar, mit einer unsichtbaren Macht in Kontakt zu treten, das unbekannte Land des Unbewußten zu erforschen. Die im Gegensatz zur Hexe positivere Wirkung des Mystikers kann psychologisch dadurch erklärt werden, daß der Mystiker versucht, alle Forderungen des Ichs aufzugeben, während die Hexe oder der Hexer die Kräfte des Unbewußten für ihre bzw. seine ichhaften Zwecke zu gebrauchen sucht. Mit anderen Worten, der Mystiker versucht das einseitige Ich um des Ganzen willen zu opfern, während die Hexe die Mächte benutzen will, die zur Ganzheit gehören, um des Teiles – des begrenzten Ichbewußtseins – willen.
Wie zuvor schon erwähnt, haben wir alle die Erfahrung gemacht, daß unsere bewußten Absichten ständig durch unbekannte oder

relativ unbekannte Gegenspieler im Unbewußten durchkreuzt werden. Die einfachste Definition der aktiven Imagination ist vielleicht die, daß sie uns die Möglichkeit gibt, Verhandlungen zu eröffnen und uns mit diesen Kräften oder Gestalten des Unbewußten allmählich zu einigen. In dieser Hinsicht unterscheidet sie sich vom Traum, in dem wir keine Kontrolle über unser eigenes Verhalten haben. Natürlich genügen in der Mehrzahl der Fälle bei der Analyse die Träume, um das Gleichgewicht zwischen Bewußtsein und Unbewußtem wiederherzustellen. Nur in bestimmten Fällen (wir werden später ausführlicher darauf zurückkommen) ist mehr erforderlich. Aber bevor wir weitergehen, möchte ich eine kurze Beschreibung der Techniken bringen, die bei der aktiven Imagination angewendet werden können.

Als erstes muß man allein sein und möglichst frei von Störung. Dann muß man sich hinsetzen und sich darauf konzentrieren, alles zu sehen oder zu hören, was aus dem Unbewußten aufsteigt. Wenn dies gelungen ist, und das ist oft gar nicht leicht, muß das Bild vor dem Zurücksinken ins Unbewußte bewahrt werden, sei es durch Zeichnen, Malen oder Aufschreiben dessen, was man gehört oder gesehen hat. Manchmal kann es am besten durch Bewegung oder Tanz ausgedrückt werden. Manche Menschen können nicht direkt in Kontakt mit dem Unbewußten kommen. Eine indirekte Annäherung, die das Unbewußte oft besonders gut offenbart, ist es, Geschichten zu schreiben, auch über andere Leute. Solche Geschichten enthüllen dem Erzähler die Seelenteile, deren er ganz unbewußt ist.

Auf jeden Fall ist es das Ziel, mit dem Unbewußten in Berührung zu kommen, und daraus folgt, daß wir ihm die Gelegenheit geben, sich selbst auf die eine oder andere Art auszudrücken. (Wer davon überzeugt ist, daß das Unbewußte kein Eigenleben hat, sollte die Methode niemals anwenden!) Um ihm diese Gelegenheit zu geben, ist es fast immer nötig, einen gewissen »Bewußtseinskrampf« zu überwinden und den Phantasien, die immer mehr oder weniger im Unbewußten vorhanden sind, zu erlauben, an die Oberfläche zu kommen. (Jung sagte einst zu mir, er denke, daß der Traum beständig im Unbewußten weitergeht,

aber daß normalerweise der Schlaf und das völlige Aufhören der nach außen gerichteten Aufmerksamkeit nötig sei, um ihn überhaupt ins Bewußtsein eindringen zu lassen.) Der erste Schritt der aktiven Imagination ist es in der Regel, den Traum sehen oder hören zu lernen, während man wach ist.
Jung schreibt in seinem Kommentar zum »Geheimnis der Goldenen Blüte«:

Aber bei jeder Beobachtung muß die Tätigkeit des Bewußtseins aufs neue zur Seite geschoben werden. Die Resultate dieser Bemühungen sind zunächst in den meisten Fällen wenig ermutigend. Es handelt sich meist um richtige Phantasiegespinste, die kein deutliches Woher und Wohin erkennen lassen. Auch sind die Wege zur Erlangung der Phantasien individuell verschieden. Manche schreiben sie am leichtesten, andere visualisieren sie, und wiederum andere zeichnen und malen sie mit oder ohne Visualisierung. Bei hochgradigem Bewußtseinskrampf können oft nur die Hände phantasieren, sie modellieren oder zeichnen Gestalten, die dem Bewußtsein oft gänzlich fremd sind. Diese Übungen müssen so lange fortgesetzt werden, bis der Bewußtseinskrampf gelöst, bis man m.a.W. geschehen lassen kann, was der nächste Zweck der Übung ist. Dadurch ist eine neue Einstellung geschaffen. Eine Einstellung, die auch das Irrationale und Unbegreifliche annimmt, einfach, weil es das Geschehende ist. Diese Einstellung wäre Gift für einen, der sowieso schon vom schlechthin Geschehenden überwältigt ist; sie ist aber von höchstem Wert für einen, der durch ausschließlich bewußtes Urteil stets nur das seinem Bewußtsein Passende aus dem schlechthin Geschehenden ausgewählt hat und damit allmählich aus dem Strom des Lebens heraus in ein totes Seitengewässer geraten ist.[5]

Andernorts schließt Jung Bewegung und Musik in die Methoden, durch die diese Phantasien zu erreichen sind, ein. Er weist darauf hin, daß bei der Bewegung – obwohl manchmal äußerst hilfreich beim Lösen des Bewußtseinskrampfes – die Schwierigkeit darin liegt, die Bewegungen selbst zu registrieren, und daß die Dinge ohne Aufzeichnung erstaunlich schnell wieder aus dem Bewußtsein verschwinden, nachdem sie aus dem Unbewußten aufgetaucht sind.
Jung schlägt die Wiederholung der befreienden Bewegungen vor, bis sie wirklich in der Erinnerung festgehalten sind, aber sogar dann ist es nach meiner Erfahrung gut, das Bewegungs-

oder Tanzmuster aufzuzeichnen oder es mit ein paar Worten zu beschreiben, um es vor dem Vergessenwerden zu bewahren.

In demselben Kommentar sagt Jung von den verschiedenen Typen:

> Der eine wird nun hauptsächlich das von außen ihm Zukommende annehmen, und der andere das von innen Kommende. Und wie es das Lebensgesetz will, wird der eine von außen nehmen, was er zuvor nie von außen angenommen, und der andere von innen, was er zuvor stets ausgeschlossen hätte.
>
> Diese Umkehrung des Wesens bedeutet eine Erweiterung, Erhöhung und Bereicherung der Persönlichkeit, wenn die früheren Werte, insofern sie nicht bloß Illusionen waren, neben der Umkehrung festgehalten werden. Werden sie nicht festgehalten, so verfällt der Mensch der anderen Seite, und er gerät von der Tauglichkeit in die Untauglichkeit, von der Anpassung in die Unangepaßtheit, vom Sinn in den Unsinn, ja sogar von der Vernunft in die geistige Gestörtheit. Der Weg ist nicht ohne Gefahr. Alles Gute ist kostbar, und die Entwicklung der Persönlichkeit gehört zu den kostspieligsten Dingen. Es handelt sich um das Jasagen zu sich selber – sich selbst als ernsthafteste Aufgabe sich vorsetzen, und sich dessen, was man tut, stets bewußt bleiben und es in allen seinen zweifelhaften Aspekten sich stets vor Augen halten – wahrlich eine Aufgabe, die ans Mark geht. (a.a.O., S. 15)

In der Regel kostet es sehr viel Zeit, gewöhnlich viele Jahre, bis die beiden Seiten der Persönlichkeit, die durch das Bewußtsein und das Unbewußte repräsentiert werden, ins Tao gebracht werden können. Obgleich dieser Ausdruck, wie gesagt, in westlichen Ohren exotisch klingen mag, ist er doch das angemessenste Wort dafür. Jung sagt dazu:

> Es ist kennzeichnend für den abendländischen Geist, daß er für Tao überhaupt keinen Begriff besitzt. Das chinesische Zeichen für Tao ist zusammengesetzt aus dem Zeichen für »Kopf« und dem Zeichen für »Gehen«. Wilhelm übersetzt Tao mit »Sinn«. Andere übersetzen mit »Weg«, mit »providence« und sogar, wie die Jesuiten, mit »Gott«. Das zeigt die Verlegenheit. »Kopf« dürfte auf das Bewußtsein deuten, das »Gehen« auf »Weg zurücklegen«. Die Idee wäre demnach: »bewußt gehen« oder »bewußter Weg«. (S. 19f.)

Es gibt noch eine andere Technik, in der aktiven Imagination mit dem Unbewußten umzugehen, die ich immer sehr hilfreich gefunden habe: Gespräche mit denjenigen Inhalten des Unbewußten zu führen, die als Personen auftreten. Jung pflegte zu sagen, daß dies in der Regel eine spätere Stufe der aktiven Imagination sei. Diese Möglichkeit wird von Jung tatsächlich empfohlen[6] und das Kapitel »Die Auseinandersetzung mit dem Unbewußten« in den »Erinnerungen« zeigt, daß Jung sie schon sehr früh, wenn auch nicht von Anfang an, in seine eigenen Experimente mit der aktiven Imagination einbezogen hat. Wer schon Anna Marjula (s. Kap. 6) gelesen hat, wird gesehen haben, daß sie diese Methode im Laufe der Zeit fast ausschließlich gebraucht hat, obwohl sie in früheren Jahren das Malen als visuelle Methode im Unterschied zur akustischen anwendete und zeitweise beide Methoden erfolgreich kombinierte.

Es ist natürlich sehr wichtig zu wissen, mit wem man spricht, und nicht jede Stimme des Unbewußten als vom Heiligen Geist inspirierte Äußerung zu nehmen: Mit der Visualisierung ist das vergleichsweise einfach, wie man beim Fall Edward (s. Kap. 2) sehen kann. Er hat offenbar keine Schwierigkeiten zu wissen, wer zu ihm spricht, denn er sieht und beschreibt meistens die Gestalt, bevor er mit ihr redet, mit Ausnahme der Stimme, die er den »Teufel« nennt. Aber auch ohne Sichtbarmachen kann man die Stimme oder ihre Art zu sprechen, zu erkennen lernen, so daß man keinen Fehler zu machen braucht. Anna Marjula hatte oft überhaupt keine Visualisierung, und doch wurde sie allmählich sicher, wer zu ihr sprach. Darüber hinaus sind diese Gestalten sehr paradox: sie haben positive und negative Seiten, und die eine wird die andere oft unterbrechen. In diesem Falle urteilt man am besten nach dem, was gesagt wird. Man sollte immer daran denken, wie unklug es ist, an der positiven Seite zu kleben und die negative zu bagatellisieren. In seinen »Späten Gedanken« sagt Jung dazu:

> Man darf sich von den Gegensätzen nicht mehr verführen lassen. Das Kriterium des ethischen Handelns kann nicht mehr darin bestehen, daß das, was man als »gut« erkennt, den Charakter eines kategorischen Imperativs besitzt, und daß das sogenannte Böse unbedingt vermeidbar ist. Durch die Anerkennung der Wirklichkeit des Bösen wird das Gute als die eine Hälfte eines Gegensatzes notwendigerweise relativiert. Das gleiche gilt für das Böse. Beide zusammen bilden nun ein paradoxes

Ganzes. Praktisch heißt das, daß Gut/Böse ihren absoluten Charakter verlieren und wir gezwungen sind, uns darauf zu besinnen, daß sie Urteile darstellen.
Die Unvollkommenheit alles menschlichen Urteilens legt uns jedoch den Zweifel nahe, ob unsere Meinung jeweils das Richtige trifft. Wir können auch einem Fehlurteil unterliegen. Davon wird das ethische Problem nur insofern betroffen, als wir uns in bezug auf die moralische Bewertung unsicher fühlen. Trotzdem müssen wir uns ethisch entscheiden. Die Relativität von »gut« und »böse« oder »schlecht« bedeutet keineswegs, daß diese Kategorien ungültig seien oder nicht existieren. Das moralische Urteil ist immer und überall vorhanden mit seinen charakteristischen psychologischen Folgen.[7]

Es ist nirgends so notwendig, diese Dinge im Gedächtnis zu behalten, wie bei der aktiven Imagination, obwohl sie die Schwierigkeiten beträchtlich erhöhen. Jedoch möchte ich betonen, daß – besonders für die Introvertierten – die aktive Imagination ein goldener Schlüssel zum Erfassen der Wahrheit ist, und daß sie uns dabei helfen kann, der Wahrheit auch außen zu begegnen, wenn wir, wie heute ständig, dazu gezwungen werden.
Es gibt eine sehr wichtige Regel, an der bei jeder Technik der aktiven Imagination festgehalten werden sollte. Wenn wir in die Imagination eintreten, müssen wir unsere volle, bewußte Aufmerksamkeit auf das richten, was wir sagen oder tun, genauso stark – oder sogar stärker –, wie wir es in einer wichtigen äußeren Situation tun würden. Das bewahrt uns davor, einer passiven Phantasie zu verfallen. Aber wenn wir alles getan oder gesagt haben, was wir wollen, sollten wir unseren Geist leermachen, damit wir hören oder sehen können, was das Unbewußte sagen oder tun will.
Jung zitiert in »Psychologie der Übertragung« einen Abschnitt, der diese Leere sehr gut darstellt. Die Beschreibung findet sich in einem Brief des englischen Alchemisten John Pordage an seine Soror mystica Jane Leade. Er schreibt:

So dass, wenn der menschliche Wille übergeben oder gelassen, Leydend, still und als ein todtes Nichts worden, alsdenn die Tinctur [wir können auch sagen: das Selbst] alles in uns und für uns thun und würcken wird; wenn wir von allen unsern Gedanken, Bewegungen und

Einbildungen still stehen, oder feyren oder ruhen können. Aber wie schwer, hart und sauer kömmt diss Werck den menschlichen Willen an, biss er zu dieser Gestalt gebracht werden kann, dass er also still und gelassen stehen möge, wenn alle Feuer ihn zu richten los gelassen werden, und alle Versuchungs-Arten auf ihn anstürmen![8]

Hier stimmt Pordage genau mit den Schriften Meister Eckharts überein, der auch den menschlichen Willen dafür verantwortlich macht, daß er nicht Gottes Willen ausführt. Wenn wir uns sorgfältig prüfen, werden wir finden, daß unseren eigenen Weg gehen zu wollen, die Ursache dafür ist, daß wir die Offenbarungen des Unbewußten nicht sehen oder hören können. Den ausdauernden Zustand zu erreichen, den Pordage beschreibt, ist tatsächlich eine Lebensaufgabe. Ich habe ihn nur einmal erreicht gesehen: von Jung selbst. Und sogar er erlangte ihn nicht bis zu seiner langen Krankheit im Jahr 1944, als er fast siebzig war. Er sagt darüber:

Es war aber noch ein anderes, das sich mir aus der Krankheit ergab. Ich könnte es formulieren als ein Ja-Sagen zum Sein – ein unbedingtes »Ja« zu dem, was ist, ohne subjektive Einwände. Die Bedingungen des Daseins annehmen, so wie ich sie sehe – so wie ich sie verstehe. Und mein eigenes Wesen akzeptieren, so wie ich eben bin.[9]

Diesen Zustand gerade für so lange zu erreichen, daß man den Standpunkt des Unbewußten sehen oder hören kann, ist glücklicherweise leichter, und er ist absolut wesentlich für jede Technik der aktiven Imagination.
Die Technik für beide Methoden, die visuelle wie auch die akustische, besteht zuallererst in der Fähigkeit, die Dinge auf die Art geschehen zu lassen, die Jung in den aus dem Kommentar zum »Geheimnis der Goldenen Blüte« zitierten Passagen beschreibt. Aber es darf den Bildern nicht gestattet werden, sich wie ein Kaleidoskop zu verändern. Wenn zum Beispiel das erste Bild ein Vogel ist, kann es sich blitzschnell in einen Löwen, ein Schiff auf See, eine Schlachtszene oder irgend etwas verwandeln, wenn es sich selbst überlassen bleibt. Die Technik besteht darin, die Aufmerksamkeit auf das erste Bild zu konzentrieren und den Vogel nicht entfliehen zu lassen, bis er uns erklärt hat, warum

er uns erschienen ist, welche Botschaft aus dem Unbewußten er uns bringt, oder was er von uns wissen will. Und schon sehen wir die Notwendigkeit, selber in die Szene oder die Unterredung einzutreten. Wenn dies unterlassen wird, nachdem wir gelernt haben, die Dinge geschehen zu lassen, dann wird sich die Phantasie entweder wie beschrieben verändern, oder sie wird, auch wenn wir am ersten Bild festhalten, eine Art passives Kino oder Radiobotschaft bleiben. Die Dinge geschehen lassen zu können ist sehr wichtig, aber es wird schnell schädlich, wenn wir uns ihnen zu lange hingeben. Das Ziel der aktiven Imagination ist es, uns mit dem Unbewußten zu einigen, und dazu müssen wir eine Auseinandersetzung mit ihm haben, für die wir unseren eigenen festen Standpunkt brauchen.

Es ist äußerst hilfreich, die Odyssee nochmals unter dem Gesichtspunkt der aktiven Imagination zu lesen, weil wir in ihr das Zwischenspiel zwischen Bewußtsein und Unbewußtem für unsere eigene aktive Imagination beobachten können. Der Standpunkt des Unbewußten ist in der Odyssee sehr schön im Verhalten der Götter dargestellt; seine positive, hilfreiche Seite wird besonders gut durch Pallas Athene gezeigt, und seine negative, zerstörerische Seite durch Poseidon. Der mächtigste von allen Göttern, Zeus, steht manchmal auf der einen, manchmal auf der anderen Seite.

Der bewußte Standpunkt wird gleichfalls gut von der Hauptfigur Odysseus verkörpert, und in den Abschnitten, wo Odysseus abwesend ist, auch von solchen Gestalten wie Telemachos (seinem Sohn) oder Menelaos. Obwohl Menelaos nur im vierten Buch der Odyssee vorkommt, ist doch er es, der uns eine besondere Lektion in der Technik der aktiven Imagination erteilt: Die Wichtigkeit, bei einem Bild zu bleiben. Leider erlaubt mir der Platz nur die Vorstellung dieses einen Beispiels, aber es wäre möglich und sehr faszinierend, das ganze Epos als Prototyp der aktiven Imagination zu behandeln. Es wäre natürlich nötig, es als Prototyp zu nehmen, aus dem die spätere individuelle aktive Imagination hervorgeht. Auf keinen Fall würde die Odyssee für die individuelle Ausübung der aktiven Imagination passen, so wie wir sie in späteren Kapiteln anhand von Beispielen zeigen werden, aber es könnte neue Einsichten bringen, sich auf diese Weise mit der Dichtung zu befassen.

Als er noch ein Junge war, beobachtete Telemachos, der Sohn von Odysseus und Penelope, wie die ehrlosen Freier seiner Mutter seine Erbschaft verschwendeten, und glaubte hartnäckig, daß sein Vater tot sei. Der war bekanntlich der letzte der überlebenden Eroberer von Troja, der in die Heimat zurückkehrte, und sein Sohn, den er als Säugling zurückgelassen hatte, war ein Mann geworden, bis man etwas Genaues von Odysseus hörte. Dessen 19jährige Irrfahrt erregte schließlich das Mitleid der olympischen Götter, außer bei Poseidon, der den heldenhaften Odysseus bis zum Ende mit »unbarmherziger Bosheit« verfolgte.
Aber als Poseidon fern bei den Äthiopiern weilte, entschied Zeus, daß es an der Zeit sei, sich für Odysseus einzusetzen; er war sicher, daß Poseidon zum Nachgeben gebracht werden könne, denn er konnte sich nicht mehr gegen den vereinten Willen der Götter stellen. Das wurde begeistert von Zeus' Tochter, der »hell-äugigen Athene«, aufgegriffen. Der Götterbote Hermes wurde zur Zauberin Kalypso gesandt, die Odysseus auf einer fernen Insel festhielt, um ihr zu sagen, daß sie ihren schon lange leidenden Gast freilassen müsse, denn es sei nun der Wille der Götter, daß er endlich nach Hause zurückkehren solle. Athene selbst übernahm die Aufgabe, Telemachos »ein wenig mehr Geist einzuflößen«, damit er endlich die Freier zur Ordnung riefe und auf die Suchwanderung ginge, um Nachrichten von seinem Vater zu bekommen, ungestört durch die Intrigen der Freier.
Auf diese Weise inspiriert vertrieb Telemachos die Freier. Ohne Wissen seiner Mutter, aber mit der widerstrebenden Hilfe seiner alten Amme, brach er mit dem Schiff auf, das von der Göttin bereitgestellt und mit tapferen und treuen Jünglingen aus Ithaka bemannt war, um etwas über seinen Vater zu erfahren oder wenigstens zu hören, wie er sein Ende gefunden hatte.
Zuerst kam Telemachos an den Hof von Nestor, dem Pferdezäh-

mer, aber der konnte ihm nicht helfen, weil er als einer der ersten in die Heimat zurückgekehrt war und keine Nachrichten von den Zurückgelassenen hatte. Nestor sandte Telemachos weiter nach Sparta an Menelaos' Hof, der ihm sicherlich mehr erzählen konnte. Einer von Nestors Söhnen fuhr ihn in einem Wagen dorthin, der von den beiden schnellsten von Nestors wunderbaren Pferden gezogen wurde.

Gastlich aufgenommen von Menelaos und seiner Frau Helena von Troja, um derentwillen der Trojanische Krieg ausgefochten worden war, wurde Telemachos sofort als der Sohn des Odysseus erkannt. Menelaos konnte nicht genug für ihn tun, und obwohl er ihm wie Nestor keine direkten Neuigkeiten von seinem Vater mitteilen konnte, gab er ihm einige hilfreiche Informationen. Vor allem erzählte Menelaos ihm, wie er mit den Unsterblichen umgehen müsse – in unserer Sprache den Repräsentanten des Unbewußten oder den archetypischen Figuren –, was für uns heute noch eine große Hilfe bei der aktiven Imagination sein kann.

Menelaos berichtete Telemachos, wie seine Anima ihn gelehrt hatte, mit der Situation fertigzuwerden, als er durch widrige Winde auf der Insel Pharos unweit der Nilmündung festgehalten wurde. Er war auf dem Höhepunkt der Verzweiflung (so wie es uns manchmal passieren muß, bis wir uns der aktiven Imagination in ihrer unerbittlichen Wirklichkeit stellen), denn er hatte alle seine Vorräte aufgebraucht. Seiner ganzen Mannschaft wie auch Helena und ihm selbst drohte der Hungertod, falls der Wind nicht wechselte.

Eines Tages, als er in tiefer Niedergeschlagenheit am Ufer wanderte, näherte sich ihm die schöne Eidothea, »Tochter des mächtigen Proteus, des alten Mannes der See«. Zuerst schalt sie ihn ernstlich wegen seines Mangels an Initiative, weil er sich einfach auf der Insel einsperren ließ und sie alle von Tag zu Tag schwächer würden. Menelaos versicherte ihr, daß er sich nach dem Aufbruch sehnte, aber daß er immer darüber nachdenken müsse, ob er die Unsterblichen irgendwie beleidigt habe, daß sie ihm nun den günstigen Wind vorenthielten. Die freundliche

Göttin antwortete ihm, daß nur ihr Vater Proteus ihm sagen könne, wie sie heimkehren sollen. Menelaos müsse ihm eine Falle stellen und ihn zwingen, ihm die ganze Situation zu erklären. Menelaos bat sie, ihm zu sagen, wie er »dieses geheimnisvolle alte Wesen fangen« könnte, und sie offenbarte ihm, was er tun sollte.

Am nächsten Morgen traf er sie, wie verabredet, bei Tagesanbruch mit den drei besten Männern seiner Mannschaft. Sie versammelten sich am Eingang der Höhle, in die Proteus immer zum Mittagsschlaf ging, wenn er, wie ein Schafhirt seine Schafe, seine Seehunde gezählt hatte. Die Göttin bedeckte die vier Männer mit den Häuten von vier frisch geschlachteten Seehunden und legte sie in Mulden, die sie im Sand ausgeschaufelt hatte, füllte ihre Nasenlöcher mit einem süß riechenden Stoff, damit sie den Gestank der »Ungeheuer der Tiefe« aushalten konnten. Dann verließ sie sie, damit sie ihre Instruktionen allein ausführten. Den ganzen Morgen kamen die Seehunde »dick und fett« aus dem Meer, wie sie vorausgesagt hatte, und legten sich in Gruppen um die Männer herum. Am Mittag tauchte der alte Mann selber auf, fand alle fetten Seehunde auf ihn wartend und zählte die vier Männer ahnungslos mit. Dann ging er zum Mittagsschlaf in die Höhle.

Das war ihre Gelegenheit. Er war gerade eingeschlafen, als die vier sich auf ihn stürzten und ihn festhielten. Wie Eidothea Menelaos gewarnt hatte, hatten »Schlauheit und Geschicklichkeit« Proteus nicht verlassen, und er verwandelte sich in einen »bärtigen Löwen und dann in eine Schlange und danach in einen Panther und einen riesigen Eber. Er verwandelte sich auch in fließendes Wasser und einen großen Laubbaum«. Aber sie schlugen ihre Zähne in ihn und hielten ihn wie einen Schraubstock. Zuletzt wurde er, wie die Göttin vorhergesagt hatte, seiner magischen Künste müde und nahm seine eigene Gestalt wieder an. Dann stellte er Fragen und erlaubte auch Menelaos, ihn zu fragen.

Er enthüllte, daß Menelaos einen Fehler gemacht habe, Troja so schnell zu verlassen. Er hätte bleiben und »Zeus und allen anderen Göttern reichliche Opfer darbringen sollen«, wenn er »schnell über das weindunkle Meer heimkehren wollte«. Nun konnte er nur nach Ägypten zurückfahren, um »den ewigen Göttern feierlich zu opfern«. Als Menelaos hörte, daß er »die lange und mühsame Reise über das neblige Meer nach Ägypten« machen mußte, brach es ihm fast das Herz, aber da er wußte, daß es keinen Ausweg gab, versprach er Proteus, alles zu tun, was er ihm geraten hatte.

Danach stellt er weitere Fragen, diesmal über die Sicherheit seiner Landsleute, die er und Nestor in Troja zurückgelassen hatten. Nach der Warnung, daß seine Tränen fließen würden, gab Proteus ihm die gewünschte Information, von der ich zwei Beispiele erwähnen möchte. Agamemnon, Menelaos' Bruder, war ein paar Stunden nach seiner Ankunft zu Hause durch den Verrat seiner Frau und ihres Geliebten Ägisthos ermordet worden (Klytamnestra war Helenas Schwester, denn die beiden Brüder hatten zwei Schwestern geheiratet). Das zweite Schicksal war für Telemachos das wichtigste. Sein Vater Odysseus war unglücklicherweise auf einer fernen Insel von der Zauberin Kalypso gefangen worden.

Nachdem er einige Zeit in großer Bequemlichkeit bei Menelaos verbracht hatte, ermahnte Pallas Athene Telemachos, daß es an der Zeit sei, heimzukehren. Sie begleitete ihn auf einer weitschweifigen Route nach Hause, um dem Hinterhalt zu entgehen, den die ruchlosen Freier, die ihn töten wollten, gelegt hatten. Anstatt ihn heimkehren zu lassen, führte sie ihn zur Hütte seines treuen Schweinehirten, wo er seinen Vater als Bettler verkleidet fand, der endlich nach 19 Jahren Wanderschaft nach Ithaka zurückgekehrt war.

Mein Hauptgrund, dieses Material aus der Odyssee wiederzugeben, ist es zu zeigen, wie wichtig das Festhalten am ersten Bild ist, das uns bei der aktiven Imagination erscheint, und ihm nicht zu erlauben, uns durch schnelle Verwandlungen zu entkommen; es würde das tun, wenn es sich selbst überlassen bliebe. Aber ich habe die Odyssee etwas breiter zitiert, um die Aufmerksamkeit des Lesers auf die Wichtigkeit der Zusammenarbeit zwischen Bewußtsein und Unbewußtem zu lenken. Wenn ihm nicht von dem geholfen worden wäre, das wir das Unbewußte nennen und das von Homer als die Unsterblichen beschrieben wird – welche Chance hätten Menelaos oder Telemachos gehabt, nach Hause zurückzukommen? Wäre Menelaos, dem doch fast das Herz brach, ohne das Wissen, das Proteus ihm gab, je nach Ägypten zurückgefahren? Doch nur in Ägypten konnte er Opfergaben finden, reich genug, um die Götter zufriedenzustellen, so daß sie ihm günstige Winde sandten. Und Telemachos wäre zweifellos in der Falle der Freier umgekommen, hätte er nicht Pallas Athene als Führerin gehabt.

All dies wird noch deutlicher in der Hauptgeschichte der Odyssee, nämlich von Odysseus selbst, aber wir haben genug gesehen, um zu merken, wie dieselben Unsterblichen uns auch heute noch führen, auch wenn wir sie in unserem modernen Material mit anderen Namen benennen. Ich werde in späteren Kapiteln versuchen, die Parallelen zwischen der antiken Odyssee und unseren modernen Bemühungen herauszustreichen.

Die einzige Gestalt des Unbewußten, die wir bisher erwähnt haben, ist der Schatten. Diese Gestalt ist dem Bewußtsein am nächsten und die einzige, die in ihrem persönlichen Aspekt vollkommen bewußt gemacht werden kann. Trotzdem machen es die Träume oft nötig, sich gleichzeitig oder sogar vor dem Schatten mit Animus und Anima zu befassen. Dies gewöhnlich deshalb, weil die Meinungen des Animus es unmöglich machen, den Schatten so zu sehen, wie er wirklich ist; die Tendenz der Anima ist es hingegen, den Mann in launische Unzufriedenheit fallen zu lassen, so daß er davon abgehalten wird, irgendeinen Wert in den Eigenschaften seines Schattens zu sehen. Aber die volle Auseinandersetzung mit dem Schatten muß unternommen werden, bevor es möglich ist, sich mit Animus oder Anima auseinanderzusetzen.

Als ich einmal in der Analyse große Mühe hatte, die Gestalten meines Unbewußten wahrzunehmen, legte Jung die Fingerspitzen beider Hände vor sich auf den Tisch. Dann sagte er, ich solle mich als ein zweidimensionales Wesen denken, als ein plattes Wesen sozusagen, und ihm berichten, wie ich dann seine Hände erlebe. Natürlich wäre ich nur der flachen Oberfläche seiner Fingerspitzen gewahr geworden, und wie hätte ich wissen sollen, daß sie in der dritten Dimension durch die Hände miteinander verbunden sind? Ich hätte es jedenfalls nicht wissen können. Ich hätte nur die platten Oberflächen seiner Fingerspitzen beobachten können und hätte durch die Art ihrer Erscheinung langsam das Gewebe kennengelernt, das zu jeder von ihnen gehört, und wie weit sie voneinander entfernt sind. Wenn z. B. durch die Strekkung eines Armes die eine Hand von der anderen weit entfernt wäre, hätte ich erfahren, daß die Fingerspitzen der einen Hand näher zusammenliegen als die der anderen Hand.

Jung erklärte, daß wir in bezug auf das Unbewußte in genau derselben Lage sind. Wir sind uns nur dreier Dimensionen bewußt, während die Gestalten des Unbewußten sich uns aus einer unbekannten vierten Dimension nähern. Man sollte solche Parallelen nicht zu weit treiben, aber dieses Beispiel kann dazu dienen, zu erklären, warum es in der wirklichen Auseinandersetzung mit dem Unbewußten notwendig ist, zuerst über den Schatten bewußt zu werden. Alles, was wir nicht mögen, wird so schnell wie möglich vergessen oder wird, um bei dem Beispiel zu bleiben, in die nächste Dimension gestoßen und geht so unserem Blick verloren. Wenn der flache Mensch z. B. das Schwarz in der Zeichnung seiner Fläche nicht mag, könnte er es in die dritte Dimension schieben, so daß es seinen Augen entschwindet. Doch die Fingerspitzen, die sich ihm aus der dritten Dimension näherten und seine Fläche berührten, würden mit der verworfenen schwarzen Substanz überzogen sein. Unnötig zu sagen, wie sehr ihn das beim Versuch der Auseinandersetzung mit dem Unbewußten ekeln würde; es zeigt uns, warum es klug ist, den persönlichen Schatten so gründlich wie möglich zu kennen, bevor wir versuchen, die entfernteren Gestalten in unserer Psyche zu sehen.

Wir haben schon bemerkt, daß der Schatten das ganze Unbewußte repräsentieren kann, während es uns unbekannte persönliche Faktoren gibt, die dann mit dem archetypischen Schatten verschmolzen sind. Aber die nächste Gestalt, die uns nahe kommt, Animus oder Anima, hat nur einen persönlichen Aspekt und ist hauptsächlich eine Figur des kollektiven Unbewußten. Aus diesem Grunde können wir die Götter und Göttinnen der Odyssee als Animus- und Anima-Figuren verstehen. Die bewußten Gestalten wie Odysseus, Telemachos und Menelaos hatten ein viel doppeldeutigeres Verständnis der Menschheit und ihrer Götter, die gleichermaßen positiv und negativ waren. Erst mit dem Aufkommen des Christentums wurde allein das weiße Gegenstück akzeptiert, während das Dunkle mehr und mehr unterdrückt und schließlich mit dem Teufel gleichgesetzt wurde. Zu der Zeit war es eine nötige Entwicklung, aber sie führte zur Verdrängung des persönlichen Schattens und der gegenwärtigen Notwendigkeit, ihn wiederzufinden.

Die aktive Imagination kann von großem Nutzen sein, um den persönlichen Schatten kennenzulernen und ihn vom kollektiven Schatten zu lösen, mit dem seine unbekannten Teile verschmolzen sind. Mit Hilfe der Träume ist es normalerweise gut möglich, den persönlichen Schatten zu entdecken, denn sein Material ist, wenn auch schmerzhaft, nicht schwer wahrzunehmen. Wir kennen alle die positiven und die negativen Seiten des menschlichen Wesens, die zum persönlichen Bereich gehören. Wir können ebenfalls die Ansichten des Animus und die Stimmungen und anderen femininen Züge der Anima ohne allzu große Schwierigkeiten erkennen, obwohl auch das unangenehm sein kann. Aber wenn es zu einer echten Auseinandersetzung mit Animus oder Anima kommt, treten wir ins Unbekannte ein, und die wirklichen Schwierigkeiten beginnen. Jung sagte sogar, nur jemand, der diese Aufgabe erfolgreich bewältigt habe, könne sich »Meister« nennen.

Es sollte aber, bevor wir fortfahren, erwähnt werden, daß obwohl die Arbeit am Schatten vom Ichbewußtsein geleistet werden muß, ihr erfolgreicher Abschluß, durch den wir erst den Gestalten von Animus und Anima begegnen können, von der Vermittlung dieser beiden Figuren abhängt – sonst endet die Auseinan-

dersetzung zwischen Schatten und Ich mit einem Stillstand anstatt der Vereinigung der Gegensätze. Man kann das sehr gut bei Robert Louis Stevenson's Dr. Jekyll und Mr. Hyde sehen.[10] Das genaue Gegenteil ist in Emily Brontë's »Sturmhöhe« zu lesen, wo das Eintreten von Heathcliffs Anima, der älteren Catherine, den Stillstand zwischen den Gegensätzen auflöst.
Bei der Auseinandersetzung mit Animus oder Anima ist in der Mehrzahl der Fälle die aktive Imagination die wertvollste Hilfe. Wir werden das ganz deutlich im Fall Edward (Kapitel 2) sehen, obwohl dieser Fall in bestimmter Hinsicht eine Ausnahme ist, weil die Auseinandersetzung mit der Anima der Arbeit am Schatten vorausgeht. Im Fall von Anna Marjula (s. Kap. 6) wird eine ähnliche Entwicklung dargestellt, denn bei der Arbeit an ihrem Animus mischt sich der Schatten immer dort ein, wo sie ihn in ihrer Psyche noch nicht gesehen hat. Die Entwicklung zeigt auch sehr deutlich, daß die Auseinandersetzung der Frau mit ihrem Animus ebenfalls mit einem Stillstand endet, wenn nicht die Hilfe des Selbst gesucht und gefunden wird. Alle Unterredungen Annas mit der Großen Mutter zeigen die hilfreiche Rolle, die diese Gestalt spielt, obgleich das Hauptthema die Auseinandersetzung mit einem besonders zerstörerischen Animus ist. In Annas Fall zeigen ihre Gespräche mit dem Großen Geist eine ungewöhnlich gründliche Auseinandersetzung mit der positiven Seite des Animus, wiederum unterstützt von der Gestalt der Großen Mutter. Das wurde mit einem einmalig friedlichen und glücklichen Lebensabend belohnt, obwohl die meisten Leute in ihren gegenwärtigen Umständen viele Gründe zur Klage finden würden. Trotzdem hat sie mir mehr als einmal geschrieben, daß sie glücklicher als zu irgendeiner früheren Zeit ihres Lebens sei. Obgleich noch viel mehr darüber zu sagen ist, denke ich, es wird besser in Verbindung mit dem Material dargestellt, wo es deutlicher und überzeugender sein wird.

2 Ein modernes Beispiel: Der Fall Edward

Die erste Lebenshälfte sollte, wie Jung oft gesagt hat, der Verwurzelung des Menschen im äußeren Leben gewidmet werden. Es ist notwendig, den Platz zu finden, an den man gehört, und die äußeren Bedingungen (beruflich und privat) passend einzurichten, was im allgemeinen Heirat und Gründung einer Familie einschließt. Wenn man aber die Lebensmitte erreicht hat, ändert sich die Richtung. Dann sollte man anfangen, sich dem inneren Leben zuzuwenden, denn die zweite Lebenshälfte geht unausweichlich dem Alter und dem Tod entgegen. Um es einfach zu sagen, ist das Leben das Ziel der ersten Lebenshälfte, der Tod das Ziel der zweiten. Das Beispiel, das wir zuerst untersuchen wollen, ist eine lange aktive Imagination, die sich über ein Jahr erstreckte und harte Arbeit bis zur Vollendung erforderte. Sie wurde von einem Schriftsteller von Anfang 40 unternommen. Zu diesem Zeitpunkt glaubte er, er habe ein Problem, das ganz mit der ersten Lebenshälfte zu tun hatte. Edward, wie wir ihn nennen wollen, litt unter dem zeitweiligen Auftreten von Impotenz; natürlich war er bereit, alles zu versuchen, was ihm helfen konnte. Er war jedoch schon über die Schwelle der Lebensmitte hinaus und zudem ein ungewöhnlich nachdenklicher Mensch mit einer starken geistigen Bestimmung.

Edward, der bei einem von Jungs Assistenten in der Analyse war, kannte Jung auch persönlich und hatte viele seiner Bücher gelesen. Deshalb war er sehr bereit, es zu versuchen, als ihm vorgeschlagen wurde, Erhellung seines Problems in der aktiven Imagination zu gewinnen. Er suchte eifrig nach einem Ausgangspunkt, mit dem er beginnen könnte, als er sich an einen früheren Traum erinnerte, der direkt von seinem Problem handelte. Er erzählte den Traum wie folgt:

Ich wandere in einer unbekannten großen Stadt herum, wo ich mich plötzlich in einem Bordell wiederfinde. Zuerst bin ich in einer Art Eingangshalle, einer Bar, wo ich mit zwei hübschen jungen Prostituierten flirte. Dann kommt eine Frau von ganz anderer Art zu mir. Sie ist außerordentlich schön, mit einem ernsthaften, intelligenten Ausdruck, ihre hohe, gutgeformte Figur ist ganz in schwarze Seide gehüllt. Ihr kohlschwarzes Haar ist streng nach hinten gekämmt, und ihre schwarzen Augen funkeln. Sie senkt ihre Augen, bis sie meine trifft, hebt langsam ihr Glas, als wolle sie auf meine Gesundheit trinken, und sagt: A bientôt.

Edward begann seine aktive Imagination, indem er die Situation genau dort aufnahm, wo sie im Traum endete. Ich werde die erste Episode vollständig zitieren, so daß der Leser einen Eindruck gewinnen kann, wie diese Unterredungen vor sich gehen und wie andere Figuren versuchen, hineinzukommen und den Faden des Gesprächs zu unterbrechen.

Jung sagt von solchen Gesprächen: »Die Archetypen reden pathetisch und sogar schwülstig. Der Stil ihrer Sprache ist mir peinlich und geht gegen mein Gefühl, wie wenn jemand mit den Nägeln an einer Gipswand oder mit dem Messer auf dem Teller kratzt. Aber ich wußte ja nicht, um was es ging. So hatte ich keine Wahl. Es blieb mir nichts übrig, als alles in dem vom Unbewußten selbst gewählten Stil aufzuschreiben.«[1] Als sich die Phantasie weiterentwickelte, wurde dieser Stil Edward immer mehr aufgezwungen.

Die erste Episode beginnt mit Edwards Reaktion auf den letzten Vorfall im Traum. Höchst erstaunt und beeindruckt von der Erscheinung der Frau hebt er still sein Glas und trinkt auf ihre Gesundheit. Dann fährt er fort:

Sie: »Was tun Sie hier?«

Ich (verwirrt, stotternd): »Ich ... also, wirklich ... Ich kam hierher, ohne es zu wollen.«

Sie (spöttisch): »Wenn man Ihre begehrlichen Blicke nach den jungen Mädchen beobachtet, ist man nicht ganz geneigt, Ihnen zu glauben.«

Ich: »Ja, ich denke, Sie haben recht; der Teufel hat mich wahrscheinlich hierher geführt. Aber was tun Sie hier? Sie sehen wirklich nicht so aus, als würden Sie zu diesem Haus gehören!«

Sie (sehr ruhig und traurig): »Ich bin verhext, verflucht, ausgesetzt in dieser Hölle! (Seufzend) Wie viele Jahre habe ich in diesem Gefängnis schon gelitten. Ich muß hier warten, bis ein Mann kommt, der mich befreien kann. (Schnell, mit zitternder Stimme.) Ich meine nicht materielle Befreiung, Heirat oder dergleichen. Nein, nein! Es muß jemand kommen, der verschieden ist von all den anderen, die einfach körperliche Befriedigung suchen. Aber ist es wahrscheinlich, daß so einer in ein Bordell kommt?«

Ich (bewegt, beschämt): »Das muß wirklich schrecklich für Sie sein. Und Sie sind auch verpflichtet, hieran teilzunehmen?«

Sie: »Ja, zu einem gewissen Grade.«

Ich (erstaunt): »Und wie konnten Sie so schön und edel bleiben in diesem Dreckloch?«

Sie (geheimnisvoll, fast flüsternd): »Ich habe spezielle Qualitäten und Möglichkeiten, Gifte und Gegenmittel. Es ist nicht leicht, mich herunterzubringen. (Mich mit blitzenden Augen anblickend.) Aber doch: wie muß ich mich fürchten und warten; wie sehr bin ich auf einen Mann angewiesen, der auf meiner Seite steht! Je mehr er mir zuhören würde, desto mehr könnte ich ihm geben. (Aufgeregt.) Aber wenn die Männer nur ihre primitive animalische Seite mitbringen, dann kann ich nichts Rechtes mit ihnen anfangen – und ich muß immer in diesem Gefängnis bleiben!«

Ich (irgendwie ungläubig): »Ja, und was soll das sein?«

Sie (eindrücklich): »Den Mann zu führen, wo er nichts sehen kann, ihn zu Dingen zu führen, von denen er keine Ahnung hat!«

(Die fremde, neue Qualität in dem, was sie sagt, ist schwer zu begreifen. Ich bin einen Augenblick lang müde und finde mich, wie ich – als Erholung – begehrlich auf ihren schönen Körper starre mit seinem eng anliegenden Kleid aus schwarzer Seide.)

Der Teufel (zu mir): »Das wäre nett, nicht? Ihr Geplapper ist reizend, aber wieviel reizender wäre es, sie nackend zu sehen! Frag' sie, ob sie mit dir ins Bett geht! Schließlich bist du ja in einem Bordell, was?«

Ich: »Sei ruhig! Du weißt, ich bin impotent.«

Teufel: »Mach einen Versuch, vielleicht geht es bei ihr.«

Ich (wütend): »Halt den Mund, du Biest.«

Teufel (zischt): »Du bist ein Esel, dir den besten Bissen entwischen zu lassen.«

Ich schüttle den Kopf.

Teufel (wütend): »Keine Angst, ich will dich lehren.« (Geht hinaus.)

Sie (unruhig): »Was ist plötzlich mit Ihnen los? Ihr Ausdruck ist so starr, und das Glitzern in Ihren Augen gefällt mir gar nicht.« (Sie wendet sich ab mit Tränen in den Augen.) »Oh weh, wie traurig. Es geschieht das Übliche. Wieder verloren! Ins Gefängnis zurück! Und ich war so hoffnungsvoll! Ich hatte eine bessere Meinung von Ihnen . . .«

Ich (außer Fassung, beschämt, ergreife ihren Arm und halte sie zurück): »Bitte verzeihen Sie mir; es überkam mich nur für einen Moment. Ich will mich zusammenreißen!«

Sie (sich losmachend, ernst): »Wirklich? Sie müssen mehr Kontrolle über sich haben und nicht jedem Impuls nachgeben. Wenn Sie nicht fähig sind, Ihr Herz für einen Augenblick zu bezähmen, werden Sie meine Botschaft nie hören.«

(Ich führe sie zu einem abseits stehenden Tisch und bestelle etwas zum Trinken.)

Sie (nach einer Pause, drängend): »Nun muß ich Sie nochmals fragen: Was wollen Sie hier? Was hoffen Sie in diesem Schmutz zu finden? Glauben Sie ernstlich, daß Ihnen an diesem elenden Ort Freude geschenkt wird? Sie sind nicht der Mann für das. Hier in dieser Brutalität, in dieser Not und Krankhaftigkeit? Sie können sich nicht darüber täuschen! Haben Sie keine Bedenken? Haben Sie Illusionen, wenn Sie so einen Ort betreten? Ekeln Sie sich nicht über sich selbst?«

Ich (berührt, stammelnd): »Ja – das ist wahr . . . es ist, wie Sie es sagen . . . Es ist beschämend.« (Nach einer Weile.) »Vielleicht beurteilen Sie mich weniger hart, wenn ich Ihnen sage, daß ich einerseits von einem überwältigenden Drang nach sexuellem Erleben getrieben werde und andererseits impotent bin. Das ist solch eine Qual, so eine züchtigende Spannung, die sich immer und immer wiederholt, daß man nach jedem Strohhalm greift, um ihr zu entkommen, wenigstens für einen Moment. So hoffte ich halb, hier irgend etwas zu sehen oder zu erleben, das mir ein wenig Erleichterung verschafft . . . oder vielleicht sogar meine Potenz wiederzufinden!«

Sie (sehr bewegt): »Oh! Sie elende Kreatur! Sie denken, Sie können Ihre Impotenz auf solche Weise überwinden? Indem Sie sich vollkommen gehenlassen? Nein, auf diese Art würden Sie nur gänzlich im Unglück versinken, oder in einer Falle, aus der Sie nie mehr herauskämen. Es gibt einen Grund für Ihre Impotenz, einen geistigen Grund! Sie müssen nach ihm suchen. Sonst sind Sie verloren!«

Prostituierte (ihr reifer, sinnlicher Körper nur mit einem kurzen Hemd bekleidet; sie nähert sich unserem Tisch, drückt sich an mich und streichelt meinen Kopf auf mütterliche Art): »Was predigt sie dir? Bereitet sie deine Konfirmation vor? Hier ist eine Stimmung wie in der Kirche!«

(Ich versuche, ihr zu entkommen, aber sie setzt sich auf meine Knie und legt ihren nackten Arm um meinen Hals.)

Teufel: »Mit deinem Mutterkomplex könntest du kaum jemand besseren finden. Ist sie nicht genau wie eine von Rubens' Figuren? Versuch's doch mit ihr; sie ist sicher nicht krank – sie sieht zu appetitlich aus! Sie könnte dir sicher das eine oder andere beibringen!«

Prostituierte (mich umarmend und küssend, flüstert mir ins Ohr): »Komm nach oben in mein warmes weiches Bett! Komm, mein Kleiner.«

Sie (steht wütend auf): »Wenn das so ist, kann ich ja gehen!« (Geht hinaus.)

Ich (mich losreißend und die sich sträubende Prostituierte beiseite schiebend, ich eile hinaus und erwische sie gerade noch im Gang. Ich halte sie fest).: »Halt, Halt! Ich habe mich befreit. Komm mit mir, wir wollen dieses höllische Loch verlassen.«

(Ich zahle schnell, während sie ihren Mantel anzieht; dann verlassen wir den Ort.)

Sie geht nicht auf die Straße hinaus, sondern verschwindet durch eine Tür im Gang. Edward folgt ihr und findet sich auf einer dunklen Treppe wieder, die nach unten in die Tiefe führt.
Es ist das alte Motiv vom Heiland, der aus Nazareth kommt, dem verabscheuungswürdigsten Ort. Die Lösung ist genau dort, unter ihrem verhaßten Gefängnis und seinen sinnlichsten und niedrigsten Phantasien. Oder vielmehr ist der unvermeidliche Ausgangspunkt dort, der einzige Ort, der zur Lösung führen kann. Aber die Treppe ist in den Felsen gehauen und tropft von Feuchtigkeit, und Edward fürchtet sich immer mehr, als er hinuntereilt und ihr stolpernd folgt. Schließlich hält er es nicht länger aus und ruft, sie solle anhalten und ihm sagen, wohin sie gehen. Sie bleibt einen Moment stehen, sieht ihn forschend an und eilt weiter.
Mittlerweile wird seine Versuchung, umzukehren, fast unwiderstehlich, und diese Zweifel werden vom Teufel gefördert. Aber der tiefe und gute Eindruck, den sie auf ihn gemacht hat, besiegt seine Zweifel, und er entschließt sich, ihr um jeden Preis zu folgen. Schließlich macht sie einen kurzen Halt und lächelt ihn so ermutigend an, daß er sich beruhigt und gestärkt fühlt.
Der Teufel ist verzweifelt und macht einen weiteren entschiedenen Versuch, ihn zurückzuhalten. Tatsächlich erreicht er, daß Edward sich wie ein Narr vorkommt, die Wärme und den Komfort des Bordells zu verlassen, um in einem »nächtlichen Irrgarten« gefangen zu werden, und er läßt es ihn als »seine Strafe« ansehen. Dennoch weigert er sich standhaft, umzukeh-

ren, und er läuft hinter ihr her trotz des schrecklich brüllenden Wassers und der zunehmend kälter werdenden Luft. Als der Weg immer schwieriger wird, macht sie jedoch eine Pause und hilft ihm über die schlimmsten Stellen, bis sie zu einem Boot kommen, auf dem ein verhüllter Bootsmann steht.

Der Teufel versucht entschlossen, ihn vom Einsteigen zurückzuhalten, indem er sagt, das würde sein sicherer Tod sein, und ihm zu bedenken gibt, was dann aus seiner Familie werden solle. (Edward ist verheiratet und hatte zu der Zeit zwei schulpflichtige Kinder.) Als er zögert, spricht sie zum ersten Mal seit ihrem Abstieg zu ihm und sagt, er müsse nun zwischen dem Verrat an seinem besseren Selbst und dem Abenteuer mit ihr wählen. Wie Churchill verspricht sie ihm nichts als »Blut, Schweiß und Tränen«, denn dort, wohin sie gehen, gibt es keine Sicherheit; dennoch müsse er sich nun entscheiden. Still folgt er ihr und klettert unter großen Schwierigkeiten ins Boot. Der Bootsmann stößt ab, und Edward ist einem Abenteuer mit unbekanntem Ausgang überlassen.

Der ganze Abstieg und die Einschiffung sind so lebhaft geschildert, daß man spürt, wie vollkommen real das Erlebnis für ihn war und zudem einen Mut erforderte, den Edward im äußeren Leben überhaupt nicht aufbrachte. Offensichtlich ist dies ein Wendepunkt in seinem Leben. Man fühlt, daß das Selbst wie Zeus, der Hauptgott der Olympier, entschieden hat, daß es endlich an der Zeit sei, zugunsten eines arg geprüften menschlichen Wesens einzutreten. Genau wie in der Odyssee wird diese Angelegenheit begeistert von der Anima aufgegriffen. In Homers Epos ist die Anima die Göttin Pallas Athene; in unserer Phantasie ist sie die höhere Frauengestalt, die Edward im Bordell so sehr beeindruckt hat und die später die »Führerin« genannt wird. So wie Athene beschloß, dem entmutigten jungen Telemachos »etwas mehr Geist« einzuflößen, so beschließt Edwards Anima, auch ihm »ein bißchen mehr Geist« einzuflößen. Sie bringt ihn endlich dazu, »sich für eine abenteuerliche Reise einzuschiffen« und auf alle Fälle zur rechten Zeit seine düstere Verzweiflung aufzugeben. So wie Telemachos nicht glauben konnte, daß sein heldenhafter Odysseus noch am Leben war, so konnte Edward nicht völlig an das Leben oder an sich selbst glauben. In beiden Fällen jedoch ist die Anima sehr erfolgreich beim Einflößen von »etwas mehr Geist«.

Aber Athene konnte Telemachos nicht optimistischer im Hinblick auf seinen Vater machen, und Edward, obwohl kühner als je zuvor, behielt während der ganzen aktiven Imagination seine mutlose und furchtsame Natur. Dies ist eines von vielen Zeichen, daß die ganze Erfahrung vollkommen echt ist. Wenn jemand Heldenmut zeigt, der ihm sonst gänzlich fremd ist, ist die Phantasie verdächtig: sie wird wahrscheinlich ungebührlich vom Bewußtsein beeinflußt. Aber Edward muß von seiner Mutlosigkeit wieder und wieder durch andere Gestalten in seiner Psyche erlöst werden, und man spürt, daß hier kein Wunschdenken am Werk ist. Darüber hinaus wird das Unbewußte völlig freigelassen. Edward hat offensichtlich den ersten Schritt in der aktiven Imagination gemeistert: die Fähigkeit, die Dinge geschehen zu lassen.

Die Phantasie ist dadurch charakterisiert, daß Edward introvertiert ist. Eine solche Phantasie wäre für einen Extravertierten nutzlos; tatsächlich würde er sie niemals haben, denn der Extravertierte ist in der äußeren Welt unternehmungslustig genug und könnte allen Situationen, die Edward zu Tode ängstigen, hinreichend adäquat begegnen. Ein Introvertierter jedoch ist alles andere als wagemutig in der äußeren Welt, und wenn man versucht, ihn dort zu verbessern, treibt man ihn nur tiefer in den Sumpf.

Um diesen Punkt zu verdeutlichen, möchte ich den Fall eines sehr introvertierten praktischen Arztes erwähnen. Er konnte niemals genau feststellen, was sein Kummer war, und nannte ihn einfach »unüberwindliche Schwierigkeiten in der medizinischen Praxis«. Sein Analytiker schlug vor, er solle das Problem mit Hilfe einer positiven Animafigur angehen, von der er geträumt hatte. Er war damit einverstanden, aber er stieg in die Situation so ein, daß er diese Figur vergewaltigte! Als Antwort auf den Protest seines Analytikers legte er endlich sein Problem klarer dar: ein unheimlich starker Drang, all seine jüngeren weiblichen Patienten zu vergewaltigen. Dieser Drang wurde so schlimm, daß er daran zweifelte, ob er ihn noch länger beherrschen könnte. Sein Analytiker zog seine Vorwürfe zurück, denn er wußte, daß der Arzt als Introvertierter fähig war, innerlich mit der Situation umzugehen, so schlimm sie auch war. Außen hätte sie seine ganze berufliche Existenz ruiniert und wäre ihm völlig außer Kontrolle geraten.

Edward war gleichermaßen unfähig, äußerlich mit seiner Lebensangst fertig zu werden. Guter Rat wäre dabei schlechter als nutzlos gewesen; innerlich hingegen lernte er – obwohl ängstlich –, mit seiner Furcht umzugehen und sich den höchst gefährlichen Situationen in seinem Abenteuer zu stellen. Das hatte auch eine äußere Wirkung, denn nach drei Monaten harter Arbeit an seiner Phantasie überwand er seine Impotenz vollkommen und andauernd. Aber wir müssen ihn jetzt auf seinen Abenteuern begleiten, um zu sehen, was ihm so wirksam geholfen hat. Jemand, der ernsthaft aktive Imagination versucht hat, wird wissen, was es Edward kostete, bis zu dem Punkt zu kommen, den wir geschildert haben, und diejenigen ohne entsprechende Erfahrung sollten das Kapitel »Begegnung mit dem Unbewußten« in Jungs »Erinnerungen« lesen, um wenigstens einen Eindruck aus zweiter Hand davon zu bekommen, was solch ein Wagnis bedeutet.

Bevor wir Edward aus der Sichtweite des Landes auf die stürmischen Wasser des Unbewußten folgen, muß ich sein Hauptproblem erklären. Er hatte eine sehr schwierige Kindheit, ohne Geborgenheit bei seiner kalten Mutter und geprägt von großer Abneigung gegen seinen kalt-rationalen Vater. Als er noch klein war, starb seine Mutter an Krebs. Da ihr Mann sie nicht ins Krankenhaus gehen lassen wollte, war Edward dazu verdammt, sie zu Hause langsam sterben zu sehen. Das Ergebnis dieser Erfahrung war ein tiefes Mißtrauen gegen das Leben. Als er im Alter von 42 Jahren seinen Schritt in das Unbewußte in Angriff nahm, hatte er noch nicht wirklich gelebt. Er hatte zwar geheiratet und ernährte seine Familie, aber er hatte sich auf den reinen Broterwerb beschränkt mit langweiliger, farbloser Mühe und nie seine beträchtlichen kreativen Kräfte durch Schreiben befreit. Deshalb litt er unter einem starken Minderwertigkeitsgefühl und verspürte keine Lebensfreude. Als tief introvertierter Mensch hatte er keinerlei Zweifel an der Realität des kollektiven Unbewußten; seine aktive Imagination mit ihren Abenteuern und dem knappen Entkommen erforderte eine enorme Anstrengung, und manchmal brauchte er mehrere Tage oder Wochen, bis er genügend Mut für den nächsten Schritt fand. Er hatte sich jedoch dazu verpflichtet hindurchzugehen, als er seine Entscheidung traf und das Boot bestieg.

Schnell verloren sie das Land außer Sichtweite, und sie waren in tiefer Dunkelheit. Das einzige Licht glomm schwach von einer Fackel am Bug des Bootes, die Edward auf Geheiß des Bootsmannes von Zeit zu Zeit unter großen Schwierigkeiten neu anzünden mußte. Die schöne Frau, die er in der Folge »die Führerin« nennt, nähert sich ihm, indem sie ihn mit einer Decke bedeckt, ihm gelegentlich zu essen gibt und ihm jedesmal, wenn er völlig erschöpft ist, ein Elixier reicht, das ihn wiederherstellt.
Als erstes stoßen sie auf einen Schwarm geierartiger Vögel, die sich an einer Leiche im Wasser gütlich tun. Edward schreit vor Entsetzen, aber die Führerin sagt ganz ruhig zu ihm, daß »solche Dinge hier unten geschehen«. Sie fügt mit blitzenden Augen und ernster Stimme hinzu: »Keine Illusionen mehr! Jetzt geht es um Leben und Tod.« Das erinnert an das Wort der Alchemisten: »Viele sind an unserer Arbeit zugrunde gegangen.«
Kaum dem Untergang in einer engen felsigen Schlucht entronnen, fahren sie in ruhigere Gewässer. Sogleich setzt sich ein schöner goldener Schmetterling auf der Hand der Führerin nieder. Nach einer Weile flattert er fort, und die Führerin befiehlt dem Bootsmann, ihm zu folgen. Zuerst bleiben sie in undurchdringlicher Dunkelheit, dann erscheint ein schwaches Licht am Horizont. Sie treffen auf ein »märchenhaftes Bild« – eine Insel mit den schönsten Blumen, die man sich vorstellen kann. Zu Edwards Schrecken fahren sie an diesem himmlischen Ort vorbei; sein Protest wird von der Führerin beiseite geschoben, die zu ihm sagt, er solle sich an dem schönen Anblick trösten und sich

von ihm ermutigen lassen, denn erst muß die lange Reise mit ihren vielen Abenteuern beendet sein, bevor sie es verdient haben, in solcher Schönheit zu landen.
Vollkommen erschöpft erhält Edward Brot, geräuchertes Fleisch und Wein von der Führerin, die ihm erlaubt, mit dem Kopf auf ihrem Schoß in einen tiefen Schlaf zu fallen. Er wird von einem heftigen Gewitter geweckt und ist entsetzt, als sie direkt in seine Richtung steuern. Das Wasser wird rötlich-gelb, und plötzlich schießt wie aus einem Vulkan ein riesiger Flammenblitz in die Luft und bildet eine Wand vor ihnen. In dem blendenden, weißglühenden Zentrum dieser Flammenwand erscheinen zwei Sterne, die zu Augen werden. Diese blauen Augen, die Edward anstarren, gehören dem Geist des Feuers, Wassers, Windes und Eises. Edward wirft sich in Panik auf den Boden des Bootes und schreit: »Wir brennen! Wir stehen in Flammen!« Aber die Feuerwand hebt sich gerade hoch genug, daß das Boot unter ihr hindurchfahren kann wie durch eine »Welle von Hitze, Licht und Dampf«.
Man kann dies mit dem Erlebnis des Telemachos vergleichen. Meistens begegnet ihm Pallas Athene als ein hilfreiches menschliches Wesen, aber als sie als Unsterbliche erscheint, ist Telemachos beinahe so erschrocken wie Edward. Man sieht das besonders gut in der Szene, wo Telemachos seinen Vater in der Hütte des Schweinehirten trifft. Athene verwandelt Odysseus aus seiner Verkleidung als schmutziger alter Bettler in eine solch herrliche Gestalt, daß Telemachos nicht glauben kann, dies sei wirklich sein Vater. Er ist sicher, daß Odysseus ein übermächtiger Unsterblicher ist. Es braucht lange Überredung, um Telemachos von der Identität des Mannes zu überzeugen. Wenn man die Odyssee nochmals liest, sieht man, daß derselbe Schrecken zuzeiten sogar beim heldenhaften Odysseus auftritt. Schließlich sagt uns auch die Bibel, daß »die Furcht Gottes der Anfang der Weisheit« ist. Deshalb können wir nicht überrascht sein, wenn Edward sich vor der Erscheinung des Feuergeistes entsetzt.
Er fühlt sich tatsächlich so schwach, als wäre er durch eine lange Krankheit gegangen, aber die Führerin gibt ihm einen Trank, der

durch seine müden Glieder fährt und ihm neue Kraft gibt. Dann bricht die Führerin in Jubel darüber aus, was sie durchgestanden haben, und sagt, daß sie hier endlich atmen kann; sie ist in ihrem Element und fühlt sich vom »tödlichen Gefängnis seiner Bordell-Phantasie« befreit. Sie freut sich auch darüber, daß der Geist Edward anschaute, als habe er eine Aufgabe für ihn. Edward findet das noch erschreckender, denn diese Gestalt ist »so gigantisch, so brennend, er wäre mein Tod«. Die Führerin gibt zu, daß er gefährlich ist, ermahnt Edward, daß er sich ihm in keiner Weise widersetzen solle, und versichert ihm, daß, wenn er sich ihm mit aller Demut, deren er fähig sei, hingebe, ihm eine Kraft geschenkt würde, die er nie selber finden könnte. Sie sagt weiter, daß dieser große Feuergeist Menschen sucht, um sich selbst in der äußeren Welt auszudrücken.

Obgleich diese aktive Imagination vollendet wurde, lange bevo Jung seine »Erinnerungen« schrieb, finden wir hier denselbe Gedanken, den Jung bei der Analyse seines Traumes vom Yog aussprach, der seine Züge trug und den er als schlafend und sei Erdenleben träumend fühlte. Oder, schreibt Jung: »Man könnt auch sagen: es nimmt menschliche Gestalt an, um in die dreidimensionale Existenz zu kommen, wie wenn sich jemand in einen Taucheranzug kleidet, um ins Meer zu tauchen. ... In der irdischen Gestalt kann es die Erfahrungen der dreidimensionalen Welt machen und sich durch größere Bewußtheit um ein weiteres Stück verwirklichen.« (S. 326)

Edward spürte, daß es ihn ganz zerstören würde, dieser gigantischen, flammenden Gestalt zu dienen, während die Führerin meinte, dies sei die größte Ehre, die ihm zuteil werden könnte. Der Feuergeist ist offensichtlich die erste Erscheinung des Selbst, und Edward ist vor die Aufgabe gestellt, die von Meister Eckhart so hoch gepriesen wurde, nämlich seinen eigenen Willen aufzugeben, damit Gottes Wille oder in psychologischer Sprache das Selbst an seine Stelle treten kann.

In einem langen Gespräch zwischen Edward und der Führerin erfahren wir, daß sie dachte, er habe bei den Aufgaben der ersten Lebenshälfte völlig versagt, und sie macht ihm schwere Vorwürfe deswegen. Er ist gekränkt, eine Haltung, die vom Teufel tüchtig unterstützt wird, und er versucht erfolglos den Spieß gegen die Führerin umzudrehen. Edward erfährt, daß er sie ins Bordell gesperrt hatte, weil die einzigen Phantasien, die er sich je erlaubte, von pornographischer Art waren. Sie hatte auf jede Art versucht, ihn zu erwecken und ihn endlich zum Leben zu bringen. Schließlich, als letzten verzweifelten Versuch, hat sie ihn impotent gemacht. Edward ist entsetzt darüber, aber am Ende überzeugt sie ihn, daß es seine einzige Chance ist, wenn er aus der zweiten Lebenshälfte das Beste zu machen versucht; daß er alle Gefahren der Welt, die sie ihm gebracht hat, annimmt und das Beste damit anfängt.

Bis jetzt – außer beim Auswechseln der Fackeln – hatte Edward keinen aktiven Anteil in der Phantasie. Die Gefahren auszuhalten war alles, was von ihm verlangt wurde, aber jetzt, als er das Licht auswechselt, übergibt ihm der verhüllte Bootsmann eine andere Fackel und ein Paar hoher Stiefel. Die Führerin verkündet ihm, daß er nun ganz auf sich gestellt eine Aufgabe übernehmen müsse: er soll eine gefangene Frau aus einer Höhle befreien, die sich auf der Insel befindet, die sie gerade erreicht haben. Sie erschreckt Edward noch mehr, indem sie sagt, daß er sofort mit der Peitsche, die sie ihm gibt, auf die Schlangen einschlagen müsse, und daß das Feuer der Fackel dazu dient, die anderen Tiere abzuschrecken. Obwohl er sich ängstlich und ungenügend ausgerüstet fühlt, beschließt er zu gehorchen und geht allein an Land.

Edward beschreibt dieses Wagnis sehr lebendig und ausführlich, so daß ich es stark kürzen mußte. Zuerst muß er einem Rudel knurrender Hunde entgegentreten, die von der Fackel vertrieben und sogar gebrannt werden müssen. Dann trifft er auf eine Menge giftiger Schlangen, die er schnell mit der Peitsche töten muß, als sie nach ihm stoßen. Zu seinem Entsetzen merkt er, daß er sich am Rand eines Vulkans befindet, der offenbar kurz vor dem Ausbrechen ist. Der Weg führt in den furchtbaren Krater hinab, dann zu seiner Erleichterung wieder hinauf, bis er in die vergleichsweise kühle Luft einer Höhle einmündet. Dort sieht er, daß er in die Höhle gestolpert ist, wo die Frau gefangen sitzt.

Sie ist alles andere als attraktiv, war sie doch seit langer Zeit an die Höhle gefesselt. Sie ist mager und sieht wie ein Bündel Lumpen aus; erschrocken sieht Edward, daß sie vier Augen hat, die alle schrecklich schielen. Sie ist mit sehr dicken und widerstandsfähigen Seilen gebunden, und er hat die größten Schwierigkeiten, sie durchzuschneiden. Der Teufel flüstert ihm ein, er solle sich selbst retten (denn das Grollen des Vulkans wird immer bedrohlicher), aber er widersteht ihm und befreit schließlich die Frau und trägt sie aus der Höhle. Die Freiheit belebt sie bald, und sie zeigt ihm den Weg in die Sicherheit. Edward hat seine Peitsche verloren und ruft ihr zu, sie solle sich vor den Schlangen in acht nehmen. Die aber fürchten sich vor ihren vier Augen; solange sie sie im Auge behält, kriechen sie harmlos weg.
Als der Vulkan ausbricht und alles von seinem Feuerschein erleuchtet wird, erreichen sie das Boot und werden hineingezogen, aber auch das Boot ist von der Eruption bedroht. Glücklicherweise ist der Wind günstig, und sie entkommen in ruhigere Gewässer. Da sie nun sicher sind, gratuliert die Führerin Edward zur Erfüllung seiner Aufgabe, von der sie fürchtete, daß sie über seine Kräfte ginge, und belebt ihn und die vieräugige Frau mit einem Schluck ihres Elixiers. Sogleich verschwindet das Schielen, und alle vier Augen der Frau strahlen in einem »siegreichen und bezaubernden Feuer«: rot, grün, blau und gelb.
Die Führerin sagt zu »Vierauge«, daß sie nun für Edward sorgen müssen, der am Ende seiner Kraft ist. Sie bereitet ihm ein bequemes Bett, wo er endlich tief schlafen kann. »Sicher, glücklich und unbeschreiblich müde« versinkt er in Schlaf, aber er hört ihre Unterhaltung wie von weit her. Wir erfahren einige sehr interessante Dinge durch dieses lange Gespräch zwischen den beiden Aspekten seiner Anima. Der Hauptpunkt ist der, daß dieses ganze Land und Edward selbst in der Macht einer alten Hexe sind, dem furchtbaren archetypischen Kern von Edwards negativem Mutterkomplex. Seine Mutter starb zu früh, als daß Edward einen persönlichen Mutterkomplex hätte haben können, doch sein Platz wird weit zerstörerischer vom Archetyp der negativen Mutter ausgefüllt. Edward fängt an, ihr Bild zu spüren,

und später sieht, zerstört und verwandelt er sie allmählich. Oft wird, wenn die Mutter während der Kindheit eines Knaben stirbt, die Lücke teilweise durch einen liebevollen Vater ausgefüllt, aber Edwards Vater war ein kalter, rationaler Mann, der dem Kind keinerlei Wärme und Gefühlsbeziehung geben konnte und es daher ungeschützt den archetypischen Einflüssen überließ.

Der Archetyp der negativen Mutter konnte die beiden Anima-Figuren nur gefangennehmen, weil Edward unfähig zum Widerstand war; er war selbst genauso schlimm gefesselt und gefangen wie die Frauen. Als er noch sehr klein war, hatte die Hexe seinen Unternehmungsgeist geschwächt und ihn mit giftiger Süße an sich gebunden, bis sie ihn sicher in ihr Netz verstrickt hatte. Er hatte ihr nie Beachtung geschenkt, bis ihn die Qual seiner Impotenz schließlich zur Rebellion trieb. Dadurch befreite er auch diese beiden Anima-Figuren zum Handeln, und sie versprechen sich gegenseitig, daß die Hexe endgültig zerstört werden soll.

In der Gestalt der Hexe finden wir eine weitere Parallele zur Odyssee. Die Hexe Kalypso, die Odysseus so viele Jahre lang auf einer fernen Insel gefangenhielt, war die Hauptursache für all die Mühen in der Odyssee. Solche Hexengestalten sind immer das Resultat eines Mutterkomplexes, sei er persönlich oder archetypisch, und nehmen nicht nur den Mann gefangen, sondern wie in Edwards Fall auch die positiven Anima-Figuren, die ihm helfen könnten. Es war das Wirken der Hexe, das dem Telemachos das positive Vaterbild raubte, bis er erwachsen war, und das ihn und seine Mutter Penelope in endlose Schwierigkeiten mit den niederträchtigen Freiern stürzte. Edwards Problem basiert daher hier auf einem archetypischen Muster, und er kann nicht persönlich dafür verantwortlich gemacht werden. Aber gerade so wie Odysseus sein eigenes Schiff bauen mußte, um von der Insel der Hexe zu fliehen, muß Edward nun seinen eigenen Weg finden, um sich vor der zerstörerischen Mutterhexe zu retten. Aber Odysseus und Edward erhalten beide große Hilfe von ihrer Anima und zuletzt vom höchsten Gott – in unserer Sprache: dem Selbst.

Die Führerin zeigt beachtliches Gefühl für Edward und ist

entschlossen, daß er nicht zusammenbrechen darf, denn dann wären sie alle verloren. Sie offenbart sich daher als Edwards eigene persönliche Anima, wogegen Vierauge eine weit archetypischere Gestalt ist. Vier als vollständige Zahl ist ein Kennzeichen des Selbst; deshalb ist diese Figur der archetypischen Anima mit dem Selbst verbunden. Jung pflegte zu sagen, daß die überwältigende Macht der Anima oder des Animus nur dann erscheint, wenn sie oder er fähig ist, zwischen dem menschlichen Wesen und dem Selbst zu stehen. Edward konnte einen flüchtigen Blick auf das Selbst erhaschen, als er den Feuergeist inmitten des Sturmes sah. Da seine einzige Reaktion panikartige Flucht war, konnte die Anima leicht zwischen ihm und dem Selbst stehen, was wir noch deutlicher an einem anderen Aspekt der Anima sehen werden, der am Ende der Phantasie auftaucht. Es gelang Edward, eine Beziehung zu seiner persönlichen Anima herzustellen, aber die archetypische Welt des kollektiven Unbewußten ist für ihn immer noch eine alarmierende Tatsache und von seinem Bewußtsein noch gar nicht differenziert.
Es gibt in der Geschichte von Odysseus nur schwache Hinweise auf die Unterscheidung zwischen der persönlichen und den archetypischen Gestalten der Anima, denn diese Differenzierung entwickelte sich sehr langsam im Laufe der Geschichte. Jung wies einmal in einer Diskussion über die Erzählung von Amor und Psyche in Apuleius' »Der goldene Esel« darauf hin, daß Psyche, als sie eine Göttin wurde – d. h. ein rein archetypischer Aspekt der Anima –, eine Tochter gebar, nicht einen Sohn. Bei der Geburt des persönlichen Aspektes der Anima stellt die Tochter eine andere Anima-Figur dar. Dieser Aspekt wird in Edwards Phantasie durch die Führerin verkörpert. Wir müssen daran denken, daß Apuleius etwa 1000 Jahre nach Homer lebte und, obwohl er selbst heidnisch war, doch in eine Welt hineingeboren wurde, wo das neue Symbol des Selbst, Christus, schon viele heimliche Anhänger hatte. Der persönliche Aspekt der Anima, die Brücke zwischen dem Bewußtsein und dem Unbewußten, hat sich im christlichen Zeitalter enorm entwickelt. (Ein Beispiel ist die Gestalt der Beatrice in Dantes Göttlicher Komö-

die.) Jungs Beschäftigung mit der Anima hat sie schließlich in das menschliche Bewußtsein gebracht.

Zum Glück gelingt es der Führerin, Vierauges Ungeduld zu zügeln, die nach sofortiger Rache an der Hexe dürstet, die sie so viele Jahre in schmerzlicher Gefangenschaft gehalten hatte; Edward darf weiterschlafen. Als er erwacht, bekommt er eine nahrhafte Mahlzeit, und erst da bemerkt er die Bedeutung eines zweiten Bootes, das geheimnisvoll aufgetaucht und an ihr eigenes Boot festgemacht worden war, während er sich auf seiner Suchfahrt befand. Er und Vierauge sollen nun zusammen zum Lager der Hexe aufbrechen, um sie zu töten.

Diesmal jedoch ist Edward gut ausgerüstet. Ihm wird eine Pistole gegeben mit ziemlich viel Munition sowie ein noch tödlicheres Gewehr. Außerdem erhält er sehr hohe Gummistiefel, mit denen er in großen Tiefen waten kann. Auch ist er schon mit neuen Kleidern versehen worden, denn seine alten waren verbrannt und zerrissen, als er auf der Vulkaninsel war. Vierauge hat ein wenig von dem Elixier der Führerin bekommen, damit sie Edward im Notfall wiederbeleben kann, aber davon weiß er zu der Zeit noch nichts.

Das Abenteuer, dem wir so weit gefolgt sind, umfaßt acht Teile und erstreckte sich über zwei Monate, während seine Reise mit Vierauge und alle Gefahren, denen sie ausgesetzt sind, aus 14 Teilen besteht und Edward 6 Monate lang ausfüllte. Er beschreibt sie sehr lebhaft und ausführlich, und man sieht, daß er vollkommen darin aufgeht, aber oft am Ausgang zweifelt. Vierauge ist viel ungeduldiger und fordernder als die Führerin, aber allmählich merkt sie, daß sie Edward am Leben erhalten muß, da der Ausgang der Reise von seinem Überleben abhängt.

Die Hexe hat ihr Lager an einem gut geschützten Ort aufgeschlagen. Die Insel ist äußerst schwer zu betreten, und es erfordert endlose Geduld, das Gestrüpp wegzuschneiden und das Boot ins Stauwasser hinaufzuziehen. Als sie landen, stoßen sie auf ein todbringendes Tier nach dem anderen, wie giftige Kröten von Kalbsgröße, Schlangen jeder Art und am schlimmsten eine Gottesanbeterin von Mannsgröße. Diese erschreckt Edward besonders, weil er Jahre zuvor einen Traum von solch einem Wesen gehabt hatte. Gewöhnlich schießt er prompt und mit perfekter Zielsicherheit (wie alle Männer seiner Nation war er ein ausgezeichneter Schütze), aber Vierauge muß ihn erst schelten, bis er endlich auf die Gottesanbeterin zielt. Er reißt sich noch rechtzeitig zusammen, und der Körper der Gottesanbeterin saust in den Abgrund.

Im Laufe dieser und vieler anderer abenteuerlicher Begebenheiten entdecken sie eine am Bein angekettete Taube, von der Vierauge sagt, sie sei eine Gefangene der Hexe und müsse befreit werden. Edward, der sein Messer auf der Vulkaninsel verloren hatte, meint, dies sei eine unmögliche Aufgabe, aber Vierauge sagt ihm, er solle in den Taschen seiner neuen Kleider suchen. Dort findet er ein Messer, das sogar besser ist als sein eigenes. Es ist eine Säge daran, die durch Metall schneiden kann. Das ist jedoch eine lange, mühselige Arbeit. Edward möchte auf halbem Wege aufgeben, aber Vierauge will von solchem Kleinmut nichts hören. Schließlich hat er den Vogel befreit. Nachdem die Taube freudig über ihren Köpfen gekreist ist, setzt sie sich auf Edwards Schulter und reibt den Kopf dankbar an seinem Gesicht. Vierauge bemerkt, daß sie, bevor alles ausgestanden ist, jeden Grund haben werden, der Taube dankbar zu sein.

Das zeigt sich sogleich, denn das nächste Hindernis, zu dem sie kommen, ist ein hohes schmiedeeisernes Tor. Zuerst scheint es unüberwindlich zu sein; wie üblich denkt Edward, daß sie nun geschlagen sind, und diesmal ist auch Vierauge in Verlegenheit. Aber mit einem freudigen Ruf fliegt die Taube über das Tor. Nach einiger Zeit kommt sie mit dem Schlüssel zurück, der ihr beinahe zu schwer ist. Erleichtert öffnen sie unter einigen Schwierigkeiten das Tor, denn das Schloß ist sehr hartnäckig, weil es jahrelang nicht gebraucht wurde; dann stehen sie auf der anderen Seite.

Anscheinend haben sie aber damit nichts gewonnen. Das Riff, auf dem sie gegangen waren, endet, und der einzige Weg, auf dem sie weiterkommen, befindet sich auf der anderen Seite des Abgrunds. Sogar Vierauge ist zuerst entmutigt, aber die Taube kommt noch einmal als Rettung. Mit ungeheurer Anstrengung gelingt es ihr, das Ende eines Seiles hinaufzubringen. Sich ans Tor hängend zieht Edward ein schmales Brett hoch, das mit einem Eisenring am Seil befestigt ist; es reicht gerade über den Abgrund, und Vierauge überquert ihn sofort, indem sie die Dunkelheit mit ihrer Fackel erleuchtet. Edward fürchtet sich mehr denn je. Das Brett ist nicht nur schmal, sondern schwankt auch gefährlich; außerdem kann er die Höhe nicht ertragen. Angespornt von Vierauges Spott beginnt er mit der Überquerung des Abgrundes, aber in der Mitte überwältigt ihn fast der Schwindel. Er sagt hinterher, daß er bestimmt in den Tiefen zerschmettert wäre, hätten ihn nicht die Strahlen ihrer Augen herübergezogen, und dankbar fällt er auf der anderen Seite auf dem Boden einer Höhle nieder.

Vierauge erlaubt ihm aber keine Pause. Sie müssen durch eine enge Spalte im Felsen weiterhasten. Edward kann sich kaum hindurchquetschen, und gerade als es ein wenig besser wird, hören sie ein schwaches Stöhnen. »Ein anderer Gefangener der Hexe!« ruft Vierauge, und sie sehen ein Gesicht, das sich an ein Fenster im Felsen preßt: ein schreckliches Gesicht, das aussieht, als sei der ganze Kopf gespalten worden und schlecht wieder zusammengewachsen. Es ist so bleich, daß Edward nicht sicher ist, ob er eine Leiche oder einen sehr kranken Mann anschaut. Ein weiteres schwaches Stöhnen überzeugt ihn vom letzteren. Ihre vereinigten Kräfte können die Tür nicht bewegen, aber schließlich zerschmettert Edward das Schloß mit dem Gewehrkolben. Die Zelle ist so klein, daß der Gefangene nur knien oder sitzen kann. Edward zieht ihn heraus. Er ist sehr leicht, und sie sehen, daß er ein buckliger Zwerg mit einem Klumpfuß ist. Er ist hoffnungslos verkrampft, seine Kleider sind zerrissen. Vierauge versucht, ihr Elixier in seinen Schlund zu gießen, aber Edward hält sie zurück, da der Zwerg völlig ohne Bewußtsein ist. Als er das Bewußtsein wiedererlangt hat, trinkt er gierig das Elixier, das seine gewöhnliche wiederbelebende Wirkung zeigt.

Der Bucklige kann kaum glauben, daß er endlich frei ist, aber er grüßt die Taube wie eine alte Freundin, die ihn täglich besucht hat–

sein einziger Trost, bis sie selber gefangen wurde. Als er hört, daß seine Befreier auf dem Weg sind, die Hexe zu töten, freut er sich und sagt ihnen, daß er jeden Zoll des Weges kennt und sie sicher zu ihr führen will. Als sie zu dem Durchgang zurückkommen, eilt er vor ihnen her, während die Taube über ihm fliegt. Edward meint, sie seien das seltsamste Paar, das er sich vorstellen kann: die schöne weiße, elegante Taube und der häßliche kleine Bucklige, der so peinvoll hinter ihr herhinkt.

Der Bucklige läßt sie anhalten und sagt, daß die Hexe sie sehen würde, sie mit ihren Polypenarmen greifen und fressen würde, wenn sie auf diesem Wege weitergingen. Edward muß zuerst kriechen, dann flach liegenbleiben. Vierauge nimmt sein Gewehr und die Pistole, doch auch so bleibt Edward hoffnungslos stekken, wie er meint, und er schreckt vor der Dunkelheit und der Erstickungsgefahr zurück. Vierauge und der Bucklige rufen über ihm, daß sich der Durchgang verbreitert, aber Edward kann sich nicht bewegen. Der Bucklige kommt zurück und holt Edwards Lampe aus seiner Tasche. Mit der besseren Sicht und durch die Hilfe des Buckligen kommt Edward zuletzt aus der Enge in eine Höhle, in der er aufrecht stehen kann.

Vierauge ist wie gewöhnlich sehr ungeduldig mit ihm und wirft ihm vor, daß er nie etwas anderes als rasten will. Schließlich gibt sie ihm das Elixier, das seine alte magische Wirkung hat. Der Bucklige sagt ihnen, daß sie nun bald am Ziel sind und lautlos kriechen müssen, denn die Hexe erwartet sie nicht von dieser Seite. Indem er dem Zwerg die Pistole gibt und das Gewehr selbst behält, schleicht Edward hinter dem Zwerg her und Vierauge hinter ihm. Der Teufel macht einen letzten Versuch und verspottet ihn wegen seiner Furcht, aber Edward weiß jetzt, daß es zu spät ist umzukehren und kann ihm widerstehen. Edward fürchtet sich immer noch sehr; obwohl der Bucklige und Vierauge jeden Polypenarm angreifen, ist Edward durch den Medusaähnlichen Blick der Hexenaugen wie versteinert, und es gelingt ihm nicht wie beabsichtigt auf ihren Kopf zu schießen. Aber die Taube stürzt sich auf die Augen, und Edward, der endlich von diesem versteinernden Blick befreit ist, schießt ihr durch den

Kopf, und die Hexe sinkt leblos auf den Grund des Teiches. Dem furchtbaren Lärm des Kampfes folgt eine völlige furchterregende Stille.

Nach einer Weile erscheint am anderen Ende des Wassers etwas Weißes. Edward ist daran zu schießen, als er gewahr wird, daß es eine sehr schöne Frau ist, nackend, mit vier Brüsten: die Hexe, die sich in eine positive Muttergöttin verwandelt hat! Sie dankt Edward, daß er sie erlöst hat, und veranstaltet als Herrscherin des Landes ein großartiges Bankett, bei dem viele schöne nackte Mädchen aufwarten. Die Führerin und der Bootsmann, der nun unverschleiert ist, kommen aus dem Boot, und alle Gestalten, denen wir in Edwards Abenteuer begegnet sind, nehmen am Festmahl teil.

Diese letzte Szene ist die einzige in der ganzen Phantasie, die nicht ganz echt und unzweifelhaft aus dem Unbewußten kommt. Man fragt sich, ob Edward sich dieses Happy-End einfach ausgedacht hat, als er fand, ein Jahr sei genug für eine Imagination, und ob er deshalb – wie es sich auch schließlich herausstellte – nicht doch noch eine Menge Arbeit vor sich hat, bis er den Grad der Individuation erreicht hat, der nach der Vorausschau des Banketts seine geistige Bestimmung ist.

Trotzdem bricht das Unbewußte an manchen Stellen sehr echt durch. Hauptsächlich zeigt es sich in der Gestalt des Bootsmannes, der vor dem Festmahl immer verhüllt gewesen ist und sich nun als Schattenfigur zu erkennen gibt, von der Edward oft geträumt hat und die er immer von Herzen verabscheute. Der Bootsmann zeigt sich als das genaue Gegenteil Edwards, der sehr gut erzogen und anständig ist, nämlich als primitive Person mit animalischen Zügen. Auf dem Bankett ißt er sogar mehr wie ein Tier als ein Mann, was Edward schrecklich abstößt. Er hat mehr Mühe, mit dem Bootsmann zu trinken als mit irgendeiner anderen Gestalt, und seine endliche Bejahung dieser Figur ist nicht ganz sicher.

Wir dürfen jedoch nicht die Tatsache übersehen, daß die Führerin über den unverschleierten Bootsmann zu Edward sagt, er sei das Gegenstück zum Buckligen. Wer ist denn nun der bucklige

Zwerg? Aus seiner Ähnlichkeit mit den Kabiren, jenen zwergenhaften schöpferischen Göttern, ergibt sich, daß der Bucklige ganz klar Edwards Kreativität darstellt. Wie oben erwähnt, konnte Edward seine Kreativität nie in seine Arbeit einbringen. Deshalb hatte er nur sehr farblose Versuche hervorgebracht, wenn er für sich arbeitete. Wir erfahren nun, warum das so war: die Hexe hielt seine Kreativität in einer so engen Zelle gefangen, daß sie nur sitzen oder knien konnte. Mit großer Anstrengung hat Edward nun seine schöpferische Seite befreit; tatsächlich änderte sich seine Arbeit nach diesem Wendepunkt völlig. Sie wurde voller Leben und Farbe, und er freute sich wirklich an ihr, anstatt sie als Pflicht zu betrachten, die erfüllt werden muß.

Marie-Louise von Franz hat in ihr Buch »Spiegelungen der Seele« ein Kapitel über Dämonen unter dem Titel »Exorzismus von Teufeln oder Integration von Komplexen?« aufgenommen, in dem sie zeigt, daß die Integration immer der kritischste Punkt ist. Auf jeden Fall sollten wir Edwards Imagination unter diesem Gesichtspunkt betrachten. Die einzige Figur, die von ihm ganz integriert werden kann, ist offenbar der Bootsmann, der klar Edwards persönlicher Schatten ist. Er ist das genaue Gegenteil seiner bewußten Persönlichkeit und derjenige, den zu integrieren Edward am meisten Mühe hat. Aber wenn er seine animalische Natur annehmen kann, wird ihn das zu einer viel vollständigeren und wirkungsvolleren Person machen. Das zeigt sich z. B. dort, wo Edward selber ständig ängstlich, sogar der Panik und Verzweiflung nahe ist, der Bootsmann aber jede Gefahr, die ihnen begegnet, hinnimmt und es immer fertigbringt, ihr Boot ruhig und sicher durch jede Bedrohung zu steuern, sogar direkt in den Sturm und die Feuerwand hinein. Er übernahm jeden Befehl der Führerin und führte ihn mit Erfolg aus, während Edward immer protestierte und tatsächlich erst am Schluß durch die Tatkraft der anderen Figuren zum glücklichen Ende kommt. So wäre es nach der Phantasie ganz klar Edwards erste und dringendste Aufgabe gewesen, sich all die Qualitäten seines persönlichen Schattens zu eigen zu machen.

Man kann seine eigene Kreativität nie ganz integrieren; vielmehr muß man mit ihr arbeiten und ihr jede Chance geben, sich weiterzuentwickeln. Edward tut dies in der Phantasie, indem er die Hilfe des Buckligen annimmt und sich von ihm führen läßt, als er in der Felsspalte steckenbleibt; innerlich tat er schon genau das, was man auch in der äußeren Realität bei der schöpferischen Arbeit tun muß. Es ist auch bemerkenswert, daß Edward, als er sich an seine ziemlich abstoßende Erscheinung gewöhnt hat, den Buckligen mag und ihm vertraut und seine Hilfe schätzt. Da gibt es keinen Abscheu, wie er ihn gegen den Bootsmann hegt. Allerdings bemerkt er dessen Geschicklichkeit und Mut beim Steuern des Bootes, aber nur solange er verhüllt ist und er seine Person ignorieren kann. Wie ich im ersten Kapitel zeigte, war Edwards Fall recht ungewöhnlich insofern, als er auf das Anima-Problem stieß, bevor er den persönlichen Schatten assimiliert hatte.

Im Unterschied zum persönlichen Schatten und zum schöpferischen Dämon haben wir auf der männlichen Seite auch die Gestalten des Teufels und des Feuergeistes. Der Teufel ist der große Versucher, Satan selbst, eine sehr archetypische Figur, der Edward mit Recht widersteht. Diese Gestalt könnte er nicht ohne die schrecklichste negative Inflation assimilieren. Es ist sehr bezeichnend, daß der Teufel die einzige Figur ist, die immer dabei war, aber nicht am Bankett teilnimmt.

Der Feuergeist ist ebenfalls eine sehr archetypische Figur, die beim Festmahl abwesend ist. Er ist jedoch sehr positiv, und wir erfahren beim Bankett von der Führerin, daß er Edward während der ganzen Reise geholfen hat, denn ohne ihn wäre sie nicht gut ausgegangen. (Er ist wirklich das Gegenstück zum Teufel, der auch sein Schatten genannt werden könnte.) Natürlich wäre Edward auf dieser Stufe seiner Entwicklung vollkommen unfähig, sich mit dem reinen Bösen zu befassen. Edward fürchtet sich auch, wie wir gesehen haben, schrecklich vor dem Feuergeist, der ihm nur einmal erschienen ist. Später hören wir nur noch zweimal von ihm: die Führerin erreicht von Vierauge mehr Achtung für Edward, als sie ihr sagt, der Feuergeist sei an seiner Suchfahrt interessiert; zum zweiten Mal wird er erwähnt, als die

Führerin sagt, nur durch seine Hilfe habe Edward Erfolg gehabt.

Wir finden dieselbe Spaltung zwischen positiven und negativen Figuren in der Odyssee bei den höchsten Vertretern, die Homer die Unsterblichen oder Götter nennt. Poseidon spielt während des ganzen Epos eine negative Rolle, die eine Parallele zur Rolle des Teufels in Edwards Phantasie ist. Gerade so wie Edward ohne die Hilfe des Feuergeistes kein Glück auf seiner Fahrt gehabt hätte, hätten auch Telemachos oder sogar Odysseus selber niemals ohne die Hilfe der positiven Götter Erfolg gehabt. Zeus selbst sagt am Anfang, daß Poseidon, der Odysseus mit unversöhnlichem Haß verfolgt, sich auf die Dauer nicht »gegen den vereinten Willen der unsterblichen Götter« stellen kann. Er hätte jedoch möglicherweise für immer an seinem Haß festhalten können, hätte Odysseus nicht Hilfe von den Unsterblichen erhalten. Zeus interveniert in sehr sichtbarer Art durch Hermes und Pallas Athene, während der positive Aspekt des Selbst in Edwards Imagination gänzlich im Hintergrund wirkt, außer bei seiner Erscheinung im Sturm, und wir erfahren nur durch die Führerin beim Festmahl, was er für Edward getan hat.

Dieser Unterschied macht es dem modernen Menschen viel schwerer, eine Beziehung zum Selbst zu bekommen, als es für die alten Griechen war, sich auf ihre Götter zu beziehen. Tatsächlich können wir oft nur durch die Parallelen in den alten Mythen sehen, wie sehr uns das Unbewußte hilft, denn auf jeden Fall scheint es heute viel unsichtbarer als in der Antike zu wirken. Dies deshalb, weil der moderne Mensch sein Leben nicht mehr auf die Ordnung des Unbewußten gründet, so wie beispielsweise die alten Ägypter und Griechen ihr Leben auf die Ordnung ihrer Götter gründeten. Wir glauben, daß wir bewußt unsere eigene Ordnung errichten können, obwohl der Zustand der Welt uns heute eigentlich davon überzeugen sollte, daß dies die dümmste Illusion ist. Daher ist eine Gestalt wie Edwards Feuergeist gezwungen, unsichtbar zu wirken, denn wie wir gesehen haben, gerät Edward nur in Panik, wenn eine solche Figur sich offen zeigt.

Das Selbst ist so unendlich viel größer als das Ich, daß keine Rede davon sein kann, es zu integrieren. Jung sah das Selbst sowohl als individuell, sogar als einzigartig an, wie auch als universal und als zentralen, übergeordneten Archetyp des kollektiven Unbewußten. Wir müssen eine Beziehung zum Selbst haben und unser Möglichstes tun, daß es sein individuelles und einzigartiges Muster entfalten kann, das unsere Bestimmung im Leben ist, aber wir müssen auch wissen, daß wir es nie erfassen können, denn es erstreckt sich in die Unendlichkeit.

Der Leser mag einwenden, keine der Figuren in Edwards Imagination, außer vielleicht der Teufel, entspreche der allgemeinen Auffassung von einem Dämon, aber ich verwende das Wort im Sinne von »daimon«. Nach antiker Auffassung wurde jede Figur zwischen Gott und Mensch als »daimon« angesehen. In diesem Sinne ist die Anima ein »daimon«, und wir müssen ihre drei Aspekte, die in der Imagination erscheinen, in diesem Licht betrachten. Von den dreien ist der am meisten individuelle und auf Edward bezogene Aspekt in der Führerin verkörpert. Von ihr kann sogar gesagt werden, daß sie die Anima an ihrem richtigen Platz ist: als Funktion der Brücke zwischen dem Bewußtsein und dem Unbewußten. Sie führt Edward aus seinem elenden äußeren Leben heraus in ihr eigenes Reich, das Unbewußte. Dort sorgt sie für ihn und scheint zu wissen, daß alles von seinem Überleben abhängt, obwohl sie oft sehr streng mit ihm ist und seiner bisherigen Lebensweise kritisch gegenübersteht; sie ist daher sehr darum besorgt, ihm beim Überleben zu helfen.

Vierauge ist ebenfalls eine Anima-Figur und muß eine Verbindung zu Edward haben, denn sonst hätte er nicht die Aufgabe gehabt, sie zu befreien, und sie hätte der Führerin nicht geklagt, daß sie wegen seiner Nachgiebigkeit der Hexe gegenüber gefangen ist. Aber ihr Charakter ist viel archetypischer als der der Führerin und kommt aus einer so tiefen Schicht, daß sie Merkmale hat, die in Wirklichkeit zum Selbst gehören: ihre vier Augen, die in vier Farben strahlen, sind ein Attribut der Ganzheit. Sie ist ein anderer Aspekt der Anima, der der Führerin nähersteht als Edward. Es ist die Führerin, die weiß, wo sie gefangen ist und Edward zu ihr schickt, um sie zu erlösen, und nur durch das Dazwischentreten der Führerin und ihre Erwähnung des Feuergeistes, der ein Bild des Selbst ist, wird Edward durch die Ungeduld von Vierauge nicht zerstört.

Die verwandelte Hexe ist ebenfalls ein Aspekt von Edwards Anima; sie ist durch ihre vier Brüste noch archetypischer und mit dem Selbst verbunden. Sie erscheint als die nährende Mutter, das genaue Gegenstück der Hexe, die Edward alles dessen beraubt hatte, was das Leben lebenswert macht. Wahrscheinlich werden alle diese Aspekte der Anima sich als eine und dieselbe erweisen, wenn er mit dem Unbewußten vertrauter ist.

Der vierte Aspekt der Anima ist in der Taube verkörpert. Neben der offenkundigen Beziehung des Vogels zum Geist wird doch der Heilige Geist selbst oft vinculum amoris, das Band der Liebe zwischen Vater und Sohn genannt. Außerdem sind es in einer alchemistischen Allegorie des Philaletha, die in »Mysterium Coniunctionis« ausführlicher von Jung zitiert wird, die Tauben der Diana, welche »die Bösartigkeit der Luft mildern«. Es ist bemerkenswert, daß der Teufel nur noch einen schwachen Versuch macht, Edward zu entmutigen, nachdem sie die Taube befreit haben, und daß es, abgesehen vom Herbeischaffen des Schlüssels und des Seiles, wiederum die Taube ist, die es Edward ermöglicht, die Hexe zu erschießen, indem sie deren Medusagleichen, lähmenden Blick mildert. Die Taube ist so mit Edward und Vierauge verbunden – sie sitzt auf Edwards oder des Buckligen Schulter, wenn sie nicht mit einer wichtigen Aufgabe betraut ist –, daß von ihr gesagt werden kann, sie verkörpere Eros, das weibliche Prinzip. Zudem war die Taube am meisten mit dem Buckligen verbunden, den sie während seiner Gefangenschaft jeden Tag besucht hatte.

Da Edward durch seine kalte Mutter aller menschlichen Beziehung beraubt war, ist es nicht überraschend, daß das Eros-Prinzip der am meisten unbewußte Teil seiner weiblichen Seite ist. Jung sagte, wenn wir von einem personifizierten Teil unserer Psyche als Tier träumen, bedeutet dies, daß er noch weit entfernt von unserem Bewußtsein ist. Das Eros-Prinzip war wirklich sehr weit weg von Edwards Bewußtsein. Das zeigte sich in seiner Idee im Traum, mit dem die Imagination begann, daß er im Bordell Beziehungen finden könne. Dies ist ein typisch männlicher Fehler; ein Mann verwechselt oft Sexualität mit Beziehung. In »Die Frau in Europa« sagt Jung sogar: »Ein Mann meint, er besitze eine Frau, wenn er sie sexuell erobert hat. Nie besitzt er sie weniger, denn für eine Frau ist die Eros-Beziehung die einzig reale und entscheidende.«[2]

Obwohl sich Edwards Einstellung zu den Freuden des Lebens wie Essen und Trinken in der Bankett-Szene vollkommen ändert, bleibt seine Einstellung zum Sex dieselbe. Während des Mahles sieht Edward den Bootsmann mit den nackten Dienerinnen flirten, ohne dafür getadelt zu werden. Edward vernachlässigt das Essen und versucht dasselbe. Das zieht aber sofort eine Rüge von der Führerin nach sich, die ihm sagt, er solle die Mädchen sein lassen und sich auf die irdischen Frauen beschränken. Anscheinend ist der Bootsmann noch nicht genügend Teil von Edwards Bewußtsein, um unter dem Gesetz des sterblichen Mannes zu stehen. Die Führerin und Vierauge hatten vorher geklagt, es seien Edwards sexuelle Phantasien gewesen, durch die sie gefangen waren; daher versteht man den Schrecken der Führerin, als sie sieht, daß er in dieser Hinsicht unverändert ist. Er wirft den Dienerinnen dieselben Blicke zu wie am Anfang der Imagination den Prostituierten. Es scheint, daß er auf diesem Gebiet tief verwundet worden ist und noch sehr viel Arbeit vor sich hat, bis dieser Teil sich wandeln kann. Jedoch ist es bemerkenswert, wie sich das ganze Land verändert hat, nachdem die Hexe gewandelt war.

Das Land, das immer als felsige, von giftigen Tieren bevölkerte Wildnis beschrieben wurde, wird grün und fruchtbar und fließt über von Nahrung jeder Art und von Wein. Das ist ein klarer Hinweis darauf, daß Edwards Umgebung wie auch er selbst durch diese Imagination gewandelt worden sind.

Der Osten war immer davon überzeugt, daß die inneren Bemühungen eines Individuums einen Einfluß auf dessen ganze Umgebung haben, aber dieser Gedanke scheint für den Westen schwer begreiflich zu sein. Ich erinnere den Leser an Wilhelms Geschichte vom Regenmacher, die ich im ersten Kapitel erzählt habe. Ich möchte ihn aber auch an das erinnern, was Jung sagte, als er nach der Möglichkeit eines Atomkrieges gefragt wurde. Er meinte, das hänge davon ab, wie viele Individuen die Spannung der Gegensätze in sich selbst aushalten können. Nichts kann uns besser helfen, diese Spannung zu ertragen, als die aktive Imagination, und ich bin sicher, daß die totale Anstrengung, der Edward sich in seiner Imagination unterwarf, eine wohltuende Wirkung mehr als nur auf ihn selbst hatte.

3 Das Unbewußte bereitet auf den Tod vor: Der Fall Beatrice

Der Fall Beatrice ist ein fortgeschritteneres Beispiel für die aktive Imagination als das vorhergehende. Es zeigt, daß diese Form der aktiven Meditation diejenigen, die sie korrekt anwenden, auf unerwartete Krisen vorbereiten kann – sogar auf den Tod selbst. Das folgende Material stammt aus den letzten sieben Monaten vor Beatrices Tod und zeigt, wie sie allmählich zum Zentrum hingezogen wird und wie sie den Standpunkt des Ego verläßt und lernt, den Standpunkt des Selbst anzunehmen.

Beatrice war viele Jahre lang in Analyse gewesen und konnte sich schon sehr erfolgreich selbst analysieren. Es war ihr nicht bestimmt, ein langes Leben zu haben. Jung hatte ihren Analytiker gewarnt, daß er glaube, ein früher Tod sei bei ihr sehr wahrscheinlich, und tatsächlich erreichte sie nur ein Alter von Mitte 50.

Beatrice hatte schon sehr viel aktive Imagination praktiziert bis zu dem Zeitpunkt, da unser Material beginnt; sie erlebte sie immer mehr als eine Zuflucht, wenn die Dinge verkehrt liefen. Dabei handelte es sich um Schwierigkeiten, die typisch waren für eine verheiratete Frau ihres Alters. Ihre Kinder wurden erwachsen und gingen aus dem Haus, wodurch die Probleme mit ihrem Mann natürlich größer wurden, als es bisher der Fall war. Sie hatte ihn außerordentlich gern, neigte aber dazu, sich mehr Sorgen als nötig um ihn zu machen. Auch wurde sie ziemlich stark von unbegründeter Eifersucht gequält, obwohl sie die rettende Tugend besaß, sich dieser Tatsache bewußt zu sein. Sie war das, was Jung »die Enthaltende« in einer Ehe nennt. In seinem Aufsatz »Die Ehe als psychologische Beziehung«[1] definiert er den Enthaltenden als denjenigen Partner in der Ehe, der die meisten Facetten hat und dessen Gefühle nicht völlig innerhalb der Ehe aufbewahrt werden, oder als den Partner, der »aus dem Fenster schaut«. In ihrer eigenen Praxis neigte Beatrice ebenfalls dazu, Gegenübertragungen zu ihren männlichen Analysanden zu entwickeln, und eine davon machte ihr Sorgen, mit denen unser Material beginnt.

Beatrice hatte einen sehr positiven Animus, der sie in der aktiven Imagination führte; außer ihm wurde das Bild einer Blume in einem tiefen Wald immer wichtiger für sie. Dies ist ungefähr der Ausgangspunkt unseres Materials. Sie spricht diese Blume an:

Du, wunderbare Blume aus Silber und Gold, bist wie eine leuchtende Mitte in mir, aus der heraus ich leben lernen kann. Ich kann nicht mehr aus mir selber leben, sondern muß aus diesem anderen Zentrum leben, wo mein Geist-Mann auch lebt. Das Geheimnis der Blume vereinigt mich mit der Zeitlosigkeit, sogar mit der Ewigkeit.

Es ist klar, daß diese Blume für Beatrice das Symbol des Selbst ist. Sie ist das Zentrum, das sie zu sich hinzieht. Dieses Material zeigt uns, wie treffend Jung das Zentrum in »Psychologie und Alchemie« beschreibt:

Man kann sich kaum des Eindrucks erwehren, als ob der unbewußte Prozeß sich spiralförmig um ein Zentrum bewege, dem er sich langsam annähert, wobei die Eigenschaften der »Mitte« sich immer deutlicher abzeichnen. Man könnte vielleicht auch umgekehrt sagen, daß der an sich unerkennbare Mittelpunkt wie ein Magnet auf die disparaten Materialien und Vorgänge des Unbewußten wirke und diese allmählich wie in ein Kristallgitter einfange. . . . Ja, es scheint, als ob die persönlichen Verwicklungen und die subjektiven, dramatischen Peripetien, welche das Leben und dessen ganze Intensität ausmachen, bloße Zögerungen, ängstliches Zurückweichen oder beinahe wie kleinliche Komplikationen und metikulöse Vorwände gegen die Endgültigkeit dieses seltsamen oder unheimlichen Kristallisationsprozesses wären. Des öfteren macht es den Eindruck, als ob die persönliche Psyche wie ein scheues Tier, fasziniert und geängstigt zugleich, um diesen Mittelpunkt herumjage, immer fliehend und doch stets näherrückend.[2]

Beatrice versucht ihr Bestes, um dieses Zentrum zu erreichen, von dem Jung spricht. Sie hofft sogar, aus ihm zu leben, anstatt aus ihrem bewußten Ich. Doch scheut sie sich, wie wir alle, mehr davor, als sie zugeben würde, und wie wir sehen werden, läuft sie ab und zu vor ihm weg.

Beatrice fährt fort:

Die Blume ist das Haus, das ich für mich in Ewigkeit gebaut habe. Ich bin schon in dieses Haus eingezogen, damit ich einen Platz habe, wo meine Seele leben kann, wenn mein Körper zerfällt. Es ist ein Stück des himmlischen Paradiesgartens.

Hier war Beatrice wahrscheinlich durch einen Aufsatz von Richard Wilhelm über »Tod und Erneuerung in China«[3] beeinflußt, in dem er darlegt, daß der Chinese das Leben nicht so hoch einschätzt wie wir. Einige der ältesten chinesischen Dokumente betonen, daß es das größte Glück für einen Mann ist, wenn er einen Tod findet, der sein Leben krönt, während es das größte Unglück ist, einen vorzeitigen Tod zu finden, anstatt seinen eigenen, besonderen Tod. Die Konfuzianer glauben, daß man sich auf dieses Ereignis vorbereiten sollte; man sollte im Laufe des Lebens versuchen, einen Körper aufzubauen, eine Art feinstofflichen Körper von spiritueller Essenz, der aus Gedanken und Taten besteht – ein Körper, der dem Bewußtsein Unterstützung gibt, wenn es seinen einstigen Helfer, den physischen Leib, verlassen muß. Beatrice hofft offenbar, daß diese Blume sich in einen feinstofflichen spirituellen Körper entwickelt, der ihrem Bewußtsein hilft, wenn sie stirbt. Ich weiß nicht, ob Jung ihr von seiner Vorahnung, daß sie früh sterben wird, erzählt hat. Jedenfalls muß sie es selber gefühlt haben, denn sie war für ihr relativ junges Alter ungewöhnlich stark daran interessiert, sich diese Stütze aufzubauen. Wie wir sehen werden, hatte sie vollkommen recht, das zu tun.

Bei dem folgenden Material spürt man, daß Beatrice überaus optimistisch war, oder vielmehr daß sie die Zukunft vorwegnahm, wenn sie sagt, daß sie schon in das Haus eingezogen sei. Auf jeden Fall hat sie sein objektives Vorhandensein wahrgenommen, und es ist ihr erklärtes Ziel, dort einzuziehen.

Wie viele von uns war Beatrice sehr ängstlich in bezug auf weltliche Ereignisse. Sie entschloß sich, mit ihrem positiven Animus, ihrem Geist-Mann, darüber zu reden. Sie sagt:

Großer Geist-Mann: hilf der Menschheit, daß wir uns nicht gegenseitig zerstören und daß wir nicht untergehen. Hilf uns gegen die dunklen

Dämonen, die uns bedrohen. Hilf uns gegen den Gott des Bösen, der uns zerstören will und der mehr Böses ausdenkt, als wir planen.

Er erwidert:

Denke an die Blume, denn in ihr ist alles eins.

Dann sieht sie einen weißen Vogel. Er fliegt in die Blume hinein, badet in ihrem Licht und fliegt wieder in die Welt hinaus.

Ihr Geist-Mann zieht mit Recht ihre Aufmerksamkeit auf die vereinigten Gegensätze in der Blume, denn die einzige Hoffnung für unsere zerrissene Welt besteht darin, daß die sich bekämpfenden Gegner einig werden. Dies war auch das Hauptbestreben der Alchemie. Die Alchemisten versuchten ständig, die Gegensätze miteinander zu vermählen, denn nur wenn sie vereinigt sind, wird es wahren Frieden geben.

Ob Beatrice es wußte oder nicht, tat sie doch alles, was sie konnte, für den Zustand der Welt, als sie ihrem Geist-Mann gehorchte und zur Blume ging. Der Vogel, den sie hinein und wieder hinausfliegen sah in die Welt, gibt uns den Schlüssel: wir können nicht hoffen, dauernd vom Kampf der Gegensätze in dieser Welt befreit zu werden, aber wir können uns daran erinnern, daß es einen Ort in uns selbst gibt, wo sie geeint sind, und wir können lernen, ihn aufzusuchen und damit seinem Licht die Möglichkeit zu geben, in die Welt hinauszugehen. Wenn genügend Menschen die Wichtigkeit dieser Tatsache einsehen und an diesen inneren Ort gehen, werden sie fähig, die Spannung der Gegensätze in der Außenwelt zu ertragen, was nach Jung wesentlich ist, um einen Atomkrieg zu vermeiden. Der Vogel zeigt uns, wie wir das tun können.

Beatrice hinterließ einen Bericht über ihre Besuche bei der Blume, die mindestens zweimal im Monat erfolgten. Wahrscheinlich dachte sie die meiste Zeit daran, und tatsächlich wurden ihre Besuche allmählich immer häufiger.

In ihrer nächsten Aufzeichnung vom Besuch bei der Blume hat sie die in ihr vereinigten Gegensätze klarer als je zuvor wahrgenommen. Sie sagt:

Ich gehe zu der wunderbaren Blume und meditiere in ihr. Etwas, das zuvor gegensätzlich war, ist in ihr eins geworden. Das ist das Wunder.

Vielleicht könnte der Geist dieser Blume die Welt heilen und sie vor dem Krieg schützen. Ich werde beten, daß sie das tut.

Und zwei Wochen später:

Ich gehe an den Ort, wo zwei eins geworden sind, wo Gold und Silber, Sonne und Mond sich vereinigt haben, und wo der Mensch auch eins mit sich selbst und untereinander werden kann.

In der Alchemie repräsentieren Sonne und Mond die äußersten Gegensätze. Jung befaßt sich damit sehr detailliert in »Mysterium Coniunctionis«. Die Sonne stellt den männlichen und der Mond den weiblichen Gegensatz dar. Diese beiden miteinander zu vermählen, heißt die beiden äußersten Gegensätze zu einen. In dieser Phantasie kann Beatrice sehen, daß das Selbst in ihr die Spannung extremer Gegensätze aushalten kann, wozu das Ich allein ganz unfähig wäre. Gold und Silber sind in der Alchemie auch ein allgemein gebräuchliches Gegensatzpaar: Gold ist immer der Sonne zugeordnet, Silber dem Mond.
Danach klagt Beatrice, daß ihre Gegenübertragung sie zutiefst stört. Sie kann ihren Sinn nicht einsehen, daher geht sie in den Wald und erzählt ihrem Geist-Mann, wie traurig sie das macht. Sie beschuldigt ihn, daß er in dem betreffenden Mann erscheint, und bittet ihn, nicht so grausam zu sein.
Wir sehen, daß sie ihre äußeren Sorgen mehr und mehr zu der Blume oder zu dem Geist-Mann trägt. Vierzehn Tage später geht sie in den von ihr sogenannten »Märchenwald« und ruft wiederholt nach ihm. Schließlich kommt er und geht mit ihr zur Blume. Sie stehen still davor, Hand in Hand, und »betrachten das große Wunder der Einheit«. Sie fragt ihn, ob es ein Feuer gibt, das brennt, ohne sich zu verzehren und alles in seiner Reichweite zu zerstören. Er sagt, sie solle die Blume ansehen und bezeugen, wie hell und warm sie brennt, ohne sich selbst oder etwas anderes zu zerstören. Er erzählt ihr, daß die Blume das Symbol und das Kind ihrer Liebe und all der Liebe ist, die sie jemals irgend jemandem gegeben hat. Dann schilt er sie, daß sie traurig ist, und sagt, sie solle ihre Gegenübertragung fröhlich erdulden, weil sie zu ihrer Psyche gehört und richtig ist.

Das macht Beatrice wütend, und ärgerlich pocht sie auf ihr Recht, zu weinen und traurig zu sein. Sie wirft ihm Grausamkeit vor und sagt ihm, ihre Liebe zu ihm habe sich in Haß verwandelt, daß er ein Monster sei und sie nichts mehr mit ihm zu tun haben wolle.

Solche plötzlichen Umschwünge sind beim tiefen Eintauchen ins Unbewußte nicht ungewöhnlich. In einer schwierigen äußeren Situation verliert man auf einmal den Glauben an seine ganze Imagination oder man meint, man habe alles künstlich zurechtgemacht. Nach meiner Erfahrung ist es die beste Art, mit diesem Problem fertig zu werden, wenn ich daran denke, wie objektiv mir die aktive Imagination in der Vergangenheit geholfen hat, bis ich ihr langsam wieder vertrauen kann.

Aber manchmal tut das Unbewußte selbst etwas, um einen wieder zur Besinnung zu bringen, und das geschieht Beatrice hier. Sie kann die Phantasie nicht abschütteln, so sehr sie es auch versucht; sie ist immer noch im Wald, aber er ist stockdunkel geworden. Die Blume und ihr Geist-Mann sind verschwunden; sie fürchtet, sie könnte in einen Abgrund fallen, wenn sie in irgendeine Richtung weiterginge. In Verzweiflung sinkt sie nieder, aber es ist zu kalt, um am Boden liegen zu bleiben. Sie beschließt, langsam weiterzugehen, auch wenn sie in einen Abgrund fallen sollte, denn sie denkt, das könnte auch nicht schlimmer sein als ihre jetzige Furcht. Sie denkt an ihren Mann und an ihr Haus und kommt zu dem Schluß, daß sie alles durch die Liebe zu ihrem Geist-Mann verloren habe – eine Liebe, die sich nun in Haß verkehrt hat. Am tiefsten Grund ihrer Verzweiflung angekommen, beschuldigt sie sogar ihre schöne Blume der Täuschung, denn sie hatte behauptet, ewig zu sein, und war nun doch verschwunden.

Beatrice ist »wie ein scheues Tier« auf der Flucht vor ihrem Zentrum. Aber eine solche Dunkelheit, wie sie sie nun erlebt, wurde von Johannes vom Kreuz die »dunkle Nacht der Seele« genannt. Was Beatrice vollkommen vergaß: sie selbst hat die Nacht über ihre Seele gebracht, indem sie ihren Geist-Mann für all ihre Schwierigkeiten tadelte und es immer noch tut. Man fragt sich, ob nicht auch die alten Mystiker die dunklen Nächte der Seele über sich selbst gebracht und vergessen hatten, was sie selber getan haben. Jedes Unglück kann über eine Person hereinbrechen, die ihre eigene ursprüngliche Übertretung vergessen hat, bis sie sich daran erinnert und ihre Schuld erleidet.[4] Aber Beatrice ist noch dabei, ihre Schuld zu projizieren; deshalb bleibt die schwarze Dunkelheit bestehen.

An diesem Punkt geschieht etwas sehr Wichtiges: sie merkt, daß ihr langsames Wandern trotz der Dunkelheit gut geht, und sie fragt sich überrascht: »Vielleicht trägt mich die Dunkelheit selbst?«

Genau das hat sie in der äußeren Welt zu verwirklichen versäumt. Sie hat gegen das Leiden und die Dunkelheit ihrer Gegenübertragung rebelliert; sie konnte nichts Gutes darin sehen. Ihre Liebe zu ihrem Geist-Mann hat sich in Haß gewandelt, weil sie ihn verdächtigte, die grausame Ursache dafür zu sein, und er ihr dann nicht einmal erlaubte, darüber zu weinen. Wegen ihrer Introvertiertheit ist es natürlich nicht leicht für sie, einen Wert im äußeren Leiden zu finden. Das Unbewußte tut recht oft das, was es Beatrice angetan hat: es schafft die abgelehnte Niedrigkeit und Dunkelheit innerlich, so daß Beatrice nun wahrnehmen kann, daß sie in Wirklichkeit von ihr ernährt wird.

Aber sie ist immer noch sehr einsam und fürchtet, die Situation könnte sich nie mehr ändern. Sie fragt sich, ob Reue die Beziehung wandeln und sie wieder so gut wie vorher machen könnte. Dann fährt sie fort: »Aber ich kann nicht bereuen; er hat mich zu sehr verletzt. Warum sollte ich bereuen? Ich kann ihn nicht wieder lieben, und doch habe ich alles verloren, das ich bei ihm hatte. Ich weiß, daß er mein Gott war, mein Licht und meine Wärme, aber er war auch meine Qual und meine Verzweiflung. Deshalb kann ich ihn nicht mehr lieben. Mir ist diese Dunkelheit lieber.«

Dann stößt sie mit ihrem Fuß gegen etwas Hartes, und als sie die Arme ausstreckt, berührt sie eine merkwürdige Bücherwand. Sie wirft die Bücher eins nach dem anderen fort und stolpert über sie hinweg.

Offenbar ist Beatrice an den Ort gekommen, wie er von den Alchemisten beschrieben wird: »Zerreißt die Bücher, damit eure Herzen nicht brechen.« Bücher lesen – »ein Buch öffnet das andere« – wird in der Alchemie immer wieder als ein Weg par excellence empfohlen, um »unsere Kunst« zu verstehen, aber plötzlich ist alles, was Beatrice aus zweiter Hand gelernt hat, zu einem Hindernis geworden. Nur die eigene Erfahrung ist lebensnotwendig, denn der eigene Weg ist immer einzigartig, obwohl bis zu einer späten Stufe des Individuationsprozesses Bücher über die Erfahrungen anderer Menschen einem den Weg zeigen können. Jetzt kann Beatrice sich nur an die Tatsache halten, daß sie die Dunkelheit als tragend erlebt hat und daß sie deshalb ihr ganzes Leiden als notwendigen Teil des Lebens annehmen muß. »Leiden ist das schnellste Pferd, das zur Vollendung führt«, sagt Meister Eckhart.

Das Fortwerfen der Bücher hat eine unmittelbare Wirkung auf Beatrice. Sie sieht etwas wie ein entferntes Licht – ein mattes Glühen, weniger dunkel als seine Umgebung. Sie stolpert in diese Richtung. Zu ihrer Überraschung spürt sie jemanden neben sich gehen. Als sie fragt, wer er sei, antwortet er: »Dein Freund.« Obwohl sie froh ist, nicht mehr allein zu sein, erwidert sie trotzig: »Ich habe keinen Freund.« Sie gehen in der Dunkelheit nebeneinander her. Zuerst sind sie still, dann sagt er zu ihr, daß sie nur glaubt, allein zu sein. Er sei immer da, sagt er, denn er sei ihr Schicksal; es sei nutzlos, gegen ihn zu kämpfen, denn sie beide seien eins. Ohne Vorwurf zeigt er ihr, daß er manchmal von außen zu ihr kommt, so wie er es jetzt in dieser Gegenübertragung getan hat, die sie nicht annehmen will. Sie wendet ein, daß der Mann ihr so fremd ist, daß er sicherlich nicht ein Teil ihrer selbst ist. Er fragt sie: »Weißt du denn, wer du bist?« Sie gibt zu, daß sie nie ihre Identität gekannt hat und manchmal denkt, sie sei eine unbegreifliche Person mit einem unbegreiflichen Schicksal. Sogar als Kind wunderte sie sich oft darüber und sagte sich: »Da ist diese eigenartige Frau, Beatrice genannt. Wer ist sie wirklich?« Sie fragt ihn, ob sie mit ihm noch durch viel mehr Leiden gehen müsse. Er antwortet: »Aber nun weißt du, daß wir zusammengehören; das vermindert doch das Leiden und macht es erträglich.« Dann zitiert der Mann John Gower: »Bellica pax, vulnus dulce, suave malum«, »Ein kriegerischer Friede, eine süße Wunde, ein angenehmes Übel«.[5]

Beatrice hat sich nun eingestanden, daß sie selbst die Dunkelheit über sich gebracht hat, weil sie ihr äußeres Leiden abgelehnt und ihrem Geist-Mann die Schuld daran gegeben hat. Jung sagte, daß da, wo die Männer durch Tatendrang überwinden – z. B. indem sie den Drachen töten –, die Frauen durch Stillhalten und Annehmen ihrer Leiden siegen. Dies ist das letzte Mal, daß Beatrice ihr Schicksal bekämpft; von jetzt an akzeptiert sie ihr Leiden auf eine viel weiblichere Weise.

Dieser neue Zustand der Annahme läßt das matte Licht ein wenig heller werden, und allmählich erscheint eine geometrische Form. Sie fragt ihren Geist-Mann, ob das die Ansicht der achtblättrigen Blume von oben sei, das Kind ihrer Liebe, die Frucht von viel Qual und Schmerz. Er bejaht, und sie sagt: »Alles ist in ihr eins geworden, du und ich, Innen und Außen.«

Es ist ein großer Fortschritt, wenn Beatrice ihre Blume als Mandala sieht – die Vorlage, die der Mensch immer benutzt hat, um das Unfaßbare auszudrücken, sei es Gott oder, wie bei uns, das Selbst genannt. Auch nimmt sie ihr ganzes Schicksal als *eines* wahr, sei es innen oder außen.

Wieder ist sie sehr beeindruckt von der Wärme des Feuers, die ihr Mandala ausstrahlt, ohne sich selbst zu verzehren oder etwas zu verletzen. Als ihr Geist-Mann sagt, sie müsse durch dieses Feuer hindurchgehen, damit sie feuerfest wird – d. h. fähig, alles zu erdulden –, willigt sie sofort ein. Er gibt ihr seine Hand und führt sie in das Feuer. Als sie die Hitze spürt, fürchtet sie sich, aber sie fühlt auch eine unbegreifliche Entschlossenheit, hindurchzugehen, so sehr es auch weh tut, denn sie kann nicht so weitermachen wie bisher. Sie gehen auf der glühenden Asche und sind von Flammen umzingelt, die sie aber nicht verletzen; im Gegenteil, sie fühlt sich gebadet und vom Feuer durchdrungen, als ob es all ihre Nichtigkeiten wegbrennen würde. Als sie im Zentrum des Feuers ist, wird sie ohnmächtig; sie sinkt jedoch nicht zu Boden, denn die ganze Zeit hat sie die Hand des Geist-Mannes gehalten. Langsam erkennt sie, daß diese Tat sie sehr stark gemacht hat und daß sie nicht länger dem Verfall unterworfen ist. Das erinnert sie an den Diamantkörper. Aber sie ist nicht mehr ganz darin, obwohl sie auch nirgendwo anders ist, und wie von außen beobachtet sie, wie ihr Geist-Mann eine andere Frau im Zentrum umarmt und küßt. Als die beiden langsam und mit gesenkten Köpfen das Feuer verlassen, geht sie mit ihnen.

Hier nimmt die Phantasie eine unerwartete, aber sehr richtige Wendung. Das Ich kann sich nicht mit dem Selbst identifizieren, ohne unheilvoll aufgebläht zu werden. Beatrice sieht das königliche Paar objektiv und sich selbst nur als Beobachterin, so wie Jung es in seinen Visionen sah, die er 1944 während seiner Krankheit hatte. Er sagt darüber: »Ich weiß nicht genau, was für eine Rolle ich darin spielte. Im Grunde genommen war ich es selber: ich war die Hochzeit. Und meine Seligkeit war die einer seligen Hochzeit.«[6] Es ist ein völliges Paradox: das Paar ist man selbst und ist es doch nicht, und man kann sich nicht mit einem Teil davon identifizieren.

Der Gang durch das Feuer ist die Bedingung vieler, wenn nicht aller Initiationsriten, und es geschieht immer, um Überflüssiges abzustreifen. Beatrice ist dabei, allmählich ihre Beziehung zum Unendlichen zu gestalten und ihr Gebundensein an Unwesentliches wegbrennen zu lassen. Im wirklichen Leben besteht das Feuer darin, durch intensivstes Leiden zu gehen. Beatrice hat den Wert des Leidens schon eingesehen, als sie realisierte, daß die Dunkelheit sie ernährte und trug. Aber sie muß es natürlich in vielen verschiedenen Formen erleben, denn das Geheimnis der Ewigkeit liegt so sehr jenseits unseres Begreifens, daß wir nur durch die verschiedensten Erfahrungen ein Gefühl der Beziehung zu ihr bekommen. Daran, daß Beatrice die Bücher fortwerfen mußte, sehen wir, daß die intellektuelle Wahrnehmung nicht mehr genügt.

Sie spricht nochmals vom Mysterium der Liebe und von dem Schmerz, den sie ihr bereitet. Aber was der Geist-Mann ihr über das Numinose erzählt, ganz gleich, ob es ihr von außen oder von innen erscheint, ist sehr hilfreich für sie. Sie fühlte sich immer durch ihre außerordentliche Angst um ihren Gatten gestört, aber nun auch durch die scheinbare Sinnlosigkeit ihrer Gegenübertragung und die Fremdheit des Mannes, an dem sie entstanden ist. Für sie ist es in ihrer Introvertiertheit bedeutsam zu erfahren, daß es immer ihr Geist-Mann war, mit dem sie entweder innerlich durchs Feuer ging oder dem sie in einer äußerlichen Projektion begegnete. Er sagt zu ihr, daß man im Feuer – sei es äußerlich oder innerlich – sein Grundmuster nicht sehen kann. Dafür braucht man die Distanz des Beobachters, so wie sie sie hatten, als sie sich der Blume aus der Dunkelheit näherten und sie von Beatrice zum ersten Mal als Mandala wahrgenommen werden konnte.

Als sie die Imagination das nächste Mal wiederaufnimmt, ist ihr Geist-Mann zu einem Bärenmann geworden. Jung berichtet in einem Brief von einer Vision des Niklaus von Flüe, einem Heiligen der Schweiz, der die Gestalt eines in Bärenfell gekleideten Pilgers sah, das einen goldenen Glanz enthielt.[7] Jung sagt, daß dieser Pilger einerseits als Christus, andererseits als Bär erschien, und daß dies so sein muß: das Übermenschliche braucht das Untermenschliche, um im Gleichgewicht zu sein. Wahrscheinlich wurde Beatrices Geist-Mann aus demselben Grunde ein Bär. Sie war zu hoch oben und unterdrückte, wie wir sehen werden, zu viele Gefühle, von denen sie meinte, sie sollte sie nicht haben. Für jede Mutter z. B. ist es schwer, wenn ihre Kinder erwachsen werden und aus dem Haus gehen. Aber Beatrice hatte sich vorgenommen, keine verschlingende Mutter zu sein und ihre Kinder ganz freizulassen, so daß sie sich nicht erlaubte, ihre dennoch traurigen Gefühle wahrzunehmen. Diese Emotionen waren deshalb unterdrückt, und so wie Niklaus von Flüe die brutale Gefühlskälte eines unmenschlichen Tieres brauchte, um seine Frau und seine Familie zu verlassen und Eremit zu werden, so braucht auch Beatrice etwas von dieser Art, um all ihre Energie und ihr Interesse auf ihr Innenleben konzentrieren zu können, wie es das Unbewußte zunehmend von ihr zu fordern scheint.

Offensichtlich spürt sie, daß diese Kälte von ihr gefordert wird, denn im nächsten Teil ihrer Vision wird das Feuer durch Schnee ersetzt. Indem sie die Kraft und Wärme des Bären begrüßt, sagt sie zu ihm:

Mein Geist-Mann, mein Gott, mein großer starker Bär, nimm mich in deine Arme und trage mich durch den kalten Schnee. Ich bin müde geworden und schwach und kann nicht mehr gehen. Mit deiner Hilfe und deinem Schutz bin ich nicht im Feuer verbrannt. Trage mich nun durch den Schnee, damit ich nicht erfriere.

Er beugt sich nieder und hebt mich vorsichtig auf, ohne mich mit seinen Klauen zu zerkratzen. Er ist unglaublich stark, ich fühle die ganze Kraft eines wilden Tieres in ihm. Er wärmt mich mit seiner Körperwärme und seinem dicken weichen Fell. Ich bin glücklich bei ihm, meine Furcht hat mich verlassen.

Oh, laß mich nicht wieder auf den kalten Boden hinunter. Trage mich zu deinem Haus, wo die wunderbare Blume blüht. Ich sehe sie von weitem, wie sie durch die kalte Nacht leuchtet. Sie ist mein Ziel und meine unzerstörbare Ordnung. Mein Geist-Mann, ich weiß, daß du unter deinem Fell ein König bist, ein Gott. Aber deine tierische Wärme beschützt mich, und ich brauche auch deine Kraft und dein Wissen.

Er antwortet:

Ich brauche dich auch, du armes kleines menschliches Wesen.

Beatrice sieht ihren Geist-Mann als einen Gott, so daß es auch angemessen ist, wenn sie ihn wie Niklaus von Flüe als einen Bären sieht, denn wir müssen so tief herabsteigen, wie wir nach oben gehen, und umgekehrt, um die Gegensätze im Gleichgewicht zu halten. Sie braucht ihren tierischen Instinkt, denn die Bärin ist eine ausgezeichnete Mutter, solange ihre Jungen klein sind, aber sie wirft sie rücksichtslos hinaus, sobald sie für sich selbst sorgen können. Dann widmet sie sich ihren eigenen Belangen, so wie es Beatrice der Forderung ihres Unbewußten gemäß tun sollte. Beatrice realisiert, daß sie die Wärme und Kraft des Bären braucht, um ihr bei der vielleicht schwierigsten Reise im Leben zu helfen: die Reise vom Ich zum Selbst. Es ist manchmal eine sehr kalte Fahrt, so wie hier, und sie führt manchmal durch das Feuer des Leidens, wie vorher. Aber das

Unbewußte gibt ihr volle Unterstützung, indem es sie bei jeder Prüfung mit dem richtigen Gefährten versieht. Wenn man ihm vertraut und seinen Forderungen nachkommt, spielt das Unbewußte immer ein faires Spiel; wenn man aber nach den Worten des Geist-Mannes im Feuer (oder im Schnee) ist, kann man das Grundmuster nicht sehen.

Später fährt sie fort:

Ich suche immer nach dem Zentrum als Schutz vor meinen Emotionen. Aber andererseits ist es gerade die Emotion, nämlich Eifersucht sowie meine Gegenübertragung, die mich in das Zentrum führt. Ohne sie würde ich nie dorthin gehen, denn ich wäre nicht dazu gezwungen.

Daß sie den Wert ihrer Emotionen erkennt, ist sicher die Wirkung des Bären. Bevor er erschienen war, hatte sie ständig versucht, sich über sie zu erheben. Dies ist oft auch notwendig, denn wir können nicht immer durch unsere Gefühle hin und her schwanken. Aber sie sollten nicht unterdrückt werden, wie es Beatrice offenbar versuchte; vielmehr sollten sie akzeptiert werden. Und wir müssen den Schmerz und die Angst aushalten lernen, die sie hervorrufen.

Beim Versuch, das Zentrum zu verstehen, gibt sie zu, daß sie es, wie wir alle, gar nicht verstehen kann, aber sie erfährt es immer mehr als ein Paradox. Sie sagt, sie lebe nahe am Feuer, und das Selbst schütze sie vor dem Selbst. Und sie merkt, daß, wenn sie am weitesten entfernt ist von Gott, sie ihm auch am nächsten ist: in der Emotion ist sie weit von ihm entfernt, aber gerade dann braucht sie ihn am meisten und sucht am ernsthaftesten nach ihm. Er ist das wilde, schreckliche Feuer ihrer Leidenschaft, und er ist die Erlösung davon.

Ähnlich schreibt Jung in »Psychologie und Alchemie«:

Hat man denn noch nicht bemerkt, daß alle religiösen Aussagen logische Widersprüche und prinzipiell unmögliche Behauptungen enthalten, ja, daß das sogar das Wesen der religiösen Behauptung ausmacht? Dafür haben wir das Bekenntnis Tertullians: »Et mortuus est Dei filius, prorsus credibile est, quia ineptum est. Et sepultus resurrexit; certum est, quia impossibile est.« [Und gestorben ist Gottes Sohn, was geradezu glaubhaft ist, weil es ungereimt ist. Und begraben ist er auferstanden; das ist gewiß, weil es unmöglich ist.] . . . Darum verarmt eine Religion innerlich, wenn sie ihre Paradoxien verliert oder vermindert; deren Vermehrung aber bereichert, denn nur das Paradoxe vermag die Fülle des Lebens annähernd zu fassen, die Eindeutigkeit und das Widerspruchslose aber sind einseitig und darum ungeeignet, das Unerfaßliche auszudrücken.[8]

Beatrice scheint dieses Prinzip nie ganz begriffen zu haben, bis ihr Geist-Mann ein Bär wurde; erst da dämmerte ihr die vollkommene Notwendigkeit des Paradoxen und erfüllte sie.

Als sie in der aktiven Imagination wieder zu der Blume geht, findet Beatrice sie von hohen Wänden umgeben; sie ist in einem Temenos (heiligen Bezirk). Er hat vier Türen, auf jeder Seite eine, die nach Osten, Süden, Westen und Norden blicken. Der Bärenmann hat die goldenen Schlüssel dazu. Er öffnet eine der Türen, und sie gehen hinein. Sie fühlt sich sofort glücklich und beschützt und fragt ihren Bärenmann: »Warum?« Er antwortet: »Weil die Wände alle Dämonen draußenhalten.« Sie sagt ihm wiederholt, wie glücklich sie hier sei, denn die Blume leuchtet in einem wundervollen heilenden Licht. Beatrice betont, daß sie nicht in der Blume ist, sondern neben ihr steht, in ihrem Schutz und ihrer milden Wärme. Sie fragt den Bärenmann: »Wer hat die Wände gebaut?« Er erwidert, Gott habe sie als Schutz vor sich selbst gebaut, aber es sei auch er, der die Blume wachsen läßt. Nochmals vom Paradox überwältigt ruft sie: »Schrecklicher, gütiger, hilfreicher Gott!«

Hier realisiert sie, daß Gut und Böse ebenfalls vereinigt werden müssen, und daß sie in Gott geeint sind. Gut und Böse sind das brennendste Gegensatzpaar, das es für uns gibt, auf jeden Fall für diejenigen unter uns, die in der christlichen Moral erzogen sind. Die christliche Moral hat den großen Nachteil, das Böse zu unterdrücken mit dem Ergebnis, daß dieses nun seine Grenzen gesprengt hat und immer mehr Menschen besitzt, so daß sie das Böse leben, ohne zu wissen, was sie tun. Zudem unterdrücken sie das Gute, den lichten Gegensatz, genauso stark, wie es das Christentum mit dem Bösen, dem dunklen Gegensatz, getan hat. Wir können es uns nicht mehr leisten, irgendeinen Gegensatz zu unterdrücken; wir müssen beide sehen und sie bewußt und verantwortungsvoll leben, so, wie Beatrice es aufrichtig versucht. Leider sind sich nur sehr wenige Menschen dieser Tatsache bewußt.

Zu diesem Zeitpunkt ihres Lebens macht Beatrice viel öfter eine aktive Imagination und geht so oft wie möglich in ihren Temenos. Einmal sieht sie dort einen Stern in der schwarzen Nacht strahlen. Sie fragt sich, wer sie ist. Ist sie ein Stern? Sie denkt, das wäre ein merkwürdiges Schicksal, wenn das so wäre; immer noch sind ihr ganzes Interesse und ihre Leidenschaft bei dem Stern. »Wenn es einen Menschen gibt, dann nur um des Sternes willen«, sagt sie.

Im siebten seiner »Septem Sermones ad Mortuos« schreibt Jung:

Des nachts aber kamen die toten wieder mit kläglicher gebärde und sprachen: Noch eines, wir vergassen davon zu reden, lehre uns vom Menschen.

Der mensch ist ein thor, durch das ihr aus der aussenwelt der götter, daemonen und seelen eintretet in die innenwelt, aus der grösseren welt in die kleinere welt. Klein und nichtig ist der mensch, schon habt ihr ihn im rücken, und wiederum seid ihr im unendlichen raume, in der kleineren oder inneren unendlichkeit.

In unermeßlicher entfernung steht ein einziger stern im zenith.

Dies ist der eine Gott dieses einen, dies ist seine welt, sein Pleroma, seine göttlichkeit.

In dieser welt ist der mensch der Abraxas, der seine welt gebiert oder verschlingt.

Dieser Stern ist der Gott und das ziel des menschen.

Dies ist sein einer führender Gott, in ihm geht der Mensch zur ruhe, zu ihm geht die lange reise der seele nach dem tode, in ihm erglänzt als licht alles, was der mensch aus der größeren welt zurückzieht. Zu diesem einen bete der mensch. Das gebet mehrt das licht des sternes, es schlägt eine Brücke über den tod, es bereitet das leben der kleineren welt, und mindert das hoffnungslose wünschen der grösseren welt. Wenn die grössere welt kalt wird, leuchtet der stern.

Nichts ist zwischen dem menschen und seinem einen Gotte, sofern der mensch seine augen vom flammenden schauspiel des Abraxas abwenden kann.

Mensch hier, Gott dort.

Schwachheit und nichtigkeit hier, ewige schöpferkraft dort.

Hier ganz dunkelheit und feuchte kühle, dort ganz Sonne.[9]

Diese Rede macht sehr deutlich, warum Beatrices ganzes leidenschaftliches Interesse plötzlich auf diesen Stern gerichtet ist, denn sie nähert sich schnell ihrem Tod. Ihr Tod wurde ganz klar vom Unbewußten vorhergesehen, und das Selbst bereitete Beatrice darauf vor, indem es ihr den Stern zeigte, den einen Gott und das Ziel für jeden von uns, zu dem die Seele nach dem Tod ihre lange Reise macht.

Der Stern macht einen enormen Eindruck auf sie. Aber offenbar identifiziert sie sich zu früh mit ihm, wenn sie beschließt, ihre irdischen Emotionen ganz hinter sich zu lassen und sogleich nüchtern und objektiv zu werden. Das bringt den Bärenmann in Rage, eine richtige Berserkerwut, und er stürzt sich auf sie, als wolle er sie in Stücke reißen. Sie hat keine Zeit, sich vor ihm zu retten, deshalb fällt sie vor ihm zu Boden und ergibt sich ihm völlig, »als ob ich zu einem Gott beten würde«. Das macht ihn friedlich, und er greift sie nicht an. Sie fragt ihn: »Was habe ich getan, daß du plötzlich so ärgerlich wurdest und mich töten wolltest?« Er antwortet: »Ich kann so eine enthaltsame Einstellung nicht ausstehen.« Sie verspricht ihm, daß sie ihre Gefühle nicht mehr unterdrücken will, »um vernünftig zu erscheinen«. Dann gehen sie gemeinsam zum Zentrum: zur Blume.

Offensichtlich verbieten es uns unsere Instinkte, sie zu ignorieren, während wir im Körper sind, und tatsächlich wurde Beatrice noch oft wegen äußerer Probleme von Emotionen hin und hergerissen, von Eifersucht und dem Wunsch, gegen die unbegreifliche Fremdheit ihrer Gegenübertragung zu rebellieren. Ich habe Jung einmal von einem Mann erzählt, der ins Leben zurückgekommen ist, nachdem ihn die Ärzte für totgehalten hatten. Er hatte berichtet, er sei während dieser Zeit an einem Ort gewesen, der ihm vertrauter war als sein eigenes Heim. Er war ungeheuer erstaunt, daß dieser vertraute Ort der Tod war. Jung sagte, er selbst stelle sich den Tod auch so vor. Aber, fügte er hinzu, »das Ich wird es nicht mögen. Von dieser Seite ist Protest zu erwarten.«

Der Bärenmann scheint Beatrices Aufmerksamkeit auf diesen Protest zu lenken, und sie achtet gehörig auf das, was er sagt.

Aber zunehmend wird sie zu ihrem Temenos gezogen; zuletzt geht sie jeden Tag dorthin. Man spürt, wenn Beatrice hinübergeht, wird es wirklich vertrauter für sie sein als ihr eigenes Heim – ein Segen, den sie sicherlich ihrer wachsenden Hingabe an die aktive Imagination verdankt.

Kurz vor ihrem Tod ist sie wieder im Zentrum und schreibt:

Ich muß nun immer im Zentrum bleiben, oder das Problem kann nie auf beiden Seiten gelöst werden. Vielleicht bin ich das Zentrum. Das Geheimnis der Blume ist in mir: ich bin sie und sie ist ich. Sie ist in mich eingegangen und ein menschliches Wesen geworden. Ich bin zwei: gewöhnlicher Mensch und das Geheimnis der Blume. Ich bin aus dem Zentrum gewachsen. Meine Wurzeln sind in der schwarzen waldigen Erde, tief in der Erde. Hier bin ich aufgewachsen. Meine Blütenblätter haben sich entfaltet, und dann ist die wunderbare Blume im Zentrum mit vier goldenen und vier silbernen Blütenblättern. Ich bin diese leuchtende Blume, aus der auch ein Quell entspringt. Ich blühe hell inmitten des dunklen Waldes. Bin ich wirklich die Blume?

Dies ist das erste Mal, daß Beatrice in die Blume hineingeht, aber es ist keineswegs das erste Mal, daß sie dies tun wollte. Wiederholt hatte sie diesen Wunsch ihrem Geist-Mann mitgeteilt, in welcher Form er sich auch zeigte. Aber immer verbot er ihr den Eintritt, indem er sagte, es sei gefährlich, weil es oft nicht gelingt, wieder zurückzukehren. Diesmal jedoch protestierte er nicht; die richtige Zeit für ihren eigenen besonderen Tod ist gekommen – sie wird den Weg zurück in ihren irdischen Körper nicht mehr finden, sondern darf nun in den feinstofflichen Körper eintreten, um dessen Aufbau sie sich so sehr bemüht hat.

Obwohl die bildliche Beschreibung ganz anders ist, schildert Beatrice doch dieselbe Erfahrung, die Jung nach seiner Krankheit im Jahr 1944 machte, als er den Traum vom Yogi hatte. Er sagt:

In jenem ... Traum befand ich mich auf der Wanderschaft. Auf einer kleinen Straße ging ich durch eine hügelige Landschaft, die Sonne schien, und ich hatte einen weiten Ausblick ringsum. Da kam ich an eine kleine Wegkapelle. Die Tür war angelehnt, und ich ging hinein. Zu meinem Erstaunen befand sich auf dem Altar kein Muttergottesbild und auch kein Kruzifix, sondern nur ein Arrangement aus herrlichen Blumen. Dann aber sah ich, daß vor dem Altar, auf dem Boden, mir zugewandt, ein Yogi saß – im Lotus-Sitz und in tiefer Versenkung. Als ich ihn näher anschaute, erkannte ich, daß er mein Gesicht hatte. Ich erschrak zutiefst und erwachte an dem Gedanken: Ach so, das ist der, der mich meditiert. Er hat einen Traum, und das bin ich. Ich wußte, daß wenn er erwacht, ich nicht mehr sein werde.

Er kommentiert dazu, daß offenbar sein Selbst sich mit seiner Geburt in eine tiefe Meditation zurückgezogen hat und nun seine irdische Form meditiert. Er fährt fort:

Man könnte auch sagen: es nimmt menschliche Gestalt an, um in die dreidimensionale Existenz zu kommen, wie wenn sich jemand in einen Taucheranzug kleidet, um ins Meer zu tauchen. Das Selbst begibt sich der jenseitigen Existenz in einer religiösen Einstellung, worauf auch die Kapelle im Traumbild weist. In der irdischen Gestalt kann es die Erfahrungen der dreidimensionalen Welt machen und sich durch größere Bewußtheit um ein weiteres Stück verwirklichen.[10]

Beatrice betrachtet die Blume als ihr Selbst; hier faßt sie ihr Erlebnis in folgende Worte: »Ich bin ein gewöhnlicher Mensch, aber auch das Geheimnis der Blume«; gerade so, wie der Yogi in Jungs Traum seine Gesichtszüge trug, so war er selbst das Geheimnis des meditierenden Yogi und zugleich ein normales menschliches Wesen auf der Wanderschaft. Er ist gleichzeitig Beobachter des schönen Blumenarrangements auf dem Altar und der meditierende Yogi.
Aber Beatrice ist in die Blume eingetreten und fühlt sogar, wie sie ihre Wurzeln hinunter in die dunkle Erde streckt. Da kein Protest von ihrem Geist-Mann erfolgt, der sich gewöhnlich sorgsam um sie kümmert, können wir erwarten, daß eine große Wandlung bevorsteht. Sie durfte jedoch noch einmal für kurze Zeit in ihren irdischen Leib zurückkehren. Am nächsten Tag schreibt sie:

Ich gehe zu der Mauer. Der Bär, mein großer, mächtiger Gefährte, öffnet eine der vier Türen. Wir gehen hinein, und er schließt die Tür hinter uns. Sobald wir innerhalb der Wände sind, nimmt er menschliche Gestalt an. Er ist mein königlicher Geist-Mann in einem golden-weißen Mantel. Ich betrachte die Blume. Während ich über sie meditiere, werde ich wie gestern selbst die Blume, verwurzelt, wachsend, strahlend, zeitlos.
So nehme ich die Gestalt der Unsterblichkeit an. Dann fühle ich mich ganz wohl, geschützt vor allen Angriffen der Außenwelt. Sie beschützt

mich auch vor meinen eigenen Emotionen. Wenn ich im Zentrum bin, kann nichts und niemand mich angreifen. Sie können mich zwar noch in meiner menschlichen Gestalt angreifen und verletzen, und ich weiß, daß ich die meiste Zeit dort verbringen muß. Aber ich werde nun immer die Möglichkeit haben, ab und zu die Blume zu sein. Ich bin darüber sehr froh, denn ich habe gemerkt, daß das möglich ist. Ich habe die Blume lange als einen Gegenstand gekannt, aber nun weiß ich, daß ich sie auch sein kann.

Beatrice war zwar immer noch in ihrer menschlichen Gestalt, aber sie irrte sich, als sie meinte, sie müsse die meiste Zeit dort verbringen. Sie starb am Tage nach ihrer letzten Eintragung in das Heft über ihre aktiven Imaginationen an einer plötzlichen und unerwarteten Thrombose. Ihr Geist-Mann hatte sie immer gewarnt: wenn man zu Lebzeiten in die Blume eintritt, kann es sein, daß man nicht mehr in seine menschliche Gestalt zurückkehren kann. Deshalb durfte Beatrice erst an den beiden letzten Tagen ihres Lebens in die Blume hineingehen. Es ist jedoch ganz deutlich, daß der Temenos »ihr schon vertrauter ist als ihr eigenes Heim« auf Erden. Außerdem hat sie das Ziel unseres nächsten Beispiels, des ägyptischen lebensmüden Mannes, erreicht. Sie hat mit ihrem Geist-Mann ein gemeinsames Heim gefunden.

In diesem letzten Abschnitt ist ihr Geist-Mann das Selbst geworden, königlich geschmückt mit einem goldenen Mantel. Er hat seine Bärengestalt abgelegt, weil sie für Beatrice nicht mehr nötig ist. Endlich kann sie alle Dinge hinter sich lassen, die sie von außen bedrängen, ebenso auch ihre eigenen wilden Emotionen. Sie darf in den Hafen des Friedens eintreten und »die Blume selbst werden, verwurzelt, wachsend, strahlend und zeitlos« – ihr Bild der Unsterblichkeit.

Bewußt weiß sie noch nicht, daß sie am Ende ihres Lebens steht, denn sie fürchtet immer noch, daß sie die meiste Zeit in ihrem Körper zubringen muß, gequält von ihren Emotionen und den Angriffen anderer Leute. Es ist deutlich, daß sie nun als Blume viel glücklicher ist. Die aktive Imagination hat sie zu vollkommener Unabhängigkeit geführt, so daß sie nicht mehr auf äußere Unterstützung angewiesen ist. Deshalb würden die Chinesen sie glücklich nennen; sie hat ihren feinstofflichen Leib gebildet, und der richtige Augenblick für ihren eigenen besonderen Tod ist gekommen. Obwohl ihr Tod vom bewußten Standpunkt aus plötzlich kam, besteht kein Zweifel daran, daß er sie vollständig vorbereitet traf. Natürlich erlitten ihr Mann, ihre Kinder und Freunde einen furchtbaren Schock; doch obgleich sie scheinbar vorzeitig starb, spürt man, daß ihr all der Groll erspart blieb, den nach Jungs Ansicht Menschen fühlen, die jung sterben müssen. Dies wird gewöhnlich in den Träumen ihrer Familie und Freunde sichtbar, aber ich habe nichts dergleichen aus Beatrices Umkreis gehört. Soweit man überhaupt Vermutungen über das Jenseits anstellen darf, spürt man, daß Beatrice alles erfüllt hat, was das Unbewußte auf Erden von ihr gefordert hat; sie konnte daher von ihrem feinstofflichen Körper die volle Unterstützung erfahren, der für sie in der aktiven Imagination während der letzten Tage vor ihrem Tod sogar wirklicher als alles andere geworden war.

Ich halte es für einen großen Gewinn, ein solches Dokument lesen zu dürfen, und ich muß damit schließen, ihrem Mann zutiefst zu danken für seine Erlaubnis, Beatrices Erfahrungen in dieses Buch einzubeziehen.

4 Ein antikes Beispiel: Der Lebensmüde und sein Ba

Die beiden besten Beispiele für die durch den Gehörsinn erlebte aktive Imagination, die ich kenne, stammen aus sehr alter Zeit. Das erste ist über 4000 Jahre alt, etwa aus dem Jahre 2200 v. Chr. Eine Gestalt aus dem Unbewußten bricht über einen Mann in so ungewöhnlicher Weise herein, daß er zunächst vollkommen zerschmettert ist. Mit der Zeit jedoch erweist er sich als fähig, in einer Art mit der Situation umzugehen, die wenige von uns – wenn überhaupt – erlangen können. Das zweite Beispiel (Kap. 5) stammt aus der ersten Hälfte des 12. Jahrhunderts n. Chr. und steht im völligen Kontrast zum ersten. Das Gespräch wurde von dem Mann selber angefangen, der offenbar durch das Dazwischentreten seiner Anima sehr in seinen bewußten Absichten gestört worden war. Alles, was wir über den »lebensmüden Mann« wissen, erfahren wir aus dem Text selbst und aus den Kommentaren des Ägyptologen Helmuth Jacobsohn dazu; das zweite Beispiel wurde von dem berühmten Hugo von St. Viktor geschrieben, über den wir sehr viel mehr wissen.
Der ägyptische Text ist schon viele Male übersetzt worden, aber niemand kam seinem Verständnis nahe, bis Jacobsohn ihn in die Hände nahm. Es ist unmöglich, solche Texte ohne gewisse psychologische Kenntnisse zu übersetzen, und Jacobsohn hat ein natürliches Verständnis für die Psychologie der alten Ägypter, das man kaum hoch genug einschätzen kann. Ich bedaure es, daß ich aus Platzgründen nicht mehr Stellen aus seinen Kommentaren zitieren kann.
Es war die Unkenntnis der erfahrungsmäßigen Existenz des Unbewußten wie auch die Tatsache, daß es in personifizierter Form erscheint, die frühere Übersetzer behinderte; sie glaubten,

die beiden Sprecher seien ein bewußter Kunstgriff des Verfassers, um zwei Tendenzen der Zeit auszudrücken. Bei einer Textbetrachtung, die frei ist von all diesen Vorurteilen, zeigt sich uns nach Jacobsohn zunächst

> ... eine menschliche Tragödie von noch ganz anderem Ausmaß, als man bisher sehen wollte: Es ist nicht nur der Mensch, der sich in seiner Zeit nicht mehr zurechtfindet und darum an den Rand des Selbstmordes gedrängt wird; das ist die Gegebenheit, der Ausgangspunkt. Sondern es ist auch der Mensch, der selbst in der Gottesferne lebt, dem jeder Halt verlorengegangen ist und der nun etwas entdeckt, was in dieser Weise – nach den uns erhaltenen Zeugnissen – noch kein Ägypter entdeckt hatte: daß der Ba, die eigene »Seele« des Menschen, schon zu Lebzeiten des Menschen eine Macht darstellt, der der Mensch einerseits mit bewußtem Willen sich nicht entziehen kann, die er aber andererseits mit bewußtem Verständnis noch nicht begreifen kann, so daß er zunächst immer wieder versuchen muß, vergebens sich gegen diese Macht in seinem eigenen Innern aufzulehnen. Es ist die Tragödie der Hilflosigkeit nicht nur der Welt, sondern auch sich selbst gegenüber. Diese Tragödie kann nur von dem erlebt werden, der nun gerade nicht nur als »Frommer« unter Gottlosen lebt, sondern den die Schrecknisse und die Verzweiflung der Gottesferne selbst gepackt haben ...[1]

Wir müssen daran denken, daß das, was wir das Individuum nennen, für den religiösen Ägypter jener Zeit erst nach dem Tode ins Dasein trat. Der Leser, der mit dem »Ägyptischen Totenbuch«[2] vertraut ist, weiß, daß jedes Element der individuellen Persönlichkeit ins Jenseits projiziert und daß dem Begräbnis und den nachfolgenden Riten eine überwältigende Wichtigkeit für die Toten beigemessen wurde.

Obwohl der Text durch mehr als 4000 Jahre von uns getrennt ist, ist er uns doch auf vielerlei Art merkwürdig nahe. Dies wahrscheinlich deshalb, weil er in einer Zeit entstanden ist, in der Ägypten sich in einem ähnlichen Zustand befand wie unsere Zivilisation heute. Es war die Zeit der Auflösung des alten Königreiches, der ersten historischen Revolution, ein Modell, zu dem sich auch unsere modernen Revolutionen rechnen lassen: die Priester wurden angegriffen und sogar ermordet; Pyramiden und Tempel wurden abgerissen; die Armen beraubten die Reichen und versuchten, sie auszurotten; jeder kleine Prinz spann Intrigen, um Pharao zu werden. Selbstmord war so üblich, daß die Krokodile im Nil mit den Leichen nicht mehr fertig wurden. Für einen gläubigen Ägypter wie unseren lebensmüden Mann war dies ein erdrückender psychologischer Schock. Alles Materielle und Spirituelle um ihn herum zerbröckelte, genauso wie es heute bei uns geschieht.

Der Titel des Textes lautet: »Das Gespräch eines Lebensmüden mit seinem Ba«. Der »Ba« wird immer mit »Seele« übersetzt. Jacobsohn sagt in seiner Einführung zum Text, daß wir nicht wissen, was der Ba zu dieser Zeit einem Mann bedeutete, aber die Pyramidentexte belehren uns darüber, daß er ein psychisches Wesen darstellte, von göttlicher Natur, verbunden mit der Erscheinung eines Individuums, jedoch als Inkarnation einer göttlichen Gestalt. Der Leser des »Totenbuches« weiß schon, daß nach dem Tode alle Ägypter, die die Prüfungen bestanden hatten, zu Osiris wurden. Der Ba hat etwas mit der individuellen sichtbaren Gestalt eines Menschen zu tun und konnte sich daher – im Gegensatz zum Ka – auf der Mumie im Grab niederlassen. Mit anderen Worten, ist der Ka der Doppelgänger, die Vitalität einer Person; der Ba ist ihr Kern, ihr göttlicher Funke. Der Ba wird in der ägyptischen Kunst als ein Vogel mit Menschenkopf dargestellt und oft als über der Mumie schwebend gemalt. Wir dürfen nicht vergessen, daß der Ba nach dem Dogma jener Zeit ganz mit dem Zustand nach dem Tode verbunden war. Die Tatsache, daß er mit der inkarnierten Gestalt eines Gottes verknüpft und daß er männlich, nicht weiblich, ist, weist schon mehr auf das Selbst hin als auf die Seele oder Anima. Das wird am Ende des Textes bestätigt. Der Ba repräsentiert für den Mann das ganze Unbewußte.

Leider ist der Textanfang verloren, aber ein unverständliches Fragment mit der nachfolgenden Antwort des lebensmüden Mannes macht es ganz deutlich, daß der Ba ihn durch eine höchst unerwartete Anrede fast zu Tode erschreckt hat. Für einen Mann dieser Zeit muß es ein furchtbarer Schock gewesen sein, daß der Ba überhaupt eine Rolle zu seinen Lebzeiten spielte. Die Ägypter sahen sich damals nur als Teil eines kollek-

tiven Staatswesens und der Religion, jede Individualität wurde ins Jenseits projiziert.
In der ersten erhaltenen Rede sagt der Mann:

Dann öffnete ich meinen Mund, um meinem Ba auf das zu antworten, was er gesagt hatte.

Daß der Ba eine andere Meinung als er selbst hat, schockiert den lebensmüden Mann über alle Maßen. Ist sein Ba anders geworden? Er sollte immer da sein, fest an den Körper eines Mannes gebunden. Aber jetzt greift der Ba ihn an, weil er vor der Zeit sterben will. Da bittet der Mann den Ba, von seinem Angriff abzulassen und ihm den Westen, d. h. das Land des Todes, angenehm zu machen und seine Sünden während der kurzen Zeit, die er noch leben wird, zu übersehen. Er endet mit einem wenig zuversichtlichen Appell an verschiedene Götter, ihm zu helfen.
In moderne Sprache übersetzt hat der lebensmüde Mann eine Entdeckung gemacht, die uns auch heute noch in Schrecken versetzt: daß er nicht Herr in seinem eigenen Hause ist, sondern daß etwas in seinem Unbewußten seine bewußten Absichten durchkreuzt. Diese Entdeckung begegnet uns auf viele Arten, aber besonders bei der aktiven Imagination, ähnlich wie auch der lebensmüde Ägypter vor langer Zeit darauf stieß.
Jung analysierte einmal einen deutschen Arzt, der die aktive Imagination für seine Patienten entdecken wollte, sie aber selber nie praktiziert hatte. Jung erklärte ihm, daß es unklug wäre, sie ohne persönliche Erfahrung weiterzuempfehlen, so daß der Arzt in einen Versuch einwilligte. Er sah einen Felsen in den Bergen, auf dem ein Steinbock stand. Jung ermunterte ihn, dieses Bild im Gedächtnis zu behalten. Einige Tage später kam der Mann mit weißem Gesicht und berichtete, der Steinbock habe den Kopf bewegt. Nach dieser Erfahrung weigerte er sich, weiter aktive Imagination zu praktizieren. Etwas war in seiner Psyche ohne seine bewußte Absicht geschehen, und diesen Schock konnte er nicht ertragen. Es ist vielleicht bemerkenswert, daß dieser Arzt der einzige von Jungs Patienten war, der später Nazi wurde.

Die Vorstellung, daß der Ba fest an ihn gebunden sein muß, ist ein Bild für die Art, wie der Mann versucht, das störende Eindringen autonomer Teile des Unbewußten zu verhindern. Er versucht, den Ba mit dogmatischen Sätzen zum Schweigen zu bringen. Wir können dieselbe Tendenz in der modernen Psychologie beobachten: Die Freudianer haben bereits ein hochentwickeltes Dogma, aber sehr wenig vom Wasser des Lebens, und dasselbe ist bei vielen Anhängern C. G. Jungs festzustellen, obwohl er selbst bis an sein Lebensende offen für Korrekturen durch das Unbewußte blieb. Bis zu einem gewissen Grad ist die dogmatische Haltung unvermeidlich; man muß Wellenbrecher haben, um eine Überflutung zu verhindern, aber das darf nie zu weit gehen, weil sonst das Lebenswasser abgeschnitten wird. Wie in der Odyssee muß man zwischen Skylla und Charybdis hindurchsteuern.

In der aktiven Imagination können wir uns ständig bei demselben Spiel ertappen. Es fällt uns schwer, die Phantasie als »einfache Geschichte« zu betrachten – sie objektiv zu nehmen und dann mit derselben naiven Einfachheit selbst in das Spiel einzutreten. Wir versuchen dauernd, das paradoxe Unbewußte mit unserem einseitigen bewußten Verständnis zu korrigieren und Animus oder Anima mit Band und Seil gebunden zu halten, genau wie es der lebensmüde Mann tat.

In bezug auf die Selbstmordidee des Mannes, gegen die der Ba offensichtlich Widerstand leistete, dürfen wir nicht vergessen, daß Selbstmord zu jener Zeit üblich war. Es herrschte eine geschichtliche Wende, denn es gab damals kein individuelles Bewußtsein. Das sogenannte negative Bekenntnis, Sündenbekenntnis der Ägypter, das vom Geist des Mannes rezitiert werden mußte, wenn er ins Jenseits eintrat, ist eine lange Liste aller möglichen Sünden, aber der Verstorbene mußte erklären, daß er keine davon begangen hatte. Der alte Ägypter identifizierte sich mit Maat, der Göttin der Gerechtigkeit, und ließ es dabei bewenden. Der Gedanke war, daß es ein Sakrileg wäre zu glauben, der Mensch habe die Macht, Sünden zu begehen; solch eine Annahme wäre Überheblichkeit und eine Beleidigung der Götter gewesen.[3]

Das offenbart einen sehr primitiven Bewußtseinsstand, aber wir können heute noch viele Spuren davon finden. Zum Beispiel bei Leuten, die einfach nicht zugeben können, daß sie unrecht haben. Sie bringen es einfach nicht über sich. Jung hatte einmal einen Patienten mit Beziehungen zu mehreren Frauen. Er zählte sie leise mit, es waren fünf. Dann erwähnte er das Wort »Polygamie«. Sofort gab der Mann zurück, dies sei etwas, das er verabscheue – er sei strikt monogam! Jung erinnerte ihn an seine Sekretärin. Er erwiderte: »Oh, aber das ist etwas ganz anderes. Die Arbeit mit ihr läuft einfach besser, wenn ich sie ab und zu zum Essen einlade!« Und nachher? »O ja, manchmal passiert eben etwas.«

Weil der Mann immer noch nicht begriff, erwähnte Jung des weiteren eine Frau Green. »Ach, da geht es nur ums Training. Wir spielen zusammen Golf, und weil ihr Haus in der Nähe des Golfplatzes ist, gehe ich mit ihr, um zu reden, und ja, manchmal passiert dann hinterher etwas.« Als sie bei der dritten angelangt waren, fiel der Groschen endlich, und er rief mit Schrecken: »Sie haben recht, ich bin polygam!« Der Schock machte ihn für viele Monate impotent, und Jung hatte die schwierige Aufgabe, ihn wieder ins Gleichgewicht zu bringen. Der Mann hatte alle seine Affären in verschiedene Schubladen getan, wie »Arbeit« oder »Training«. Als die Schubladen schließlich miteinander verschmolzen, war er vollkommen entsetzt. Jung lernte aus diesem Fall mehr über die »Kompartiments-Psychologie« und die Gefahr, solche Schubladen zu schnell miteinander zu verbinden.

In ähnlicher Weise haben alle alten Ägypter die Gesetze der Maat übertreten, aber sie konnten es sich nicht leisten, davon zu wissen. Wie wir sehen werden, brachte der Ba unseren Mann dazu, der persönlichen Schuld ins Auge zu sehen, er muß aber einer der ersten gewesen sein, die das konnten und diese ungewöhnliche Erfahrung machten.

Selbstmord wird im negativen Bekenntnis nicht erwähnt, weswegen der Mann wahrscheinlich hoffte, davonzukommen. Aber er ist offenbar unruhig und sehr um eine intellektuelle Rechtfertigung seiner Absicht bemüht. Das war damals nicht schwer, da

das Jenseits als ein vollkommenes Leben angesehen wurde, genau wie ein glückliches menschliches Leben. Warum nicht ein bißchen früher dorthin gehen? Das war zu der Zeit wirklich eine vernünftige Idee, aber heute ist es schwierig, uns in dieselbe Lage zu versetzen.
Der Ba antwortet dann:

Bist du denn nicht der Mann? Bist du überhaupt lebendig? Was ist denn dein Ziel, daß du wie ein Schatzmeister nach dem Guten siehst? (D. h. wie einer, der sich um seine Schätze kümmert.)

Der Ba kommt direkt zur Sache: »Lebst du überhaupt? Was ist dein Ziel?« Er versucht, die Illusionen des Mannes auf einen Schlag zu zerstören, seine Entschuldigungen, seine Unwirklichkeit. Nichts ist direkter als das Unbewußte.
Diese Rede enthüllt ein Stadium in der aktiven Imagination, da der Mann tatsächlich keine Kenntnis vom Wesen des Ba hat; er projiziert lediglich seine eigenen dogmatischen Ideen auf ihn. Der Ba ist verärgert, daß der Mann in kindischer Art versucht, die Verantwortung für den Selbstmord auf ihn zu wälzen. Wie Jung oft betont hat, lebt das Unbewußte nicht in Raum und Zeit und nimmt deshalb relativ wenig Notiz vom Tod. Aber es interessiert sich dafür, ob wir unser Leben vollständig leben oder nicht und ob wir dem Selbst ermöglichen, sich auf Erden zu manifestieren.
Die Frage »Was ist denn dein Ziel?« wird gestellt, um den Mann zum Denken zu bewegen. Es ist wie im Traum Monicas, der Mutter des Augustinus, in dem ein Engel sie fragt, warum sie so unglücklich über ihren Sohn ist. Augustinus sagt dazu, der Engel habe es natürlich gewußt, sie aber gefragt, um sie zum Nachdenken zu bewegen.
In seinem Aufsatz »Die Frau in Europa« schreibt Jung: »Männlichkeit bedeutet: wissen, was man will, und das Nötige tun, um es zu erreichen.«[4] Der Ba scheint von der weiblichen Haltung des Mannes abgestoßen zu sein. Er will »auf den Tod zutreiben«, wie er es nennt, und zwar auf eine völlig passive Art. Der Ba beschuldigt ihn, nach dem Guten zu sehen, wie ein Verwalter

– eigentlich meint er wohl wie ein Geizhals – nach seinen Schätzen sieht. Schließlich sind Gut und Böse nur menschliche Begriffe, und der Mann projiziert menschliche Normen auf den Ba, der den Appell, über die vermeintlichen Sünden des Mannes hinwegzusehen, verständlicherweise abwehrt oder vielmehr die Frage als unwesentlich fallen läßt.

Der Mann, der den Ba noch nicht versteht, hört nur seine Anspielung auf das »Gute« und antwortet: »Ja, genau das interessiert mich: das Gute.« Er sieht es als gleichbedeutend mit korrekt ausgeführten Begräbnisriten und einem geordneten Dasein im Jenseits an. Er erklärt, daß er noch nicht ins Jenseits eingetreten sei, weil diese Frage noch nicht geklärt ist. Dabei betont er, er sei kein Räuber, er habe nichts Brutales an sich, und versucht weiter, den Ba zu überreden, daß er seinem Selbstmord zustimmt, indem er ihm die genaueste Erfüllung der Begräbnisriten verspricht, so daß der Ba von allen anderen Bas beneidet wird. Er droht dem Ba, daß er im Jenseits keine Heimat haben wird, wenn er den Mann in den Tod treiben läßt, ohne ihm zu helfen.

Die moderne Entsprechung zu dieser Unterhaltung wäre es, wenn wir unserem Animus oder unserer Anima sagten, sie kämen in eine so herrliche Lage, wenn sie genau nach unserem Willen handelten, daß der Animus von Frau Schmidt oder die Anima von Herrn Hinz grün vor Neid werden.

Der lebensmüde Mann versucht wieder, seinen Ba mit dogmatischen Ansichten über das Jenseits zu manipulieren. Da der Ba zur unsichtbaren Wirklichkeit gehört, sieht das so aus, als wollte der Mann seine Großmutter lehren, Eier auszusaugen. Er ist hoffnungslos verwickelt: er möchte, daß der Ba die Frage des Selbstmordes klärt, die eigentlich eine Angelegenheit dieser Welt ist, wo er selber die Verantwortung übernehmen muß; er will aber auch den Ba über das Jenseits belehren, dessen Wirklichkeit sein Begreifen übersteigt.

Andererseits – das möchte ich betonen – hat der Mann völlig recht, seinen bewußten Standpunkt bis zum Letzten zu verteidigen und dem Ba nicht nachzugeben, bis er wirklich überzeugt ist. Er ist zu weit gegangen, aber wir können nur durch Irrtümer lernen. Der Hauptgrund für den Wert des Textes in bezug auf die aktive Imagination besteht darin, daß er eine echte Auseinandersetzung zwischen dem Bewußtsein und dem Unbewußten darstellt. Beide verteidigen mit dem größten Kraftaufwand ihren Standpunkt.

Der Ba antwortet:

Wenn du an das Begräbnis denkst – Wehleidigkeit ist das; es ist das Bringen der Träne beim Traurigmachen des Menschen, es bedeutet (schließlich) das Wegholen des Menschen aus dem Hause, um ihn auf den Hügel zu werfen –, dann kannst du nicht mehr nach oben hervorkommen, um das Sonnenlicht zu sehen.

Der Ba fährt fort, indem er dem Mann sagt, daß die Toten, bei denen jeder Ritus erfüllt ist und denen schöne steinerne Pyramiden gebaut wurden, nicht unbedingt besser dran sind als die Ermüdeten, die am Flußufer sterben und dort ohne Hinterbliebene und irgendwelche Begräbnisriten verwesen.

Der Ba endet:

Höre nun mich an! Siehe, es ist gut, wenn die Menschen hören. Folge dem schönen Tag und vergiß die Sorge!

Offenbar ist die ägyptische Religion stereotyp geworden; das Wasser des Lebens ist nicht mehr in ihr enthalten, denn der Ba betont mit Bestimmtheit, daß die Begräbnisriten allein nutzlos sind. Er ist nicht gegen sie; er sagt dem Mann nur, daß es unnütz und lächerlich ist, seinen ganzen Glauben darauf zu gründen.
Jacobsohn schreibt, daß der Ba einen Zweifel ausspricht, der damals gerade aus dem Unbewußten auftauchte: ob die traditionellen Zeremonien noch einen absoluten Wert haben oder nicht. Wahrscheinlich war es dieser Zweifel, der hinter der ganzen Umwälzung jener Zeit stand, ganz ähnlich wie der Zweifel daran, ob die christliche Einstellung zum Bösen noch gültig ist, heute vielleicht bei uns die meisten Störungen verursacht. Grundsätzlich spricht der Ba von der Gefahr, von Dingen außerhalb unserer selbst abzuhängen.
Ich möchte daran erinnern, daß die aktive Imagination aus einer Art Geben und Nehmen zwischen Bewußtsein und Unbewußtem besteht. In unserem Text will der Ba jedenfalls den Mann über

etwas belehren, das er noch nicht weiß. Im nächsten Text ist es umgekehrt: dort ist es der Mann, der seine Anima belehren will. Der Lebensmüde versucht dagegen seinen Ba zu belehren, wie wir gesehen haben, aber seine Bemühungen erweisen sich als Fehlschlag, denn es ist der Ba, der die größere Wahrheit besitzt.
Die sarkastische Schärfe im Kommentar des Ba über seine sentimentale Haltung muß für den lebensmüden Mann ein großer Schock gewesen sein. Der Ba sagt zu ihm, daß er die falsche Art von aktiver Imagination ausübt; er überläßt sich der Sentimentalität und dem Selbstmitleid. Das gibt uns einen wertvollen Hinweis auf die Gefahr dieser Art von Sichgehenlassen, denn der Ba sagt ohne Umschweife, daß der Mann in seinem Leben schon tot ist und nie mehr ans »Licht der Sonne« kommen kann, wenn er so weitermacht. Der Grund ist, daß man sich durch solche Nachgiebigkeit den falschen Phantasien gegenüber selbst behext; man verliert den Kontakt zur Realität und übt eine schlechte Wirkung auf sich selbst und andere aus. Wenn der Mann nicht zufällig den Ba gehört hätte, hätte er sich in diese unrealistischen Phantasien versponnen und wäre unvermeidlich darin untergegangen. Außerdem dürfen wir nicht außer Acht lassen, daß der Mann betonte, er sei nicht brutal, und doch den Plan hatte, sich selbst zu töten. Das Gegenteil von Brutalität ist immer Sentimentalität.
Die abschließenden Sätze des Ba sind besonders eindrucksvoll:

Nun höre auf mich! Siehe, es ist gut, wenn die Menschen hören. Folge dem schönen Tag und vergiß die Sorge!

Dieses Insistieren auf dem Zuhören ist für uns heute sehr positiv und nützlich. Wir haben immer noch Schwierigkeiten, der echten Stimme des Unbewußten zuzuhören. Wir betrügen uns immer selbst, wenn wir meinen, daß es nicht zu uns sprechen will; aber weitaus öfter wollen wir es gar nicht hören. Wir haben unsere Lieblingsideen über uns, die wir nicht aufgeben wollen, und im Grunde genommen verlieren wir einfach die Nerven, denn es erfordert wirklichen Heldenmut, der unerbittlichen Realität des Unbewußten ins Auge zu sehen.
Wenn der Ba sagt: »Folge dem schönen Tag und vergiß deinen

Kummer«, lenkt er die Aufmerksamkeit auf die Wichtigkeit des Hier und Jetzt. Eine wundervolle Beschreibung dieses »Hier und Jetzt« findet sich in Jungs Seminar über Nietzsches »Also sprach Zarathustra«: Wenn wir wirklich im Hier und Jetzt sind, dann sind wir vollständig, und das ist das Schwierigste und Erschreckendste, aber auch das Wertvollste, was man sein kann.[5] Der lebensmüde Mann hat offensichtlich keine Vorstellung von der Wichtigkeit des Hier und Jetzt, sonst hätte er nicht einmal daran denken können, sein Leben wegzuwerfen. Der Ba fordert ihn heraus, zuerst ein Mann und danach ganz zu werden.

Entweder gab der Ba dem Mann keine Gelegenheit, auf seine Rede zu antworten, oder er reagierte nicht darauf, denn der Ba fährt fort, indem er ihm zwei Gleichnisse erzählt. Sie sind sehr interessant und bedeutsam, daher zitiere ich sie vollständig:

Das erste Gleichnis des Ba

Ein Mann bestellt sein Grundstück. Er lädt dann seine Ernte in einen Schiffsraum und begeht die Schiffsfahrt. Sein Fest (der Heimkehr) naht heran, nachdem er gesehen hat, daß eine Nacht des Sturmes heraufkommt, und [nachdem er] entkommen ist mit seiner Frau, während sein Kind zugrunde gegangen ist auf dem Gewässer, das gefährlich war in der Nacht durch die Krokodile. Dann am Ende [dieser Erlebnisse] saß er da, wurde der Sprache wieder mächtig und sagte: »ich habe nicht geweint wegen jener Dirne (sein Kind). Sie kann nicht aus dem Westen wiederum auf die Erde zurückkehren. Aber ich gräme mich wegen ihrer Kinder, die [schon] im Ei zerbrochen sind und das Gesicht des Krokodilgottes gesehen haben, noch ehe sie gelebt haben.«[6]

Der Ba gebraucht eine symbolische Sprache, um dem Mann zu helfen, daß er sehen kann, was er nicht direkt verstehen konnte. Diese Gleichnisse sind wie blitzartige Kinoszenen, die plötzlich in unsere aktive Imagination hineinbrechen und zu schnell sind, als daß wir daran teilnehmen könnten, oder wie ein Traum, der als Korrektur oder Erhellung unserer aktiven Imagination kommt.

Da es hier keine Assoziationen wie bei einem lebenden Träumer gibt, müssen wir den Kontext aus den Themen aufnehmen; aus Platzgründen will ich hier nur erwähnen, daß in Ägypten seit

Beginn des Ackerbaus die Ernte ein besonders wichtiges Symbol ist. Wie bekannt, war der Gott Osiris stark mit dem Getreideanbau verbunden. Afrika ist das Land der Stürme, so daß der Afrikaner etwas Furchtbares meint, wenn er vom Sturm spricht. Das Schiff stellt etwas von Menschenhand Gemachtes dar – eine menschliche Art, unterwegs zu sein. Man spricht zum Beispiel heute noch vom Kirchenschiff.
Der Krokodilgott spielt in der ägyptischen Religion eine große Rolle. Er ist ein sehr paradoxer Gott, zur Zeit unseres lebensmüden Mannes höchst positiv angesehen, obwohl er später sowohl mit Osiris als auch mit Seth, seinem Zerstörer, gleichgesetzt wurde. Eine für uns wichtige Bedeutung von Sobek, dem Krokodilgott, ist die, daß er die verstreuten Stücke des toten Osiris sammelte und wieder zu einem Ganzen zusammenfügte. Andererseits war das Krokodil selbst immer eine große Gefahr für die Ägypter.
Offenbar ist der Mann im Gleichnis als Bild für den Lebensmüden gemeint. Vermutlich wird er als Kaufmann dargestellt, weil er eine einseitige Haltung hat: er kümmert sich um das Gute wie ein Verwalter um seine Schätze. Der Mann wird beschrieben als jemand, der seine ganze Ernte auf ein Schiff geladen hat, d. h. alles auf eine Karte setzt. Da das Symbol des Korns so eng mit Osiris verbunden ist – von den Verstorbenen wird gesagt, daß sie im Jenseits als Osiris wiedergeboren werden –, will der Ba dem lebensmüden Mann wohl zeigen, daß er durch seine Haltung sowohl die andere Welt als auch diese aufs Spiel setzt.
Der Sturm ist offensichtlich eine Anspielung auf die enorme emotionale Umwälzung, die der Mann durchmacht. Der Wind, der den Sturm verursacht, ist ein Symbol für Geist und Verstand, so daß der Sturm hier auch als Geistesstörung interpretiert werden kann. Der Mann meint, daß er eine ruhige, stoische Entscheidung fällt, sein Leben zu verlassen, aber der wahre Stand dieser Angelegenheit in seinem Unbewußten wird in der Parabel gezeigt. Das tritt später in seinem Kummer noch stärker hervor, der ihm sogar die Sprache raubt.
Der Mann entkommt dem Sturm mit seiner Frau, die Jacobsohn

als den Ba auffaßt. Diese Hypothese wird in der zweiten Parabel bestätigt. Da der Ba in Ägypten eine männliche Figur ist, muß er einen Grund haben, sich als Frau zu zeigen. Wie zuvor erwähnt, wird der Ba immer mit »Seele« übersetzt, und obwohl sich herausstellen wird, daß er viel mehr als die Anima des Mannes ist, führt er vielleicht den Lebensmüden in die Vorstellung von der Weiblichkeit der menschlichen Seele ein. Wir können tatsächlich noch weitergehen und, wie Marie-Louise von Franz mir als erste gezeigt hat, behaupten, daß der Ba den Mann in das ganze Prinzip der Beziehung einführt, ja daß er als Frau erscheint, um dem Mann zu zeigen, wie er zum Ba in Beziehung treten kann. Außerdem ist unser Mann blind für die Gefühlswerte; er ist zum Beispiel ganz blind in bezug auf den Wert des Lebens, den der Ba so gut kennt. Und er zeigt dem Mann, daß der Ba nicht nur eine völlig andere Meinung haben kann, sondern daß er vom Menschen so verschieden ist wie die Frau vom Mann.

Wir können die Frau in dem Gleichnis nicht ohne die Tochter betrachten, die beim Schiffbruch ertrunken ist. Diese Tochter scheint einen persönlichen Aspekt der Anima darzustellen; sie ist sowohl die Tochter des Mannes als auch die Tochter des Ba. Der Ba ist in der ägyptischen Religion eine bekannte Figur und daher in gewissem Grade kollektiv, während die Tochter mehr eine Verkörperung der eigenen Anima des Mannes ist. Sie symbolisiert die Möglichkeit einer echten persönlichen Verwirklichung und ist durch die nicht wahrgenommenen Emotionen des Mannes hier in größter Gefahr. Dies ist der Augenblick einer möglichen Erneuerung, darum ist es so gefährlich für ihn, nicht zu merken, was vorgeht. Der Mann denkt beim Selbstmord nicht an den Tod, sondern an einen Übergang in ein bestimmtes besseres Leben; der Ba jedoch sagt: »Keine Illusionen mehr! Der Tod ist real, sei auf der Hut, um Himmels willen!«

Die Nacht der Krokodile könnte mit Jakobs Erlebnis von Gottes dunkler Seite an der Furt verglichen werden. Jakob hielt aus, bis die lichte Seite erschien und ihn segnete (Gen 32,22–28). Bei den

Primitiven herrscht die allgemeine Vorstellung, daß ein dunkler böser Gott die Nacht regiert und ein lichter wohlwollender Gott den Tag.
Wir finden denselben Gedanken in einem Zauberpapyrus; der Sonnengott geht als Skarabäus auf, fliegt in die Höhe als Falke und verwandelt sich jede Stunde in ein neues Symbol, bis er mit dem Sonnenuntergang als Krokodil endet.[7]
Aber es ist nicht der Verlust der Ernte, nicht einmal der Tochter, der den Mann im Gleichnis zur Verzweiflung treibt, sondern der Verlust der ungeborenen Kinder seiner Tochter, »die schon im Ei zerbrochen sind«.
Wir müssen diese Kinder – so auch Jacobsohn – als eine noch ungeborene Möglichkeit deuten, die in größter Gefahr ist. Der Ba stellt wie die Frau in dieser Parabel das ewige, universale Selbst dar, das nicht zerstört werden kann. Das Mädchen ist der individuelle Bereich zwischen dem Mann und dem Ba, der durch ihren Kontakt entsteht. Das Selbst kann im Individuum geboren werden, und die Kinder verkörpern den Keim des ganzen Individuationsprozesses. Dieses Symbol enthält das Wesentliche des Gleichnisses: der Ba ist als Selbst in diesem Leben konstelliert, und das zu erfüllen ist eine große Arbeit, aber es ist nicht genug. Das Gleichnis zeigt uns sehr schön, daß alles verlorengeht, wenn dieses unbekannte Erzeugnis des Mannes und des Ba nicht zum Leben kommt.
Der Ba reißt den Schleier von den Augen des Lebensmüden: Während er über Begräbnisriten und die Eifersucht anderer Bas schwatzt, ist das Ergebnis seines ganzen Lebens in Gefahr und geht sicherlich verloren, wenn er nicht aufwacht, bevor es zu spät ist.
Aber trotzdem endet das Gleichnis nicht völlig pessimistisch. Erinnern wir uns daran, daß der Krokodilgott zur Zeit des lebensmüden Mannes eine ausgesprochen positive Gottheit war mit der Eigenschaft, verstreute Stücke einzusammeln und wieder zu einem Ganzen zusammenzufügen. Der Ägyptologe Brugsch sagt, daß seine bildliche Bedeutung das Sich-Zusammennehmen ist, nämlich ruhig und entspannt zu werden, wieder Mut zu fassen.[8]

Als Jung in Ostafrika ankam, näherte sich ihm am Bahnhof ein alter Siedler und fragte ihn, ob er neu in Afrika sei und von ihm einen Ratschlag annehmen wolle. Als Jung sich dankbar zeigte, sagte er: »Dies ist Gottes Land, nicht Menschenland, und wenn die Dinge schief laufen, setzen Sie sich einfach hin und machen sich keine Sorgen.«

Wenn der Lebensmüde seine eigenen wilden Emotionen sehen, das Gleichnis verstehen und vor allem den falschen Weg aufgeben und die richtige Art der aktiven Imagination lernen kann, dann hat er noch eine Chance, die Situation zu retten, falls er, mit den Worten des alten Siedlers, sich hinsetzen kann und sich keine Sorgen macht.

Das zweite Gleichnis des Ba

Ein Mann bittet seine Frau um einen Abendimbiß, aber seine Frau sagt zu ihm: »Erst zum Abendbrot.« Darauf geht er nach draußen, um eine Zeitlang zu grollen, und kehrt dann wieder nach Hause zurück, indem er wie ein anderer ist, während seine Frau für ihn erfahren ist: daß er nämlich gar nicht fähig ist, sie anzuhören, sondern gegrollt hat, leeren Herzens für Botschaften.[9]

Dieses Gleichnis erscheint einfach, aber ich fand es ausgesprochen schwierig zu verstehen. Es knüpft an den Schluß der vorigen Parabel an, als nur der Mann und seine Frau gerettet wurden.

Ich muß hier vorausschicken, daß in der anschließenden Rede des Ba deutlich wird, daß es das Ziel des Ba ist, dem Mann zu zeigen, wie er für sie beide eine gemeinsame Behausung schaffen kann. Dieses Gleichnis ist das erste Erscheinen eines solchen Heimes, beschrieben in einer einfachen, häuslichen Sprache. Es stellt offensichtlich die Grenzen des individuellen Lebens unseres Mannes dar; der Rahmen, in dem der Mann und der Ba, Ich und Selbst sich begegnen können. Ein Haus, und besonders ein altes Haus, ist in den Träumen ein sehr allgemeines Symbol des Selbst. Es ist der intime Bereich, die introvertierte Seite, die aber auch in die äußere Welt hinausreichen kann.

Der Anlaß für den Streit ist überraschend: Der Mann möchte einen kleinen Happen essen, während seine Frau auf einer ganzen

Mahlzeit besteht. Er benimmt sich wie ein Kind, das seinen Nachtisch zu Beginn des Essens haben will. Möglicherweise bezieht sich der Ba auf seine Selbstmordabsichten und daß er die Freuden des Jenseits vor der Zeit haben will. Diese Ungeduld beim Warten, bis die Dinge genügend Zeit gehabt haben, um in unserem Unbewußten zu reifen, wird oft bei unserer eigenen aktiven Imagination sichtbar. Das sagt auch das Rosarium: »Jede Eile ist des Teufels«[10] – Worte, die Jung häufig zitierte. Außerdem würde der Mann den Imbiß allein essen, während er das Abendessen zusammen mit seiner Frau einnehmen könnte, was den Gedanken der Gemeinschaft, der Beziehung und des Eros hineinbringt.

Dieses Gleichnis zeigt auf bedeutsame Weise die Situation zwischen dem Bewußtsein und dem Unbewußten. Das Unbewußte bereitet das Abendessen vor, den cibus immortalis, das vollkommene und ewige Mahl, während das Bewußtsein immer auf einseitige Art nach diesem Essen sieht und dumme Imbisse will, anstatt die ganze Mahlzeit eines sinnvollen Lebens zu essen. Wir neigen dazu, nach vernünftigen, rationalen Dingen zu gelüsten, während die Wurzeln des Selbst höchst irrational sind.

Das »Hinausgehen, um zu schmollen«, ist ein wunderbares Bild für das, was wir immer tun, wenn uns das Unbewußte ein Essen serviert, das wir nicht mögen. Wir gehen aus uns selbst hinaus; wir verlassen unser Heim, unser Mandala. Wir werden emotional und stehen neben uns.

Jung sagte oft, daß wir uns grundsätzlich immer selbst betrügen, wenn wir sagen, daß wir nicht wissen, was wir mit diesem oder jenem tun sollen. Irgendwo wissen wir es sehr gut, aber wir wollen es nicht tun. Ich brauchte Jahre, um diese Wahrheit einzusehen, denn der Gedanke, daß man es nicht weiß, ist zu tief verwurzelt. Wie der Chinese sagt: »Es gibt einen Weisen (d. h. einen, der weiß, was zu tun ist) in jedem von uns, aber die Menschen werden es nie fest genug glauben, so bleibt das Ganze begraben.« Es ist da, so wie es für den lebensmüden Mann auch da war, aber wir wollen es noch nicht essen.

Der Ausdruck »während seine Frau für ihn erfahren ist« meint, wie Jacobsohn sagt, eine Wahrheit im äußeren Leben. Gerade wo ein Mann schwach ist, ist seine Frau für gewöhnlich stark. Das mag im Unbewußten noch wahrer sein: wo wir schwach sind, ist es stark. Beim Auffinden der ergänzenden Wahrheit im Unbewußten ist die aktive Imagination von größtem Nutzen. Aber der Mann hat Mühe, den Standpunkt seiner Frau zu sehen, genauso wie wir Schwierigkeiten haben, den völlig verschiedenen Standpunkt des Unbewußten zu sehen.

Das Gleichnis endet damit, daß es betont, der Mann sei nicht fähig gewesen, seine Frau zu hören, weil sein Herz leer war für Botschaften. Der Leser wird sich daran erinnern, daß der Ba vorher seine Aufmerksamkeit darauf gelenkt hat, daß es »gut ist, wenn die Menschen zuhören«. Im Grunde schließt das Gleichnis mit einer direkten Aufforderung an den Mann, seine aktive Imagination fortzuführen, aber mit einer anderen Haltung: echte aktive Imagination zu praktizieren, die enorme Anstrengung auf sich zu nehmen, der Stimme des Unbewußten zuzuhören. Ihm wird gesagt, daß seine Nachgiebigkeit bloß sentimental und unrealistisch ist und daß dies schreckliche Konsequenzen hat: er kann die Wahrheit nicht hören und hat ein Herz, das leer ist für Botschaften.

Der Lebensmüde erwidert:

> Da öffnete ich meinen Mund zu meinem Ba, um zu beantworten, was er gesagt hatte: »Siehe, übelriechend ist mein Name um deinetwillen, mehr als der Geruch von Vogelmist an Sommertagen, wenn der Himmel glüht.«

Der Beginn seiner Antwort wird dann wiederholt, um seinen Abscheu gegen sich selbst auszudrücken. Die beiden Gleichnisse haben endlich seine Augen geöffnet, und in einer typischen Gegenbewegung nimmt er den gegenteiligen Standpunkt ein. Zuerst dachte er, der Ba tue etwas Schrecklicheres, als jede Übertreibung zeigen könnte; nun sieht er sich selbst als vollkommen im Irrtum. Das ist die übliche Reaktion, wenn wir unsere Unzulänglichkeiten und Fehler zum ersten Mal sehen; wir sind in der Gefahr, das Kind mit dem Bade auszuschütten.

Das Interessante ist aber, daß der Mann darüber hinwegkommt.

Er ist fähig, sich selbst mit seinem beschmutzten Namen zu sehen, ohne darüber zusammenzubrechen, eben weil der Ba ihm zur Seite steht. Der Name bedeutete den alten Ägyptern mehr als uns, wie Jacobsohn zeigt, denn wenn der Name auf einem Monument zerstört wurde, glaubte man, daß die Substanz des Verstorbenen ausgelöscht war. Der Lebensmüde war offenbar jemand, der seine dunkle Seite sehen konnte, ohne in sich zusammenzufallen. Es ist sehr interessant, daß er immer sagt: »dir zuliebe«, was auch, wie Jacobsohn meint, mit »deinetwegen« oder »wegen deines Daseins« übersetzt werden kann. Es ist absolut erstaunlich, daß dieser Mann – erzogen in der traditionellen Religion vor 4000 Jahren – das Wesen der heutigen jungianischen Moral wahrnehmen konnte; nämlich daß wir die Verantwortung dafür übernehmen müssen, die Existenz des Selbst in uns kennenzulernen. Dies nicht zu wissen, ist wirklich eine Erzsünde. Der Ba war ja nicht an den gewöhnlichen Sünden des Mannes interessiert – das stellt sich als eine Projektion des persönlichen dogmatischen Bewußtseins auf den Ba heraus –, sondern der Ba ist lebhaft daran interessiert, erkannt und verstanden zu werden. Er möchte, daß der Lebensmüde ihm zuhört. Und durch dieses ganze Gespräch wird klar, daß der Mann die Sache schließlich verstanden hat.

Die fünf ersten Analogien, die der Lebensmüde gebraucht, um zu zeigen, daß er gemerkt hat, wie er seinen Namen befleckt hat, haben alle mit dem Fischen oder dem Düngen zu tun. Das ist psychologisch hochinteressant, denn gerade im Dünger, in den Dingen, die wir nicht assimilieren können, kann der Same des Selbst wachsen. Zudem wird in der Alchemie oft gesagt, daß das Gold, der Stein der Weisen, das Wertvolle auf dem Misthaufen gefunden wird. Wie bekannt, sind Träume von Exkrementen und Toiletten sehr häufig und beziehen sich oft auf das schöpferische Material, das noch nicht richtig verwirklicht worden ist. Diese Sätze nehmen daher Dinge vorweg, die heute, tausende von Jahren danach, wieder auftauchen.

Die Analogien, die das Fischen betreffen, sind ebenfalls psychologisch bedeutsam, denn wenn wir unsere Unzulänglichkeiten und Fehler sehen und akzeptieren können, wie es der lebensmüde Mann kann, und wenn wir vor allem die Existenz des Unbewußten realisieren, dann sind wir endlich in der Lage, Inhalte aus dem Unbewußten zu fischen, von deren Vorhandensein wir nichts wußten.

Auch die folgenden Vergleiche sind hochinteressant: Der Lebensmüde vergleicht den üblen Geruch seines Namens mit Lügen, die über eine Frau herumgehen. Der Ba hat sich ihm als Frau dargestellt, sogar als seine Ehefrau; deshalb bezieht sich diese Analogie vermutlich auf den Ba. Wie gesagt, lautete das Dogma in jener Zeit, daß der Ba überhaupt keine Rolle im Leben eines Mannes spielt, sondern erst nach seinem Tod. Daher ist unser Mann in einer sehr verwundbaren Lage, ähnlich wie es einer Frau zuweilen in ihrer kostbarsten Beziehung geschieht: sie kann jeden Moment darauf stoßen, daß Lügen über sie herumgehen. Von ihm zum Beispiel könnte erzählt werden, er sei verrückt, weil er meint, er könne zu seinen Lebzeiten mit seinem Ba sprechen, und sogar behauptet, eine intime Beziehung zu ihm zu haben, so wie ein Mann zu einer Frau. Deshalb ist es nötig, daß er diese ganze Beziehung geheimhält, wozu wir nach Jung auch dann noch gezwungen sind, wenn wir das Unbewußte in seiner Tiefe erfahren haben.

Der Lebensmüde vergleicht sich dann mit einem trotzigen Kind, das zu jemandem gehören muß, den es haßt – ein Vergleich, der genau seine anfängliche Haltung beschreibt, als er sah, daß er schon in dieser Welt zum Ba gehört.

In seinem letzten Vergleich spricht er von einer verräterischen und rebellischen Stadt, die sich selbst von außen betrachtet, was im Grunde ein Vergleich seiner eigenen Haltung gegenüber dem Ba ist. Bis jetzt ist er ein unbewußter Bewohner dieser rebellierenden Stadt gewesen, aber schließlich fängt er an, sich selbst objektiv zu sehen. Das ist paradox genug, denn die Stadt ist auch ein Symbol des Selbst, so daß er also immer noch außerhalb seines Heimes lebt wie der Mann in der zweiten Parabel.

Als ein Stück aktiver Imagination betrachtet, zeigt diese Rede mit all ihren Vergleichen einen enormen Fortschritt, wenn man sie mit den vorherigen Reden des Mannes vergleicht. Die früheren Äußerungen zeigten völlige Unkenntnis über den Standpunkt des Ba oder gar die Tatsache, daß er überhaupt einen hat, und waren daher in keiner Weise eine aktive Imagination; der Mann belehrte den Ba einfach und projizierte seine eigenen dogmatischen Ansichten auf ihn. Im ersten Teil des Textes besteht das große Verdienst darin, daß es dem Mann gelungen ist, seinen Ba zu objektivieren und wiederzugeben, was er sagt. Das entspricht dem ersten notwendigen Stück Arbeit bei der aktiven Imagination: Material aus dem Unbewußten zu sammeln und zu lernen, die Dinge geschehen zu lassen.

In der Rede jedoch, die wir eben betrachtet haben, ist die Sachlage vollkommen anders. Nicht nur hat er das erstaunliche Material der Parabeln auf sich wirken und sich dadurch verwandeln lassen – denn seine ganze Einstellung hat sich grundlegend geändert –, sondern er erlaubt dem Unbewußten auch, seine eigenen Äußerungen zu durchdringen, was wir an der außerordentlichen Bedeutsamkeit der Vergleiche sehen können, die er selbst anbringt, Analogien, die Tausende von Jahren brauchten, um zu reifen, und die heute immer noch relativ unbekannt sind. Wenn diese Rede ein Teil unserer eigenen aktiven Imagination wäre, würden wir längere Zeit brauchen, um sie zu verdauen, denn sie kommt sowohl aus dem Bewußtsein als auch aus dem Unbewußten. Seine Rede ist ein klassisches Beispiel dafür, wie eine aktive Imagination durchgeführt werden sollte.

In diesem fortgeschrittenen Stadium der aktiven Imagination bleibt die bewußte Einstellung auf ihrer Linie; der Mann möchte dem Ba sagen, daß er seine Sünden gegen ihn eingesehen hat, aber nicht die gegen die Allgemeinheit, und daß er sich seiner selbst schämt. Diese Haltung wird aktiv und unentwegt beibehalten. Jeder Satz beginnt damit. Aber wenn er in seinem Geist nach neuen Vergleichen sucht, um sein Entsetzen zu erklären, wird deutlich, daß er seinem Unbewußten erlaubt, einzufließen, denn das Bewußtsein könnte niemals solche bedeutungsvollen Parallelen finden, die so viele Jahre zur Reifung gebraucht haben.

Wäre dies eine aktive Imagination aus unserer Zeit, müßten wir sehr sorgfältig darüber nachdenken, bevor wir anfangen könnten, sie zu verstehen. Es ist ausgezeichnetes Material, um den Grund für die transzendente Funktion zu legen, denn sie kommt sowohl aus dem Bewußtsein wie auch aus dem Unbewußten.

Der Lebensmüde hat hier etwas vom Ba aufgenommen, denn sein Stil ist dem des Ba ähnlich geworden; er läßt bedeutsame Vergleiche in Form von Parabeln einfließen. Darüber hinaus hat er etwas vom objektiven Geist des Ba gewonnen, und zwischen ihnen bildet sich deutlich die transzendente Funktion.

Seinen Kommentar zur ersten Rede beendet Jacobsohn damit, daß er betont, der lebensmüde Mann habe Vertrauen zu seinem Ba gewonnen, ebenso einen neuen Verantwortungssinn ihm gegenüber, und er werde in der nächsten Rede mit der Erklärung fortfahren, warum er noch keine Möglichkeit sieht, seinen Wunsch nach Selbstmord zu widerrufen.

Der Mann beginnt die nächste Rede, indem er sagt:

Zu wem soll ich heute noch reden? Die Brüder sind schlecht; die Freunde von heute sind lieblos.

Jeder folgende Abschnitt beginnt ebenfalls mit den Worten: »Zu wem soll ich heute reden?«, und geht weiter mit der Klage, jeder sei habgierig, frech, böse, ein Räuber usw. Niemanden kann er finden, der gut und milde ist, er hat keinen Vertrauten und ist maßlos einsam.

Ohne Zweifel ist in dieser Rede noch eine gewisse Inflation und Projektion sichtbar, aber wir müssen an die Zeit denken, in der er lebte, und dürfen nicht nach unseren Maßstäben urteilen.

Die Einsamkeit entsteht vermutlich durch den Eingriff des Ba, denn wie Jung in »Psychologie und Alchemie« sagt, sind »solche Einbrüche . . . unheimlich . . . Sie bedeuten eine schwerwiegende Alteration der Persönlichkeit, indem sie sofort ein peinliches persönliches Geheimnis bilden, welches den betroffenen Menschen von seiner Umgebung entfremdet und ihn gegen diese isoliert.«[11]

Der Ba hat der Gier und der Macht als Lebensziel ein Ende gesetzt, aber der Mann ist noch nicht frei genug von ihnen, so daß er nicht davor gefeit ist, sie bei anderen Leuten übelzunehmen. Sogar 2000 Jahre später predigt das Christentum noch, die Welt sein zu lassen; deshalb würden wir von unserem Mann Unmögliches verlangen, wenn wir erwarten, daß er den Zusammenprall mit der Welt ungestraft aushält.

Aber die Tatsache, daß er dem Ba seine äußeren Umstände erklärt, ist sehr wichtig für uns, denn auch wir sind gezwungen, dem Unbewußten von unseren äußeren Bedingungen zu berichten und im Extremfall zu sagen, daß wir die Grenze unserer Tragfähigkeit erreicht haben. Wenn wir dies zu schnell sagen, dann wehe uns! Aber wenn wir wirklich an der Grenze des Erträglichen sind, wird uns das Unbewußte hören und seine Richtung ändern. Wir dürfen nie vergessen, daß die aktive Imagination ein Geben und Nehmen ist; wir müssen sowohl auf unser Unbewußtes hören – »Siehe, es ist gut, wenn die Menschen hören« –, als auch die nötige Information von uns geben.

Daß dies absolut notwendig ist, wurde mir einmal während einem Gespräch mit meinem Animus demonstriert. Zu meiner großen Überraschung sagte er plötzlich: »Wir sind in einer sehr heiklen Lage, aneinandergekettet wie siamesische Zwillinge, und doch in völlig verschiedenen Wirklichkeiten.« Er erklärte mir dann, daß unsere Realität für ihn genauso unsichtbar ist wie seine für uns. Deshalb dürfen wir bei aller Bemühung, die Wirklichkeit des Unbewußten zu sehen, nie vergessen, ihm zu helfen, die unsrige zu sehen. So, wie der Mann zuerst den Standpunkt des Ba nicht sehen konnte, so konnte der Ba auch nicht sehen, warum das äußere Leben für unseren Mann so unerträglich geworden ist, bis es ihm in den beiden folgenden Antworten erklärt wurde.

In seiner dritten Antwort an den Ba erklärt der Lebensmüde, daß sich der Tod seinem Auge darstellt, als kehre Gesundheit in einen Kranken zurück, oder wie der Duft der Lotusblume, wie das Ende schlechten Wetters, die Rückkehr vom Krieg, wie Befreiung aus dem Gefängnis usw.

Dann macht er einige tiefgründige Bemerkungen über die Bedingungen der Verstorbenen im Jenseits, von denen hier nur die erste zitiert sei:

Wer dort ist, der wird doch ein lebender Gott sein und abwehren den Frevel dessen, der ihn tun will.[12]

Dies ist eine tiefe psychologische Feststellung, die wir nicht länger ins Jenseits projizieren sollten, weil sie bis zu einem gewissen Grade in dieser Welt verwirklicht werden kann. In psychologischer Sprache würde sie einen Zustand des Wechsels vom Ich zum Selbst beschreiben, oder in Jungs Sprache, daß wir unser Leben der Persönlichkeit Nummer 2, d. h. dem Selbst übergeben, anstatt kurzsichtig immer nur den Weg des Ich (den Imbiß) zu wollen, den Nummer 1 vorzieht.[13] Das Selbst hat göttliche Eigenschaften, an denen wir teilhaben können, mit denen wir uns aber nie identifizieren dürfen.

Daß der Mann davon spricht, ein lebender Gott zu werden, gehört zum ägyptischen Dogma, nach dem jeder, dessen Herz die Prüfung des Gewogenwerdens bestanden hat, im Jenseits ein Osiris werden kann. Die Gefahr der Inflation war damals viel kleiner, als die Ich-Persönlichkeit viel weniger entwickelt war, und die Tatsache, daß sie ganz ins Jenseits projiziert wurde, war in dieser Hinsicht ein Schutz. In der modernen Zeit ist es für den Menschen jedoch nötig, daran zu denken, daß er nur »der Stall ist, in dem Gott geboren wird«, wie Jung sagt.

Obwohl der Lebensmüde so starke Bilder gebraucht, um seine Gefühle über den Tod zu beschreiben, erinnert er sich an den Rat des Ba: er folgt dem schönen Tag und vergißt seinen Kummer. Jedoch projiziert er immer noch alles auf das Jenseits. Er hat die Grenzen des Bewußtseins durchbrochen, aber ob er den Selbstmordgedanken opfern kann, ist eine andere Frage, auf die wir später zurückkommen werden.

Ich möchte die kurze abschließende Rede des Ba ganz wiedergeben, weil sie sehr wichtig ist:

Nun laß die Klage auf sich beruhen, du, der du zu mir gehörst, mein Bruder! Du magst [weiterhin] auf dem Feuerbecken lasten, oder du magst dich [wieder] an das Leben schmiegen, wie du nun sagen wirst: Wünsche, daß ich hier bleibe, wenn du den Westen abgelehnt hast, oder wünsche auch, daß du den Westen erreichst und dein Leib zur Erde gelangt, und daß ich mich niederlasse, nachdem du verschieden bist: Wir werden jedenfalls die Heimat gemeinsam haben![14]

Hier offenbart sich der Ba ohne jeden Zweifel als die individuelle Essenz dieses speziellen Mannes, nämlich als sein Selbst. Es scheint mir, daß die enorme Anstrengung des Lebensmüden, sich in seinen drei letzten Antworten seinem Ba zu erklären, eine Auswirkung auf den Ba hatte. In einem Punkt allerdings bleibt der Ba steinhart: »Laß das Klagen sein.« Wenn der Mann in sentimentales Selbstmitleid zurückfällt und sich in der falschen Art Phantasie gehen läßt, dann kann er immer noch alles verlieren, was er gewonnen hat; das gilt auch für uns heute. Grundsätzlich gehört alles, was uns auf unserem Lebensweg begegnet, zu unserer Ganzheit, zu unserem »ganzen Essen«, und muß als solches angenommen werden.

Zweifellos ist der Ba auch von dem Mann berührt worden; zum ersten Mal akzeptiert er die Möglichkeit, daß er unfähig sein könnte, sein Leben weiterzuführen. Wie Jacobsohn zeigt, ist das Gefühl ganz richtig, daß es der Ba lieber sehen würde, wenn der Mann weiterlebte; es gibt auch gar keine Alternative, außer es ist wirklich unmöglich. Aber auf jeden Fall ist es wesentlich, daß der Ba und der Mann zusammen sind, sei es in dieser Welt oder in der anderen.

Die Entwicklung des Ba in den Pyramidentexten, die auch in unserem Text deutlich sichtbar ist, erinnert an die Entwicklung, die oft am psychischen Material eines heutigen Individuums beobachtet werden kann. Wenn wir zum ersten Mal mit dem Unbewußten konfrontiert werden, ist alles mit allem verschmolzen; »im Dunkeln sind alle Katzen grau«, wie Jung zu sagen pflegte. Wenn wir uns an die Dunkelheit gewöhnen, fangen wir an, eine Figur von der anderen zu unterscheiden. In unserem Text war die Gestalt des Ba zunächst Anima, Seele und Selbst zugleich. Aber am Ende ist er deutlich das Selbst, die Persönlichkeit Nummer 2.

Wenn wir dem Unbewußten zuerst begegnen, ist das Verschmolzensein von Schatten, Animus oder Anima und Selbst das Verwirrendste. Tatsächlich verdanken Animus und Anima ihre autonome Macht nur dem Umstand, daß sie zwischen unserem Bewußtsein und dem Selbst stehen können.

In diesem frühen Text gibt es jedoch kein Anzeichen für die dämonische, besitzergreifende Macht der Anima. Die entsetzte Reaktion des Mannes auf die beiden ersten Reden des Ba zeigt aber, daß seine anfänglichen Gefühle gegenüber dem Ba ähnlich denen waren, die wir haben, wenn Animus oder Anima dazwischenkommen und unsere bewußten Absichten zunichte machen. In den Pyramidentexten offenbart der Ba zudem seine wahre Natur als das Selbst erst nach seiner Vereinigung mit dem universalen Wissen.

In seinem Kommentar zum »Geheimnis der Goldenen Blüte« betont Jung, daß nach seiner Erfahrung bei der Analyse die Probleme seiner Patienten selten nach ihren eigenen Begriffen gelöst werden, sondern daß er viele Patienten gesehen hat, die aus ihren Problemen einfach herausgewachsen sind. Die Probleme verblaßten allmählich gegenüber einem neuen, höheren und breiteren Interesse. Sie erschienen in einem anderen Licht und sahen nun aus wie ein Sturm im Tal, wenn man auf einem Berggipfel steht. Da wir aber in psychischer Hinsicht zugleich Berg und Tal sind, wäre es eine eitle Illusion, uns über menschliche Emotionen erhaben zu fühlen. Wir werden immer noch von ihnen gequält, obwohl wir nicht mehr mit ihnen identisch sind, denn wir haben ein höheres Bewußtsein gewonnen, das die Situation ansieht und sagen kann: »Ich weiß, daß ich leide«.

Mir scheint, das schlichte Ergebnis dieses alten ägyptischen Stückes aktiver Imagination ist einfach dies: Der Mann wuchs über sein Problem hinaus. Es ist nicht nach seinen Begriffen gelöst, denn er leidet in seiner letzten Rede immer noch an dem Konflikt. Aber er hat in sich selbst eine höhere Bewußtheit erfahren.

Der Ba betont die weit dringendere Notwendigkeit eines gemeinsamen Heimes, sei es hier oder im Jenseits. Offenbar spürt er, daß der Mann nicht mehr hinausgehen und schmollen wird wie in der zweiten Parabel. Die Tochter und deren ungeborene Kinder der ersten Parabel werden nicht mehr erwähnt, denn sie waren eine Vorwegnahme der fernen Zukunft der Menschheit. Ich denke, der Mann hätte alles getan, was er konnte, wenn es ihm gelungen wäre, die gemeinsame Behausung für sich und seinen Ba herzustellen. Zudem war die Tatsache, daß er dieses Stück aktiver Imagination wiedergab, zu der Zeit – oder vielleicht zu jeder Zeit – eine bemerkenswerte Leistung, die nicht hoch genug geschätzt werden kann.

5 Ein mittelalterliches Beispiel: Hugo von St. Viktors Gespräch mit seiner Anima

Mit diesem Text befaße ich mich nur unter dem Gesichtspunkt der aktiven Imagination. Seine theologischen Aspekte berühre ich nicht, denn das würde mich nicht nur aus meiner eigenen Tiefe wegführen, sondern auch von dem, was ich als das psychologische Hauptinteresse des Materials ansehe.

Bereits in meinem ersten Seminar über aktive Imagination 1951 habe ich diesen Text mit dem Gespräch des lebensmüden Mannes mit seinem Ba verglichen. Beide Texte bilden einen hochinteressanten Gegensatz: der eine zeigt, wie ein Mann seinen Stand halten kann, wenn etwas Überwältigendes aus dem Unbewußten über ihn hereinbricht; der andere, wie es möglich ist, das Unbewußte zu beeinflussen, wenn man, wie Hugo von St. Viktor, von dieser Notwendigkeit überzeugt ist.

Im Falle des Ägypters war das Bewußtsein noch äußerst schwach. Das Ich war gerade daran, aus der vollkommenen participation mystique mit dem kollektiven Verhalten aufzutauchen. In unserem mittelalterlichen Text ist das Ich unendlich viel stärker; tatsächlich könnte man behaupten, daß das Ich zu stark ist und zu sehr die Oberhand über die Seele gewinnt. Heute leiden wir unter beiden Tendenzen; deshalb betrachte ich diese beiden Texte als sehr wertvolle Parallelen in bezug auf die aktive Imagination. Wenn wir direkt mit archetypischem Material in Berührung kommen, sind wir einerseits immer in der Gefahr, darin zu ertrinken und unsere hart erkämpfte Bewußtheit zu verlieren; andererseits neigt unser Ich dazu, eine viel zu steife und unbeugsame Haltung gegenüber dem Unbewußten einzunehmen.

Unser Text aus dem frühen 12. Jahrhundert ist ein Gespräch zwischen einem Mönch, Hugo von St. Viktor, und seiner Seele.

Ich muß kurz seinen Hintergrund erwähnen. 1108 zog sich Wilhelm von Champeaux, ein bekannter Pariser Theologe, von seinem Professorenamt zurück, weil er der Streitigkeiten mit seinem berühmten Schüler Abelard überdrüssig war, und baute eine Klosterruine an der Seine wieder auf, die St. Viktor von Marseille gewidmet war. Champeaux beabsichtigte ursprünglich, sich zusammen mit seinen Mönchen ganz der Liebe Gottes hinzugeben und nichts mehr mit der scholastischen Wissenschaft zu tun zu haben. Aber er wurde bald davon überzeugt, daß die Wissenschaft auch einer der höheren Dienste an Gott war, und St. Viktor blühte als Zentrum von Wissenschaft und Religion auf.

Drei besonders berühmte Viktoriner Mönche waren Richard, Adam und Hugo von St. Viktor. Richard von St. Viktor, ein Schotte, war 1940 Gegenstand einer Vorlesung von Jung[1]. In seinem »Benjamin Minor« vergleicht Richard die Erkenntnis seiner selbst mit dem Berg der Verklärung, denn wie alle Viktoriner sah er die Selbsterkenntnis als den »Gipfel der Erkenntnis« an. Adam von St. Viktor, ein Franzose aus der Bretagne, schrieb einige sehr schöne Gedichte. Hugo von St. Viktor, ein Sachse und der berühmteste von allen, hinterließ eine Vielzahl von Schriften, unter denen sich auch unser Text über das Gespräch mit seiner Seele findet.

Von Hugo von St. Viktors früherem Leben ist wenig bekannt. Bis zum 18. Jahrhundert war seine Herkunft vergessen, und die Legende schrieb ihm eine französische, flämische und sogar römische Abstammung zu. 1745 wurde sein wirklicher Hintergrund in den Halberstadt-Manuskripten wiederentdeckt. (Sein Onkel war Bischof von Halberstadt.) Hugo gehörte als Sohn oder möglicherweise Neffe des sächsischen Grafen von Blankenburg zum deutschen Adel. Jünger als zwanzigjährig verließ Hugo ein Deutschland, das durch die Uneinigkeit zwischen Kaiser und Papst zerrissen war, und ging nach Frankreich, wo er für den Rest seines Lebens blieb. Er studierte zuerst in Paris, dann ging er nach St. Viktor in Marseille. Das genaue Jahr, in dem er nach St. Viktor an der Seine übersiedelte, ist unbekannt, aber er erhielt dort 1125 eine Professur, und 1133 wurde die Gesamtheit der Studien im Kloster seiner Obhut anvertraut. Er starb im Februar 1141 im Alter von 44 Jahren.

Er war nicht nur ein außergewöhnlich gelehrter Mann, sondern er verstand sich auch sehr gut mit seinen Kollegen. Seine Freunde sagten voller Stolz, daß bei ihm Religion und Leben wunderbar vereint waren, aber wir hören auch, daß er überaus kritisch war. Jedenfalls fand er Paulus' Ermahnung, »die Toren fröhlich zu ertragen«, keineswegs angemessen. Obwohl er so viel wußte, hieß es, daß er das Wissen als den »Vorhof zum mystischen Leben« betrachtete. Bei den Viktorinern ist es allerdings nicht möglich, den Mystiker vom Theologen und Philosophen zu trennen, denn die Viktorinische Auffassung des Begriffes »mystisch« war viel breiter als bei den Mystikern des 14. und 15. Jahrhunderts. In St. Viktor wurde alles Symbolische oder in einem Symbol Verborgene »mystisch« genannt.[2] Sie betrachteten die ganze Welt und alles in ihr als ein Symbol Gottes. Hugo pflegte seine Studenten zu ermahnen, alles zu lernen, was ihnen möglich war, indem er ihnen versicherte, daß sie im späteren Leben sehen würden, daß nichts davon überflüssig war.

Hugo begann die Kontemplation mit der Welt, weil das ewige Wort, wie er sagte, durch die Betrachtung der Schöpfung offenbart werde. Das Wort selbst ist unsichtbar, aber es ist sichtbar geworden und kann in den Werken des Schöpfers gesehen werden. Die Welt ist ein Buch, das mit den Fingern Gottes geschrieben worden ist, und jedes Geschöpf ist sozusagen ein Buchstabe von Gott. Deshalb ist der sterbliche Mensch, der die Welt anschaut, wie ein Analphabet, der eine gedruckte Seite sieht, die für ihn keinen Sinn ergibt. Er sieht nur die äußeren Formen, hat aber keine Augen für den ewigen Gedanken, der sich in ihnen ausdrückt. Es ist daher die Pflicht des Menschen, das Buch der Welt lesen zu lernen.

Nach Hugo sind Natur und Gnade die beiden Wege, auf denen der Mensch zu Gott kommen kann: das Zeichen der Natur ist die sichtbare Welt; das Zeichen der Gnade ist die Fleischwerdung des ewigen Wortes. Der Mensch steht zwischen dem Engel und dem

Tier; ersterer sieht nur die geistige Seite der Wirklichkeit, letzteres nur die äußere Realität. Allein der Mensch kann beides sehen. Seele und Körper sind durch den Wahrnehmungssinn miteinander verbunden; die Seele hat durch die Vorstellungskraft Anteil am geistigen Leben Gottes. Die Viktoriner waren sowohl Mystiker als auch Wissenschaftler. Besonders Hugo war immer darauf bedacht, philologische Genauigkeit und mystische Deutung zusammenzubringen, denn die letztere würde insgesamt zu spekulativ werden, wenn der Text nicht genau gelesen wird.

Im Mittelalter war die Seele als autonomes, unabhängiges Wesen keine schockierende Erkenntnis mehr wie für den lebensmüden Ägypter, denn die Seele war nun aus dem Unbewußten aufgetaucht und für den Mönch des 12. Jahrhunderts eine festgefügte Tatsache. Das Selbst – oder vielmehr die lichte Seite des Selbst – erscheint von der Seele getrennt, nämlich als ihr Bräutigam Christus. Die Seele wird ganz als weiblich angesehen, so daß man sagen kann, sie ist identisch mit der psychologischen Anima.

Gespräche mit der Seele waren in dieser Art im Mittelalter keineswegs selten. Meines Wissens waren sie aber meistens uninteressante, bewußte Erfindung. Es ist sehr gut möglich, daß auch im folgenden Gespräch ein Teil der Antworten der Seele aus theologischen Voraussetzungen über die »anima naturalis« besteht und deshalb nicht ganz echt ist. Aber die Unterhaltung macht so viele unerwartete Wendungen, daß die Anima oft unzweifelhaft spontanes Material aus dem Unbewußten hineinbringt.

Im ägyptischen Text war es der Ba, der sowohl das Selbst als auch die Seele verkörperte und die führende Rolle spielte, indem er den Mann verwandelte, während in diesem Text der Mann die führende Rolle übernimmt und die Seele verändert. Der Mann stellt sich hier auf die Seite des Selbst, nämlich Christus, und kann daher seine Seele weitgehend überzeugen. Sie darf aber, und das ist in solchen Texten ganz ungewöhnlich, frei sprechen. Sie äußert ihre Zweifel an der Wahrheit seiner Aussagen wie auch ihre extreme Abneigung gegen sie. Hugo hat – so das Programm

der Viktoriner – eine sehr bestimmte Absicht, nämlich seine Seele von der Welt freizumachen und sie auf Gott hin auszurichten. Daß der Text ausschließlich nach oben zum Licht hin strebt, gehört zu der Zeit; es war das Zeitalter, da die normannische Architektur mit ihren niedrigen derben Bögen dem hohen, spitzen Bogen der Gotik wich.
Der Text vermittelt uns ein sehr anschauliches Bild davon, wie der Mensch das Unbewußte beeinflussen kann. Jung hob einmal hervor, daß jede Art von magischem Einfluß oder Suggestion nur dann am Platze ist, wenn sie auf das eigene Unbewußte angewendet wird. Zu Hugos Zeiten waren sich die Menschen der magischen Wirkung viel bewußter als wir – sie zweifelten nie daran, daß Worte und Gedanken sowohl auf sie selbst als auch auf ihre Umgebung einwirkten. Deshalb versuchte Hugo die magische Wirkung, die notwendigerweise von Wort oder Gedanke ausgeht, im Dienst an Gott zu gebrauchen, um der Umkehr ins Dämonische vorzubeugen, wie es bewußt oder unbewußt im Dienst des Ego geschieht. Psychologisch ist das höchst vernünftig; es bedeutet, daß wir die Kräfte unserer Seele um des Ganzen willen einsetzen, anstatt einen Teil – das Ich – durch seine persönliche Gier zum Feind der ganzen Seele zu machen.
Natürlich ist von unserem Blickwinkel aus gesehen das Dunkle zu sehr unterdrückt, obwohl es keineswegs gänzlich fehlt. Der mittelalterliche Mensch war den Instinkten viel näher als wir, und der Weg zu größerer Bewußtheit führte daher nach oben. Hugo von St. Viktors ständiges Insistieren auf philologischer Genauigkeit gibt uns einen Hinweis dafür, daß es keine Wissenschaft gäbe, hätte der Mensch nicht gelernt, genau und unentwegt ehrlich zu sein.
Jede Bewegung wird einseitig, wenn man zu lange in ihr verharrt, doch dürfen wir durch die Tatsache, daß der Prozeß der Ganzwerdung in der modernen Welt eine Haltung erfordert, die die dunkle Seite des Menschen einschließt, bei der Betrachtung dieses Textes nicht einem Vorurteil erliegen – denn der Text folgt dem christlichen Programm der Unterscheidung des Hellen vom Dunklen dem Zeitalter gemäß, in dem er entstanden ist. Neben-

bei können wir aus ihm auch den erschreckenden Gedanken entnehmen, wie sehr wir alle noch in mittelalterlichen Begriffen denken. Was für Hugo im 12. Jahrhundert natürlich war, ist heute in großem Maße für viele von uns zu einer trägen Angewohnheit geworden.

Zusammenfassung von Text und Kommentar

Der Titel des Textes lautet:

De Arrha Animae
Gespräch betreffend das Verlobungsgeschenk (oder Mitgift) der Seele
Dialog zwischen einem Mann und seiner Seele

Der Mann eröffnet das Gespräch; es findet auf seine Initiative hin statt. Er sagt zu seiner Seele, daß ihre Unterhaltung vollkommen vertraulich sein soll, damit er nicht Angst haben muß, die geheimsten Dinge zu fragen, und sie sich nicht zu schämen braucht, ganz ehrlich zu antworten.

Hugo fragt sie, was sie am meisten liebt. Er weiß, daß sie nicht ohne Liebe sein kann, aber was hat sie gewählt, das ihrer Liebe am würdigsten ist? Er geht durch eine lange Liste all der schönen Dinge dieser Welt, wie Gold, Edelsteine, Farben usw. Liebt sie etwas davon mehr als alles andere? Oder hat sie solche Dinge hinter sich gelassen, so daß sie etwas anderes lieben muß, aber was könnte das sein?

Diese Eröffnung zeigt, daß Hugo auf viel festerem Boden steht als die meisten von uns, falls wir zu unserer Anima oder zu unserem Animus sprechen sollten, denn er hat seine Seele nicht nur als ein Gegenüber wahrgenommen, sondern auch, daß ihr Bereich der Eros ist, Bezogenheit und Liebe, und daß sein Gebiet Logos, Unterscheidung und Wissen, ist. Er spricht zu ihr, wie ein Mann zu seiner Frau sprechen würde. Er weiß, daß sie mit irgend etwas verbunden sein muß, daß sie lieben muß, und daß sie in einer völligen participation mystique mit der Außenwelt verharren wird, wenn er nicht etwas unternimmt.

Ich denke, heute findet man kaum einen Mann, der seine Eros-Seite in diesem Maße objektiviert und personifiziert hat und der sich daran wagen würde, seinen Verstand für die Differenzierung seines Gefühls zu gebrauchen, indem er eine solche Unterhaltung mit seiner Anima beginnt! So ein Mann ist sehr selten, und noch seltener würde man eine Frau finden, die diese Unterscheidung zwischen ihrem eigenen Bereich und dem ihres Animus durchführen könnte. Daß unsere Zivilisation patriarchalisch ist, macht es den Frauen noch schwerer. Wir sprechen eine männliche Sprache und sind so daran gewöhnt zu sagen »Ich denke«, daß es sehr schwierig ist, den Animus zu objektivieren und zu merken, daß wir oft der Sache näherkommen, wenn wir sagen: »Er denkt in mir«. Es ist nicht schwer, das theoretisch zu wissen, aber es ist sehr schwer, es in die Praxis umzusetzen. Wenn wir das aber tun können, sind wir zum ersten Mal in der Lage zu überlegen, ob wir wirklich »Ja« oder »Nein« zu unseren eigenen Gedanken und Worten sagen wollen.

Jung empfahl dies als eine Technik für die Frauen, die ihren Animus kennenlernen möchten. Er sagte zu mir, ich solle über irgendein wichtiges Gespräch der letzten Zeit nachdenken und versuchen, mich genau an meine Worte zu erinnern, und dann überlegen, ob ich dasselbe nochmals sagen würde. Wenn nicht, sollte ich bestimmen, was mir die Meinung eingegeben oder mich dazu gebracht hat, dieses oder jenes zu sagen, was ich nicht wirklich gemeint habe. Darüber hinaus sollte ich versuchen, die Gedanken einzufangen, die mir in den Sinn kommen, und mit ihnen durch dieselbe Prozedur gehen.

Ich weiß nicht, ob er dieselbe Methode auch den Männern in bezug auf ihre Gefühle empfahl. Männer sagen viel weniger oft »Ich fühle«, als Frauen »Ich denke« sagen, aber bestimmt identifizieren sie sich mit ihrem Gefühl genauso wie die Frauen mit ihrem Denken. Deshalb ist es so treffend, wenn Hugo eine so klare Linie zwischen dem Reich seines Denkens und dem Reich seiner Anima zieht und sich den ganzen Text hindurch an dieses Stück festen Bodens hält. Wir können sehr viel von ihm lernen, das für unsere eigene aktive Imagination von größtem Nutzen sein kann.

Die Seele antwortet, daß sie nicht lieben kann, was sie nicht sieht; sie sei nie fähig gewesen, etwas von ihrer Liebe auszuschließen, das sie sehen kann, aber sie habe bisher nichts gefunden, das sie über alles liebt. Dann klagt sie, sie habe schon erfahren, daß die Liebe zu dieser Welt enttäuschend ist; entweder verliere sie das, was sie liebt, durch Zerfall, oder etwas, das sie lieber hat, kommt dazwischen, und sie fühlt sich verpflichtet, zu wechseln. Dadurch schwankt ihre Sehnsucht noch – sie kann weder ohne Liebe leben, noch die wahre Liebe finden.

Aus Hugos erster Frage wurde deutlich, daß sein Verstand es schon gelernt hat, die ewigen Ideen hinter den sichtbaren Gegenständen zu sehen. Denn er lehrte ja, daß die Welt Gottes Buch ist und daß der Mensch Analphabet bleibt, wenn er dieses Buch nicht lesen kann. Aus ihrer Antwort wird klar, daß seine Seele zu den Analphabeten gehört und daß sie in der concupiscentia gefangen ist – sie hat bis jetzt keine individuellen Eigenschaften, Beständigkeit oder Urteilsvermögen. Naturgemäß fehlt seinem Gefühlsleben die Differenzierung seines Geistes.

Diese Antwort enthüllt einen Mann, dessen Anima wahllos von einer Frau auf die nächste projiziert wird. Wäre er nicht ein Mönch mit einem festen Programm gewesen und hätte er nicht vor allem diese erstaunliche Anstrengung auf sich genommen, seine Anima zu objektivieren, dann wäre Hugo offensichtlich von ihr besessen gewesen und wäre ihren Wanderungen vollkommen unbewußt gefolgt. Vermutlich war diese Neigung einer der Gründe, die ihn zu diesem Gespräch trieben. Seine Anima ist jedoch nicht ganz identisch mit diesem Zustand; sie ist sozusagen eine eher alte Seele, die schon einiges durch Desillusionierung erfahren hat.

Jung sagte stets, es gäbe nicht genügend wissenschaftliche Beweise für die Reinkarnation, um uns darüber Sicherheit zu verschaffen. Es war aber bestimmt eine Tatsache, daß die Seelen der Menschen sehr verschiedenen Alters waren. Viele Leute mußten ihr ganzes Leben damit zubringen, Dinge zu lernen, die für andere selbstverständlich waren. Hugos Seele weiß schon, daß die Liebe zu zeitlichen Dingen enttäuschend ist, etwas, das viele Seelen noch gar nicht zu wissen scheinen. In diesen materialistischen Zeiten könnte man, so fürchte ich, sagen, daß

die übergroße Mehrheit das nicht weiß, weder durch den bewußten Verstand, durch den Hugo das schon seit Jahren wußte, noch durch die unbewußte Seele.
Hugo nimmt diesen Punkt auf und sagt in seiner nächsten Rede zu ihr, er sei froh, daß sie nicht völlig in der Liebe zu weltlichen Dingen gefangen sei. Es wäre schlimmer, wenn sie sich in ihnen beheimatet hätte, denn jetzt sei sie nur eine heimatlose Vagabundin und kann noch auf den rechten Weg zurückgerufen werden. Aber sie werde niemals Liebe finden, solange sie sich der Anziehungskraft des Sichtbaren ergäbe.
Hugo stellt seine Philosophie deutlich dar und ruft dadurch den entrüsteten Protest der Seele hervor: Wie kann man etwas Unsichtbares lieben? Wenn es keine wahre, ewige Liebe zu greifbaren und sichtbaren Dingen gibt, dann ist jeder Liebende zu ewigem Jammer verdammt. Wie kann jemand ein Mann genannt werden, der seine menschliche Natur vergißt, das Band der Gemeinschaft verachtet und nur sich selbst auf eine einsame und klägliche Art liebt? Deshalb, sagt sie, müsse Hugo entweder in ihre Liebe zum Sichtbaren einwilligen oder etwas Besseres vorbringen.
Das scheint eine schlagende, klare Beschreibung der Art und Weise zu sein – von der Seele selbst hervorgebracht –, wie die Anima in die äußere Welt verstrickt ist: als indische Maya, die Tänzerin. Das stimmt mit Jungs später Beschreibung der Anima in Aion überein.[3] Die Anima ist bei Hugo eine autonome Figur, die keine Skrupel hat, ihn auf eine Art anzugreifen, die an die Bemerkung das Ba erinnert: »Lebst du überhaupt?« Es gibt natürlich eine Menge zu sagen, das für ihren Standpunkt spricht; zu einem großen Teil ist das mönchische Leben eine Weigerung, die Anima in der Außenwelt zu verwirklichen.
Vergleichen wir die Angriffe des Ba und der Seele auf die beiden Männer, so sehen wir, daß der Ba ganz konstruktiv gegen den Mann protestiert, der sein individuelles Leben wegwerfen will, während die Seele mehr von einem kollektiven Standpunkt aus spricht, wenn sie sagt: »Beschäftige dich nicht mit dir selbst, das ist krankhaft«. Darin liegt eine destruktive Nuance, denn ihre

allgemeine Idee ist es, in sich selbst hineinzuschauen sei morbide.

Am Ende aber, so provoziert sie ihn, fordere die Amina, wie wir auch in »Aion« lesen können, den Mann immer mit ihrer gefährlichen Eigenart heraus, um mühsam seine Größe herauszustellen. Er muß also etwas Besseres herbeischaffen, wenn er will, daß sie die Welt aufgibt.

Sehr klug begegnet Hugo der Gefahr, indem er den Spieß umdreht und zu ihr sagt, daß ihre eigene Schönheit die der Welt bei weitem übersteigt; wenn sie sich nur selbst sehen könnte, würde sie merken, wie töricht es ist, etwas da draußen zu lieben; und er singt eine Lobeshymne auf ihre Schönheit. Dieser geschickte, wenn auch etwas skrupellose Appell an die weibliche Eitelkeit ist offenbar teilweise dazu bestimmt, ihr den Wind aus den Segeln zu nehmen, wenn sie meint, er sei autoerotisch, nur sich selbst mit einsamer und kläglicher Liebe liebend. (Nebenbei bemerkt ist es möglich, daß diese aktive Imagination gerade so gut visuell wie durch den Gehörsinn vor sich ging, da er so beeindruckt war von ihrer Schönheit; d.h. Hugo könnte seine Seele gesehen haben – mit den Augen des Geistes, wie Dorn es ausdrückt[4] – während er mit ihr sprach.)

Hätte Hugo mit einer realen Frau gesprochen, wäre diese Rede wegen der gefährlichen magischen Wirkung, die Schmeichelei ausübt, zweifellos skrupellos gewesen. Aber wie Jung hervorhob, ist Magie – die sicherlich Schmeichelei einschließt – nur am Platze, wenn sie auf das eigene Unbewußte angewendet wird, und Hugo sprach ja mit seiner Anima.

Aber offensichtlich streicht er die Butter zu dick, denn er redet an ihr vorbei. Sie erwidert kalt, daß man alles sehen kann außer sich selber und daß sie ganz recht habe, jeden töricht zu nennen, der sich an der Liebe durch den Blick in den Spiegel erfreuen möchte. Er müße ihr eine andere Art von Spiegel geben, wenn er irgend etwas in dieser Richtung wollte. Liebe kann in der Einsamkeit nicht überdauern und ist gar keine Liebe, wenn sie nicht auf einen passenden Gefährten gerichtet ist.

Hier wird sehr deutlich, daß seine Seele so extravertiert ist wie er

introvertiert, was eigentlich zu erwarten war. Es ist nutzlos, zu einer extravertierten Person so zu sprechen, wie Hugo es tut, denn zunächst kommt ihr jede Innenschau völlig morbide und autoerotisch vor. Außerdem hat die Seele von ihrem Standpunkt aus vollkommen recht: Beziehung zu anderen Menschen ist unerläßlich. Sie hätten ewig über diesen Punkt streiten können wie Christus und Johannes der Täufer in dem gnostischen Text, in dem sie zu keiner Entscheidung kommen konnten, ob die Mysterien der Welt übergeben werden sollten oder nicht.[5]
Der wichtigste Punkt in dieser Rede scheint der zu sein, daß die Seele ihn nach einer anderen Art von Spiegel fragt, denn das läuft auf das Eingeständnis hinaus, daß sie das Licht seines Bewußtseins fordert; wenn er es ihr nicht gibt, wird sie fest an die Welt verhaftet bleiben. Dieser Punkt ist für die aktive Imagination äußerst wichtig, weil er uns zeigt, daß passives Beobachten und Zuhören ganz ungenügend sind. Nur wenn wir auch mit dem Bewußtsein das Äußerste geben, können wir etwas Bedeutsames erreichen.
Wir finden dieselbe Vorstellung von der Anima, die das menschliche Bewußtsein braucht, bei Buddhas Devatas (Anima-Figuren). Ich will zwei kurze Beispiele zitieren:[6]

Sutra Drei: Auf der Seite stehend, wiederholt die Devata zum Gesegneten (Buddha) hin, die folgenden Zeilen:

> Das Dasein vergeht, kurz sind die Tage des Lebens,
> Keinen Schutz mehr hat der, der sich dem Alter nähert.
> So die Gefahr des Todes sich vor Augen haltend,
> Sollte man sich bestimmt um Verdienste bemühen,
> damit das Glück heraufkommen kann.

Der Gesegnete erwidert:

> Das Dasein vergeht, kurz sind die Tage des Lebens,
> Keinen Schutz mehr hat der, der sich dem Alter nähert.
> So die Gefahr des Todes sich vor Augen haltend.
> Sollte man sicher nach einem ewigen Ort suchen
> und die Lockungen der Welt meiden, die uns verführen!

Zu beachten ist der Unterschied der beiden letzten Zeilen. Buddha sagt zu seiner Devata fast dasselbe wie Hugo zu seiner Seele.

In Sutra Zwei lesen wir:

Eine Devata sagt zu einer anderen, die unwissend geredet hat:

> Weißt du nicht, Närrin, das Wort des Vollkommenen?
> Vorübergehend sind alle Formen,
> Sie sind unterworfen den Gesetzen von Erscheinen und Schwinden;
> Sie erheben sich und verschwinden wieder;
> Sie zu einem Ende zu bringen ist segensvoll.

Es ist interessant, daß Buddha etwa 1600 Jahre früher seine Anima genau wie Hugo belehrt hat, so wie es auch heute ein Mann tun müßte, der sich in ein Gespräch mit seiner Anima einläßt.

Hugo nimmt die Herausforderung seiner Seele in einer langen Rede auf. Er beginnt mit der Feststellung, daß niemand einsam ist, wenn Gott bei ihm ist, und daß die Liebe nur stärker wird, wenn die Sehnsucht nach wertlosen Dingen unterdrückt wird. Dann insistiert er auf der Notwendigkeit der Selbsterkenntnis, und daß sie zuerst ihren eigenen Wert wahrnehmen müsse, damit sie durch die Liebe zu minderwertigen Sachen sich nicht selbst entehrt. Sie wisse ja, daß Liebe Feuer ist und daß alles davon abhängt, welchen Brennstoff man ins Feuer wirft, denn sie werde unvermeidlich wie all das werden, das sie liebt. Dann nimmt Hugo ein wenig ihren Stil an und sagt ihr grob, daß ihr Gesicht für sie selber unsichtbar ist und daß ihr Auge nichts sehen kann, bis es sich selbst sieht; nur die Transparenz, die für diese Selbstbetrachtung notwendig ist, wird trügerische Erscheinungen daran hindern, ihre Sicht der anderen Dinge zu verdunkeln.

Diese Feststellungen sind eine Art Prolog zu Hugos eigentlicher These. Er sagt ihr einige tiefe psychologische Wahrheiten, weil er vermutlich hofft, daß etwas von dem Samen auf fruchtbaren Boden fällt und Wurzeln schlägt, denn wenn er hier aufgehört hätte, wäre sie ohne Zweifel noch weniger beeindruckt gewesen als vorher. Oftmals verstehen wir eine psychologische Wahrheit nicht, wenn wir sie zum ersten Mal hören; wir bewahren sie aber irgendwo auf, und sie wird vielleicht Jahre später wieder auftauchen, oft sogar als unsere eigene Idee! Jetzt scheint es so, als würde Hugo nur Brot ins Wasser werfen.

Im letzten Satz behauptet Hugo, daß sich die Seele selbst sehen kann und daß ihr Auge nie klar sehen wird, bevor sie das tut. Offensichtlich warnt er sie vor der Gefahr der Projektion. Wir können weiter annehmen, daß er wie ein Alchemist seine extravertierte Anima zu zwingen versucht, der durchsichtige Stein zu werden, ihre Kräfte zu verinnerlichen und sie durch Gerinnung in den unzerstörbaren Kristall oder Diamant zu verwandeln.
Er fährt fort, indem er ihr sagt, sie solle eine Meinung von außen bedenken, wenn sie sich nicht sehen könne. (Er spielt damit auf eine frühere Bemerkung von ihr an, daß »der Mann sein eigenes Gesicht eher durch das Ohr als durch das Auge kennenlernt«.) Dann erwähnt er erstmals ihren Bräutigam und daß dieser, obwohl sie ihn nicht gesehen hat, doch sie gesehen und geliebt hat. Er liebt sie mit einzigartiger Liebe, sagt Hugo, die sie jedoch mißachtet und verschmäht. Wenn sie ihn nicht sehen kann, soll sie seine Gaben als Mitgift betrachten. Er zählt diese Gaben auf: alles, was sie in der sichtbaren Welt liebt.
Darauf schilt er sie ernstlich, daß sie die sichtbaren Gaben annimmt und den verborgenen Geber ignoriert. Sie solle sich hüten, oder sie werde Hure statt Braut genannt, wenn sie Geschenke annimmt und nicht als Liebe zurückgibt – wenn sie die Gaben der Liebe des Gebers vorzieht. Entweder weise sie die Gaben zurück, oder sie erwidere sie mit einzigartiger Liebe zu dem Bräutigam, der sie ihr gibt. Das ist die einzig wahre Liebe.
Hugo nimmt die Forderung an, ihr einen anderen Spiegel zu verschaffen. Klug gibt er ihr einen Gegenstand der Liebe und versucht, Seine Existenz zu beweisen, indem er Ihn als den unsichtbaren Geber aller Dinge zeigt, die sie sieht und schätzt.
In kirchlicher Sprache ist der Bräutigam Christus oder Gott; in psychologischer Sprache das Selbst. Hugo tut das, was wir auch tun können, um eine übermächtige Anima bzw. Animus zu entmachten: er bemüht sich, sie in den Dienst des Selbst zu stellen. Grundsätzlich ist der Konflikt zwischen einem Mann und seiner Anima oder einer Frau und ihrem Animus unlösbar, denn sie repräsentieren das grundlegendste Gegensatzpaar: männlich

und weiblich. Deshalb besteht die einzige Hoffnung, dieses Problem zu lösen, darin, es zu überwachsen, wie es speziell im »Geheimnis der Goldenen Blüte« ausgedrückt ist und am Schluß des Kapitels vom »Lebensmüden Mann« erwähnt wird. In Jungs Kommentar hören wir, daß ein unlösbares Problem selten nach seinen eigenen Bedingungen gelöst wird, sondern daß es seine Dringlichkeit durch das Dämmern einer neuen Lebensmöglichkeit verliert. Hugo strebt solch eine Lösung an, so wie auch der Ba das Problem des lebensmüden Mannes nicht nach dessen Vorstellungen löste, sondern ihm etwas Wichtigeres zeigte: ein gemeinsames Heim mit dem Ba. Hugo und seine Seele können nur im Selbst versöhnt werden: »Gott ist eine Vereinigung der Gegensätze«, wie Nikolaus Cusanus sagt.[7]

Hugos Geist weiß sehr wohl um diese Tatsache, aber seine Anima nicht. Sie ist zu tief in die Sinnenwelt verstrickt, so daß es seine einzige Hoffnung ist, sie durch eine Sprache, die sie versteht, allmählich zum Wissen über die Existenz eines Vereinigers der Gegensätze zu führen. Sehr weise gibt er jeden Versuch auf, ihr die Welt, die sie liebt, wegzunehmen, sondern er benutzt sie zum Beweis seines Anliegens, indem er sie als die Gabe eines Bräutigams darstellt, der sie mit einzigartiger Liebe liebt.

Hier möchte ich einen modernen Traum einfügen, der das Problem vom Standpunkt der Frau aus zeigt. Er ist Teil einer interessanten Traumserie, die den Konflikt zwischen dem kollektiven Blickwinkel des Animus und dem sehr persönlichen Standpunkt des Schattens zeigt. Die Träumerin war nicht in Analyse, was bedeutet, daß das unbewußte Material dann oft naiver und vollständiger ist.

Die Träumerin war dauernd hin- und hergerissen zwischen einem außerordentlich strengen Animus, der in ihren Träumen gewöhnlich als Mönch oder Priester erschien, und einem leidenschaftlichen, kindischen Schatten, der als Kind oder aufgeregte, emotionale Frau erschien. Einerseits mußte sie alle Einwände des gerechten, aber unerbittlichen Animus akzeptieren; andererseits mußte sie sich auf die Ebene des Schattens begeben, gegen den ausdrücklichen Befehl des Priesters.

Im Traum wurde sie durch die Gegenwart des Priesters gezwungen, aufrecht stehenzubleiben, aber trotzdem ließ sie sich auf einer Bank neben der verzweifelten Frau niedersinken. Sie sagt, sie habe ihre klar erkannte Pflicht, aufrecht zu bleiben, nicht vergessen, noch habe sie aus Trotz gehandelt, sondern sie sei durch ein übergroßes Mitgefühl gezwungen gewesen, sich neben diese Frau zu setzen. Als sie den Priester ansah, gewahrte sie Gnade in seinem Gesicht, aber sie wußte, daß er sie streng bestrafen würde. Als die Spannung auf dem Höhepunkt war, befand sie sich in einer großen Kathedrale mit dem Priester hinter ihr und der Frau vor ihr. Offenbar erwarteten sie eine Art Urteil oder Entscheidung. Schließlich ertönte eine Stimme, die von hinten und von oben kam. Sie hörten der Stimme, die so majestätisch wie die Kathedrale war, zugleich mit Furcht und Freude zu. Die Stimme war voller Mitgefühl, doch das Urteil war streng: Wenn das Mädchen (oder die leidenschaftliche Frau) sich von ihren Wunden erholt habe, könne die Träumerin in Frieden ihren Weg gehen, aber wenn nicht . . . Die Träumerin konnte die Alternative nicht hören, aber sie folgerte, daß es ein Todesurteil war. Strengste Gerechtigkeit wurde so durch Gnade gemildert, daß sie das Urteil alle annehmen konnten.

Zurück zu unserem Text. Wir kommen nun zur Antwort der Seele. Sie sagt zu Hugo, die Süße seiner Worte hätte sie entflammt, obwohl sie den Bräutigam nie gesehen habe, den er so hoch preist. Allein durch seine Beschreibung fühle sie sich jedoch fast verpflichtet, ihn zu lieben. Aber da sei eine Beeinträchtigung, die ihr Glück dämpfen werde, falls sie nicht durch seine tröstende Hand entfernt werden könne.

Hugo hat eine beinahe magische Wirkung auf die Seele erzeugt. Seine Worte haben sie entflammt. Sie erfaßt zwar die große psychologische Wahrheit noch nicht, die er ihr über das Selbst gesagt hat, denn sie ist immer noch oberflächlich extravertiert; ist von den Worten und nicht von der Idee hinter ihnen bezaubert. Jedoch scheint sie die Gefahr der Magie auch zu sehen und lenkt sie auf ihn zurück. Sie betont den Charme seiner Worte und seiner tröstenden Hand, um ihn aufzublähen, ein bevorzugter

Trick von Anima und Animus, vor dem wir bei der aktiven Imagination immer auf der Hut sein müssen. Als autonome Daimones halten sie ihre Macht weitgehend, indem sie Aufgeblasenheit oder Minderwertigkeit erzeugen; sie benutzen diese Waffen unbarmherzig und auf schwer zu entdeckende Weise. Wenn die Anima es fertigbringt, Hugo aufzublähen, so daß er zu denken beginnt: »Ich mache das, was bin ich doch für ein feiner Bursche!«, dann hat sie ihn in der Tasche, und diese Macht geben, nach meiner Erfahrung, Anima oder Animus nie ganz auf. Bei der kleinsten Herausforderung versuchen sie es wieder.

Hugo sagt, er sei ganz zuversichtlich, daß es in der Liebe ihres Bräutigams nichts gibt, das ihre Freude mindern kann, aber damit es nicht mehr so aussieht, als wollte er sie täuschen, bittet er sie, ihm ihre Schwierigkeiten zu enthüllen.

Hugo ist kein Narr. Er umgeht ihre Falle klug; er gibt zu, es könnte so scheinen, als wollte er sie zugunsten seiner eigenen ichhaften Ziele täuschen. Ich habe tatsächlich das Gefühl, daß er sein Gewissen in bezug auf diesen Vorwurf sehr sorgfältig geprüft hat.

Obwohl dieses Gespräch so aufgeschrieben wurde, als ob es in einer Sitzung stattgefunden hätte, ist das natürlich nicht der Fall. Diese Unterhaltungen erfordern den ganzen Mann und brauchen einiges Nachdenken. Ich selber verfolge sie über eine beträchtliche Zeitspanne und sinne oft über eine Bewegung meines Gegenübers nach, bevor ich sehen kann, wohin er steuert, oder bevor ich die richtige Antwort weiß.

Im Unbewußten gibt es, wie Jung oft gezeigt hat, entweder keine Zeit oder eine völlig andere Auffassung von der Zeit, so daß es oftmals möglich ist, dasselbe Thema mit demselben Gegenüber später wieder aufzugreifen. Aber diese Dinge haben die Neigung, ins Unbewußte zurückzusinken, so daß jede unnütze Verzögerung oder Entschuldigung fatal ist. Ich möchte betonen, daß ein solches Gespräch den äußersten Einsatz von uns fordert, wie immer wir ihn auch leisten. Nur dadurch, daß Hugo sich selbst auf sein menschliches Maß reduzierte, indem er die Gefahr sah, daß er sie um seiner eigenen Ziele willen täuschen könnte,

entging er der Falle seiner Anima. Wir müssen immer daran denken, wie klein wir in solchen Unterredungen mit mehr oder weniger ewigen Figuren sind.
Die Seele erklärt dann ihr Problem in aller Ausführlichkeit. Obwohl sie zugibt, daß die Gaben des Bräutigams groß sind, sieht sie an ihnen nichts Einzigartiges, denn sie muß ja mit anderen Menschen und sogar mit den Tieren teilen. Es sei unfair, wenn man von ihr erwarte, daß sie ausschließlich ihren Bräutigam liebe, wenn es kein Anzeichen dafür gibt, daß er nur sie liebt. Hugo wisse das sehr gut und müsse ihr zeigen, wo die Einzigartigkeit sei.
Dies ist ein Beispiel für ausgesprochen weibliche Psychologie. Jede Frau, und vermutlich jede Anima, hegt diese Forderung nach Ausschließlichkeit. (Jung erzählte manchmal die Geschichte einer wahnsinnigen Frau, die in der Kapelle der Anstalt schrie: »Er ist mein Christus und ihr seid alle Huren!«) Jede Frau, die ehrlich mit sich selber ist, kann diesen Anspruch irgendwo in sich finden, obwohl er gewöhnlich auf einen realen Mann projiziert wird, der auf die eine oder andere Art unter ihrem ausschließlichen Besitzanspruch zu leiden hat.
Diese Rede bestätigt unseren Verdacht, daß die Anima versucht hat, Hugo mit ihrer Schmeichelei zu verführen, denn sie liebt ganz klar ihren eigenen Weg viel mehr als ihren Bräutigam. Die Forderung, die einzige Geliebte zu sein, ist grundsätzlich eine Frage der Macht, nicht der Liebe. Bis zu einem gewissen Grad hat Hugo den bewußten Willen nach ichhafter Macht geopfert, aber nun entdeckt er, daß sein Eros, sein Gefühlsleben, seine Anima in derselben Weise weitermacht. Dieses Beispiel zeigt, daß wir die Rechnung ohne den Wirt gemacht haben, wenn wir meinen, es sei genug, etwas auf der bewußten Ebene zu opfern. Durch seine kluge Methode findet Hugo heraus, was die Anima ist.
Hugo antwortet seiner Anima wiederum sehr weise, daß er nicht ärgerlich sei mit ihr, denn offensichtlich suche sie wirklich nach vollkommener Liebe. Er kritisiert das Negative in ihrer Rede nicht, sondern hebt das Positive hervor wie ein Gatte, der sagen

würde: »Liebling, du hast völlig recht; ich sehe, deine Gründe sind über jeden Verdacht erhaben« – als Vorrede zu einem großen Aber. Wäre Hugo nicht Mönch gewesen, hätte er sicher einige Qualitäten gehabt, die einen guten Ehemann ausmachen.

Hugo fährt mit dem Versuch fort, etwas mehr Unterscheidung in sein Gefühlsleben zu bringen, indem er z. B. die Gaben des Bräutigams in drei Klassen einteilt: solche, die allen gemeinsam sind; spezielle Gaben, die mit einer begrenzten Anzahl von Menschen geteilt werden; und solche, die einzigartig sind. Aber diese Antwort akzeptiert die Anima nicht, die zu ihm sagt, er habe ihre Schwierigkeiten abgewiesen statt sie auszureißen; ich erwähne seine Rede daher nur, um die Komplexität solcher Gespräche zu zeigen. Hugo versucht die Annäherung mit rein rationalen Argumenten, was sie gar nicht beeindruckt. Sie steht nicht mehr unter dem magischen Zauber seiner Worte und insistiert wie eine Frau auf Tatsachen.

Er fährt jedoch trotz ihres Protests auf derselben Linie weiter. Er fängt erst an, sie zu beeindrucken, als er mit einer – auf Tatsachen gegründeten – Beschreibung beginnt, was diese einzigartige Liebe wirklich ist. Die beiden wichtigsten Passagen seien hier vollständig zitiert:

> Liebe mag Glück allein sein, aber es ist viel größer, wenn man sich am Glück vieler erfreuen kann. Denn geistliche Liebe wird im Einzelnen größer, wenn sie allen gemeinsam ist. Sie verringert sich nicht, wenn sie geteilt wird, denn ihre Frucht kann einzigartig und ungeteilt in jedem Einzelnen gefunden werden.

Mit anderen Worten, ihr ausschließliches Recht auf einzigartige Liebe setzt der Anzahl der Menschen keine Grenze, mit denen sie diese geistige Liebe teilt. Sie braucht nicht zu fürchten, daß das Herz ihres Bräutigams auseinandergerissen wird wie in der menschlichen Leidenschaft, denn es ist überall ganz und ungeteilt. Hugo fährt fort:

> Alle müßen daher den Einen mit einzigartiger Liebe lieben, denn alle werden einzigartig geliebt und sollen einander lieben in dem Einen, als ob sie eins wären, und durch die Liebe zu dem Einen sollen alle eins werden.

Die Alchemie ist voll von Hinweisen auf das Thema des Einen, aber der Platz verbietet mir, sie hier anzuführen. Grundsätzlich sind natürlich das »Eine« in der Alchemie und der »Eine«, auf den Hugo sich bezieht, Symbole für den Archetyp des Selbst.
In »Psychologie der Übertragung« zitiert Jung einen Satz von Origenes: »Du siehst, wie jener, der Einer zu sein scheint, nicht Einer ist, sondern so viele (verschiedene) Personen erscheinen in ihm, als (er) Eigenwilligkeit (besitzt).« Deshalb ist es für Origenes das Ziel des Christen, ein innerlich geeinter Mensch zu werden.[8]
Es gibt auch eine Parallele in der Brihadaranyaka-Upanishad, die unserem Text so nahesteht, daß ich nicht umhin kann, einige Zeilen daraus wiederzugeben. Yagnavalkya sagt:

Wahrlich, ein Gatte ist nicht teuer, damit du den Gatten liebst; sondern damit du das Selbst liebst, deshalb ist der Gatte teuer.
Wahrlich, die Gattin ist nicht teuer, damit du die Gattin liebst; sondern damit du das Selbst liebst, deshalb ist die Gattin teuer.

Dies wird dann von allen Dingen wiederholt, die der Mensch liebt, und der Abschnitt endet:

Wahrlich, alles ist nicht teuer, damit du alles lieben sollst; sondern damit du das Selbst liebst, deshalb ist alles teuer.[9]

Für uns ist die Bedeutung dieses Textes vor allem in der Erfahrung zu finden; besonders für Frauen und in unserem Text für die Beziehung wird sie offenkundig. Wir wissen alle, daß keine menschliche Beziehung total ist. Wir können dies und das mit jemandem teilen, etwas anderes mit jemand anderem, usw. Wir fühlen uns oft gespalten, treulos oder zwischen unseren Beziehungen hin- und hergerissen. Aber wenn wir anfangen, zu unserem Unbewußten eine gewisse Treue zu verspüren, zu etwas, das unendlich viel größer als unser Ich ist, dann verwirklichen wir etwas von dieser Treue zu dem Einen, zum Selbst, das Hugo in religiöser Sprache als Treue zum Bräutigam der Seele beschreibt, und wir beginnen zu sehen, daß er einfach eine psychologische Tatsache schildert.
Das wird manchmal in der Übertragung deutlich. Auch die

schlimmsten Schwierigkeiten bei der Übertragung sind gewöhnlich Wegweiser, die zur Erfahrung des Selbst führen. Der Analytiker hat die Aufgabe, festzubleiben und durch Beratung mit seinem eigenen Unbewußten jedem Patienten das zu geben, was ihm oder ihr in dem Einen gehört, nicht mehr und nicht weniger. Und der Patient hat die Aufgabe, das Leiden anzunehmen, das im Opfern seiner egoistischen Forderung liegt, und das Eine kennenzulernen, in dem allein die Lösung des Problems gefunden werden kann. Sehr oft kann von beiden Seiten die größte Hilfe bei der aktiven Imagination gefunden werden.

Zu Beginn ihrer Antwort spielt die Seele wieder auf den Charme von Hugos Erklärungen an. Sie sagt, um ihretwillen fühle sie mehr Feuer im Streben nach dieser Liebe, die sie ohne seine Worte anzuekeln begonnen hätte. Dann wird sie praktischer und sagt, es müße ihr gezeigt werden, ob diese Liebe wirklich effektvoll ist. Sie werde nicht länger an ihr zweifeln, wenn sie an ihrer praktischen Auswirkung sehen könne, ob sie echt ist.

Obwohl sie den Zauber seiner Worte noch spürt, befriedigen sie sie nicht mehr. Sie hatten den Zweck, sie zum Zuhören zu bringen, aber nun muß Hugo Tatsachen vorführen. Diese Reaktion der Seele stimmt mit unserer Erfahrung des Unbewußten überein; es hat einen ausgesprochen praktischen Standpunkt, und Suggestion übt keine dauernde Wirkung auf es aus. Zeitweilig allerdings reagiert es auf Suggestion, aber es wird am Ende umkehren und Tatsachen fordern.

In einer langen Rede erklärt Hugo seiner Seele hauptsächlich, daß der Bräutigam ihr nicht nur das Dasein an sich geschenkt habe, sondern ein schönes und geformtes Dasein und überdies eine Ähnlichkeit mit ihm selbst.

Dies ist ein außerordentlich wichtiger Punkt, der die ganze Idee der Individuation enthält. Dieses »schön gestaltete Dasein« ist vermutlich die einzigartige Form, die zu verwirklichen jeder die Möglichkeit hat. Sie wird uns gegeben, aber wir haben die Wahl, ob wir sie in die Realität umsetzen oder nicht.

Jung verglich sie oft mit einem Kristallgitter, aber ob dieses Gitter sich in einen Kristall härtet, hängt wenigstens bis zu einem gewissen Grade von uns ab.

Bei Jakob Böhme gibt es einen Abschnitt, in dem er davon spricht, daß Gott einen »feinstofflichen Leib« hat, aber daß Lucifer diesen verloren habe, als er vom Himmel fiel. Jung sagte von diesem Abschnitt, daß man den Gedanken eines feinstofflichen Körpers symbolisch für eine individuelle Gestalt oder Form nehmen könnte. Nach Böhme hat der Teufel auf seine individuelle Gestalt verzichtet, d. h. er will dem Individuationsprozeß nicht unterliegen. Deshalb wäre es in unserem Text fatal, wenn die Seele dem Beispiel des Teufels folgte und auf die Gabe des Bräutigams, »diese schön geformte Existenz«, verzichtete; mit anderen Worten, wenn sie den Individuationsprozeß verweigerte.

Der nächste Punkt, den Hugo hervorhebt, ist die Ähnlichkeit der Seele mit dem Bräutigam selbst. In »Psychologie und Alchemie« sagt Jung:

> Die Innigkeit der Beziehung zwischen Gott und Seele schließt jede Minderbewertung der Seele von vornherein aus. [Daß auch der Teufel Besitz von der Seele nehmen kann, vermindert ihre Bedeutung keineswegs.] Es ist vielleicht zu weit gegangen, von einem Verwandtschaftsverhältnis zu sprechen; aber auf alle Fälle muß die Seele eine Beziehungsmöglichkeit, das heißt eine Entsprechung zum Wesen Gottes in sich haben, sonst könnte ein Zusammenhang nie zustande kommen. Diese Entsprechung ist, psychologisch formuliert, der Archetypus des Gottesbildes.[10]

Dieses Etwas in uns, das dem göttlichen Wesen entspricht, wird von Hugo als Ähnlichkeit der Seele mit Gott formuliert. In diesem Text berühren wir das ungeheure Paradox unserer engen Beziehung zum göttlichen Aspekt des Selbst, mit dem wir uns nie ohne die furchtbarste Inflation identifizieren können. In Hugos Zeit bestand die Gefahr dieses Aufgeblähtwerdens vielleicht weniger, denn durch den ganzen Text hindurch wird alle Handlung Gott zugesprochen, und die Seele ist nur die Empfängerin seiner Gaben.

Die alchemistische Idee, daß die Erlösung des Göttlichen vom

Menschen abhängt, fehlt in unserem Text keineswegs gänzlich, obwohl das Hauptgewicht natürlich immer auf das Wirken Gottes gelegt wird. Man könnte auch sagen, daß das Ziel dieses ganzen Gesprächs – die Seele aus ihrer Verstrickung oder sogar Identität mit der Welt zu befreien – das grundsätzliche Ziel der Alchemie ist: das Göttliche aus der Dunkelheit der Materie zu befreien. Diese Idee wird deutlich, als die Seele an ihre Gottähnlichkeit erinnert wird. Wir verdanken diese Andeutung der alchemistischen Seite dieser Vorstellung Hugos außerordentlich wissenschaftlichem Geist, der nicht zögert, den aktuellen Zustand seiner Seele, wie er in dieser Unterredung offenbar wird, zuzugeben.

Er fährt dann fort, durch diese Liebe seien ihr vier Gaben zuteil geworden. Interessanterweise sind diese Gaben eine genaue Beschreibung der vier Funktionen. Die beiden rationalen Funktionen werden sogar wörtlich so genannt: »Fühlen« und »Unterscheiden«, die Haupteigenschaft der Denkfunktion. Ganz passend werden die beiden irrationalen Funktionen auch irrational beschrieben: »Empfindung« als ihr äußeres Geschmücktsein mit den Juwelen der Sinne, und »Intuition« als ihr inneres »Gewand der Weisheit«. Das scheint ein weiterer Beweis für den archetypischen Charakter der Jungschen vier Funktionen zu sein: Hugo hat sie im 12. Jahrhundert in diesem authentischen Gespräch mit seiner Seele entdeckt. Dann wendet er sich ihr zu und schimpft ganz plötzlich mit ihr, daß sie ihren Bräutigam verlassen habe, ihre Liebe mit Fremden abgewertet und seine Gaben verschwendet habe – kurz, sie sei nicht länger eine Braut, sie sei »eine Hure geworden«.

Bis zu diesem Punkt hat die Seele lange nichts gesagt, außer daß sie ihn höchst verständnisvoll bat, fortzufahren, so daß dieser plötzliche heftige Angriff fast ein Schock für sie ist. Vermutlich realisiert Hugo, daß sie ihn nicht versteht. In längeren Passagen verfiel er immer mehr in den Ton des »Du solltest«; wahrscheinlich ist er unsicher und fordert mit einiger Emotion den Widerstand seiner Seele heraus. Vielleicht hat er sich mit seiner Betrachtung des Göttlichen ein wenig über sich selbst erhoben

und ist wütend, daß er seine Funktionen nicht beherrschen kann.
In einem Bekenntnis, das er später ablegt, identifiziert sich Hugo mit seiner Seele und nimmt etwas von der Schuld für ihre Unzulänglichkeit auf sich. Daher könnte sein unerwarteter Wutausbruch auch Ärger über seine eigenen Fehler sein. Heftige Emotion über die Verfehlungen anderer wird praktisch immer durch eine Projektion ausgelöst, denn die Schwäche, die uns wirklich unter die Haut geht, ist immer unsere eigene.
Wir sollten vielleicht einen Augenblick überlegen, was es war, das Hugo in seinem alltäglichen Leben dazu gebracht hat, diese Unterhaltung mit seiner Seele zu beginnen.Sie wird dargestellt als in die Welt verstrickt, so daß wahrscheinlich weltliche Ziele und Ambitionen eine große Rolle in Hugos Psychologie spielen und offenbar mit seinem inneren Ziel unvereinbar waren. Trotz oder vielleicht wegen des herablassenden Tones, den Hugo manchmal gegen seine Seele braucht, besonders bei seinem Gefühlsausbruch, kann man den Mann finden, der Angst hat, von seiner Anima besessen zu sein. Man kann sich vorstellen, daß er sich ständig bei kleinen oder großen Plänen mit weltlichem Ziel ertappte. Es muß eine sehr starke Motivation hinter solch einem aufrichtigen Versuch gestanden haben, sich mit der Anima zu einigen.
Andererseits läßt Hugo möglicherweise seinen Ärger absichtlich heraus, um seine Anima durch den Schock aus ihrer Unbewußtheit zu erwecken. In einer Diskussion über diesen Punkt sagte Jung, das Spiel sei immer verloren, wenn man bei einem Streitgespräch die Ruhe verliert. Frau Jung erwiderte, manchmal sei Ärger die richtige Reaktion, er habe das auch selbst gesagt. Jung antwortete, das sei ganz richtig, aber nur, wenn man seinen Ärger ebenso gut beherrschen könne. Wenn man den Ärger die Überhand gewinnen ließe, sei das immer ein Fehler. Wir können die Sachlage nur durch die Wirkung seines Ausbruchs auf die Seele beurteilen.
Sie antwortet Hugo auf eine Art, die ihr tiefes Beleidigtsein zeigt. Sie hatte gehofft, seine Lobeshymne führe zu einem anderen

Ziel, aber sie sieht nun, daß er damit nur eine Gelegenheit schaffen wollte, um ihr zu zeigen, wie abscheulich sie ist. Deshalb wünscht sie, die Unterredung hätte nie stattgefunden und könnte nun in Vergessen gehüllt werden, wenn sein Argwohn kein Mitleid mit der Schuldigen hat.

Hugo hat fast alles verloren, was er gewonnen hatte, denn die Seele wünscht sich, daß sie das ganze Gespräch vergessen könnten; mit anderen Worten, sie denkt daran, ins Unbewußte zurückzukehren. Bei unserer eigenen aktiven Imagination dürfen wir es uns nicht leisten, zu übersehen, wie leicht solche Figuren verschwinden, und vom Gefühlsstandpunkt aus hat Hugo einen großen Fehler gemacht. Er ist gefährlich nahe an die Sprache des Animus geraten: du solltest und du solltest nicht. Offenbar nimmt die Anima dies noch mehr übel als eine reale Frau; wenn man bedenkt, wie nahe die Anima der Natur steht, ist es wirklich ein Wunder, daß sie so viel ertragen hat.

Wir berühren hier das Problem unseres ganzen christlichen Erbes seit dem Mittelalter. Der mittelalterliche Mensch war wegen der absoluten Notwendigkeit, das Helle um jeden Preis zu differenzieren, gezwungen, sehr hart mit sich selber zu sein. Viele heutige Menschen funktionieren in genau derselben Weise; sie finden es sehr schwer, sich selber etwas zu verzeihen. Aber es ist gefährlich, sich nicht vergeben zu können. Jesus sagt: »Liebe deinen Nächsten wie dich selbst«, und wir können unseren Nächsten nicht wirklich lieben und ihm vergeben – so sehr wir uns über diesen Punkt auch selber täuschen möchten –, solange wir uns selbst nicht lieben und vergeben können. Der Animus ist hierin ein großer Betrüger und betont gerne, wie unverzeihlich wir uns benommen haben. Ich habe erlebt, daß ich lernen mußte, ihm bisweilen zu sagen: »Sei nicht so schnell; vielleicht hatte ich unrecht, aber laß uns abwarten, wie sich die Situation entwickelt, bevor ich mir zu viele Sorgen darüber mache.«

Hugos Gefühlsausbruch war sicher bedrohlich, denn er ist in Gefahr, allen Kontakt mit der Anima zu verlieren. Gleichwohl mag es nötig gewesen sein, energische Maßnahmen zu ergreifen, um sie auf ihre Unzulänglichkeiten aufmerksam zu machen, denn

da sie ihre eigene Schönheit nicht sah, war sie vermutlich auch blind für ihre eigenen häßlichen Eigenschaften. Solche Dinge sind manchmal unvermeidlich, aber es ist wie bei Skylla und Charybdis: wenn wir zuviel sagen, brechen wir den Kontakt ab; sagen wir zuwenig, haben wir keine Chance, diese Figuren zu beeinflussen oder zu verändern.
Aus seiner ausführlichen Antwort wird klar, daß Hugo die Gefahr, sie zu verlieren, gesehen hat, denn er beeilte sich, ihr zu versichern, daß er nicht die Absicht hatte, Schuld auf sie zu häufen, sondern daß er nur zu ihrer Belehrung gesprochen habe. Seine Absicht war es, ihr zu zeigen, wie groß die Liebe ihres Bräutigams ist, denn sie wird durch ihre Fehler in keiner Weise berührt. Im Gegenteil, als ihr Bräutigam sie in Sünden verloren sah, stieg er auf die menschliche Ebene hinab, um sie zu erlösen.
Hugo dreht den Spieß klug um – gegen die Seele. Indem er betont, wie sehr sie geliebt wird, verfällt sie wider der Faszination durch diese Idee, und wir hören nichts mehr von ihrem Wunsch, das Gespräch zu vergessen. Psychologisch gesehen dankt das Ich zugunsten des Selbst ab. Hugo opfert seinen allzu menschlichen Ärger über die Fehler seiner Anima, indem er die Angelegenheit in die Hände des Selbst legt.
Die Seele antwortet, sie fange an, ihre Schuld zu lieben und sie sogar zu segnen, denn sie sieht, daß diese die Liebe hervorgerufen hat, die sie nun so leidenschaftlich ersehnt, um die Schuld abzuwaschen. Dann kehrt sie sich von Hugo ab und wendet sich zum ersten Mal direkt an ihren Bräutigam, indem sie ihn fragt, was er an ihr findet, daß er sie so sehr liebt.
Die Seele kompensiert hiermit Hugos rein moralischen Standpunkt, und es scheint, als würde ihre Klugheit die seine bei weitem übertreffen. Er hat das ganze Gewicht auf das Helle gelegt, aber sie sieht, daß eine so totale Liebe nur durch beide Gegensätze konstelliert werden kann, und daß es gerade das Dunkel in ihr war, das sie hervorgerufen hat. Es erscheint höchst bedeutsam, daß sie sich zum ersten Mal an ihren

Bräutigam wendet, als ob dies etwas wäre, das zu verstehen von Hugo kaum erwartet werden kann.

Denselben Gedanken finden wir bei Meister Eckhart fast hundert Jahre später. Er sagte, daß die Gnade Gottes nur von denen erfahren werden kann, die das ganze Elend des in Sünden Verlorenseins kennen, und er wies darauf hin, daß deshalb alle Apostel besonders große Sünder waren. Diese Idee lag also schon zu Hugo von St. Viktors Zeit in der Luft, obwohl wir nicht wissen, wie weit sie wirklich in sein Bewußtsein gedrungen war. Jedenfalls gibt er dank seiner glücklicherweise wissenschaftlichen Genauigkeit wahrheitsgetreu wieder, was seine Seele sagt, wenn auch zuerst nur als eine Art Unterhaltung zwischen Archetypen.

Da die Seele nun festen Boden gewonnen hat, erlaubt sie Hugo ganz ruhig, sie so viel zu beschimpfen, wie er mag, was er auch recht ausführlich tut. Nur manchmal langweilt sie sich ein wenig und unterbricht ihn mit der Bitte, ihr noch mehr über diese faszinierende Liebe zu sagen.

Der Dialog wird einmal von Hugo durch ein sehr interessantes Bekenntnis unterbrochen, das er direkt an Gott richtet und in dem er selber die Verantwortung für alle die Sünden auf sich nimmt, die er bis dahin der Seele zugeschrieben hat. Er dankt für die einzigartigen Gaben, die ihm zuteil geworden sind, und sagt, Gott habe viele seiner Zeitgenossen in der Finsternis der Unwissenheit gelassen, während Hugo besonders mit Erleuchtung begünstigt worden ist, durch die er Gottes Willen besser erkennen kann. Er sei dadurch fähig, Gott besser zu erkennen und Ihn reiner zu lieben, ehrlicher an Ihn zu glauben und Ihm leidenschaftlicher zu folgen als seine Zeitgenossen. Er sagt Dank für die besonderen Gaben, die er erhalten hat: empfängliche Sinne, große Intelligenz, gutes Gedächtnis, Leichtigkeit und Zauber der Sprache, überzeugendes Wissen, Erfolg bei der Arbeit, Liebenswürdigkeit im Umgang mit seinen Kollegen, Fortschritt bei seinen Studien, Ausdauer, usw.

Da das Bekenntnis damit beginnt, daß Hugo die Sünden, die seine Anima begangen hat, als seine eigenen anerkennt, handelt er sehr klug, wenn er seine Aufmerksamkeit auf die entsprechenden positiven Eigenschaften lenkt. Sobald wir unsere negativen Seiten realisieren, sind wir zu sehr geneigt, ihr Gegenteil zu vergessen. Doch ist die menschliche Psyche wie alles andere immer doppelt: positiv und negativ.

Nach diesem Bekenntnis hält die Seele eine lange Rede, in der sie erkennt, daß diese Liebe mit Recht einzigartig genannt wird, auch wenn sie zugleich universal ist. Es scheint ihr sogar, als habe ihr Bräutigam nichts anderes zu tun, als an ihre Erlösung zu denken. Sie macht eine Konzession gegenüber Hugos Standpunkt, indem sie ihre Sünden bereut, denn sie sieht, daß sie jetzt durch sie daran gehindert wird zu lernen, ein Gefäß für diese Liebe zu sein.

Dann geschieht eine der interessantesten Begebenheiten in diesem Text. Hugo verkündet, daß ein Wunder geschehen sei, und sagt:

> Ich sehe nun, wie du seit Beginn unseres Gespräches vieles in den Mittelpunkt gestellt hast, das das Gegenteil von Liebe zu sein schien, und wie du dadurch die Macht der Liebe nicht verringert, sondern zunehmend verstärkt hast.

Die Seele gibt nicht nach, bis Hugo auch etwas von ihrem Standpunkt übernimmt; nun ist es nicht mehr eine Unterredung zwischen Archetypen, sondern ein direktes Zugeständnis von Hugos Seite, daß alles, was ihm an ihr so mißfiel, die Liebe gestärkt und nicht geschwächt hat. So wie der lebensmüde Mann in seinen letzten Reden etwas vom Ba übernommen hat, so übernimmt Hugo, wenn auch in viel geringerem Maße, etwas von seiner Seele. Die Dinge ins Zentrum zu stellen hat natürlich die Bedeutung, sie bewußt zu machen, sie dem Selbst zu übergeben anstatt sie in einer Ecke als private Sünden zu behalten und sie mit der Zeit zu vergessen.

Diese gegenseitigen Geständnisse haben eine umittelbare praktische Auswirkung, denn die Seele stellt ihm eine letzte Frage: Ist es ihr Bräutigam, der sie manchmal spürbar berührt, so zart und doch mit solcher Kraft, daß sie sich völlig verwandelt fühlt?

Diese feine Substanz, die die Seele berührt, wird in der Alchemie oft erwähnt. Das Rosarium Philosophorum berichtet z. B., daß einige Meister das Geheimnis gesehen und sogar mit ihren Händen berührt haben.[11] Und die Alchemisten sagen oft: »Wir sprechen, wovon wir wissen, und bezeugen, was wir gesehen haben.« Jung betonte oft, daß die Alchemisten nur für jene schrieben, die diese Dinge erfahren haben, und keinen Versuch machten, die Sache denen zu erklären, die keine Erfahrung hatten. Unsere Textstelle berührt dieses Problem wie auch das Problem der Wiedergeburt, aber es würde zu weit führen, hier mehr darüber zu sagen.

Hugo antwortet seiner Seele, daß es wirklich ihr Bräutigam ist, der sie berührt, aber nur als Vorgeschmack dessen, was noch kommen wird. Er ist für sie noch unfaßbar und unsichtbar, und oft glaubt sie, er sei nicht da; sie kann ihn noch nicht besitzen. Hugo fleht sie an, den Einen zu erkennen, zu lieben, ihm zu folgen, ihn zu ergreifen und zu besitzen. Der Text endet mit der Erklärung der Seele, daß dies nun ihr größter Wunsch sei.

Schluß

Der Text hört mit einem fast vollständigen Sieg des Mannes über die Seele auf – so vollständig, daß man sich fragen muß, ob das Ganze nicht zu gut ist, um wahr zu sein. Zweifellos ist das im weitesten Sinne ein Problem der Zeit, als die Richtung zur Bewußtwerdung hin nach oben zum Licht führte. Dennoch gab es im 12. Jahrhundert viele negative Elemente: unter anderem den Kampf zwischen Kaiser und Papst, der die Zerstörung ganzer Städte mit sich brachte; das erstaunliche psychologische Phänomen, das sich bei der Gründung des Prämonstratenser-Ordens ereignete, nur etwa 130 Kilometer von St. Viktor entfernt; und die Ermordung des Priors von St. Viktor, während Hugo dort residierte.

Natürlich war das Ich eines Mannes von Hugos christlicher Überzeugung hinsichtlich der Gegensatzproblematik einseitig. Er glaubte wahrscheinlich an das Tun des Guten und das Vermeiden des Bösen. Aber das Selbst enthält zu allen Zeiten beide Gegensätze, wie der Gott des Alten Testaments deutlich zeigt.

»Gott ist eine Vereinigung der Gegensätze«, sagt Cusanus (s. oben [7]). Der tiefste Grund für den Erfolg des Ba im ägyptischen Text und für Hugos Erfolg bei seinem Gespräch bestand darin, daß beide auf der Seite der Ganzheit der menschlichen Persönlichkeit, des Selbst, standen. Der Ba tat alles, um den Lebensmüden zu überreden, den Versuch aufzugeben, sich von der Ganzheit durch einen törichten und unüberlegten Selbstmord abzuschneiden. Er trieb den Mann in zunehmendes Elend, bis er fähig war zu sehen, daß die Ganzheit, die Einheit mit seinem Ba, das einzig Wesentliche war, und er so über das Problem von Leben oder Tod hinauswachsen konnte.

Bei Hugo von St. Viktor war es der Mann, der auf der Seite der Ganzheit stand und nur deswegen Erfolg hatte. Er beharrte nie darauf, seiner Seele eine Forderung des Ich aufzuerlegen. Wie wir sahen, geriet beim leisesten Versuch dazu das Ganze in Gefahr. Seinem Wissen gemäß und soweit er zu der Zeit sehen konnte, gebrauchte er seinen überragenden Verstand, um sein undifferenziertes Fühlen aus seinem zersplitterten Zustand in der Welt zu lösen, wo es sich zweifellos wie die eigenwilligen Impulse auswirkte, die schon Origenes als das große Hindernis vor der Selbstwerdung des Menschen angesehen hatte.

Der ägyptische Text zeigt uns, wie ein Mann sich verhalten kann, wenn eine archetypische Figur aus seinem Unbewußten in sein Bewußtsein einbricht, ob er will oder nicht, und wie er sich mit ihr auseinandersetzen und eventuell einigen kann; der Text von Hugo von St. Viktor zeigt uns dagegen, wie es möglich ist, dazwischenzutreten und durch aktive Imagination zu vermitteln, wenn uns irgendeine unbewußte Neigung in uns selbst ständig ein Bein stellt. Trotz oder vielleicht wegen des sehr herablassenden Tones, den Hugo manchmal gegenüber seiner Seele anschlägt, ist es leicht, dahinter den Mann zu entdecken, der sich davor fürchtet, von seiner Anima besessen zu sein. Aber, und das kann nicht oft genug betont werden, er war nur erfolgreich, weil er immer seine eigenen ichhaften Machtbedürfnisse opferte. Man denke z. B. daran, wie er ärgerlich wurde, weil er seine Seele nicht beherrschen konnte, und sie deshalb plötzlich unbarmherzig kritisierte. Wenn er diese Haltung der Macht beibehalten hätte, hätte er alles verloren. Es gibt nichts, was das Unbewußte mehr verabscheut als eine solche Haltung des Ich. Wenn wir bedenken, wieviel von seinen Zeitgenossen und von Hugo selbst über seinen Charme im Umgang mit seinen Kameraden gesagt wurde, dann merken wir, daß es für ihn ein Kinderspiel war, sich durchzusetzen. Deshalb ist es um so verdienstvoller, daß er diese Fähigkeit in dem Gespräch so vollständig opferte.

In diesem Zusammenhang dürfen wir nicht vergessen, wie jung Hugo starb, was vielleicht darauf hinweist, daß sein Leben dem Muster von Abel entsprach, dem lichten Sohn Gottes, und daß sein Schicksal ihn dadurch vor der Konfrontation mit dem Bösen bewahrte, das sich seinem großen Zeitgenossen Norbert an die Fersen heftete.[12] Wir müßten mehr darüber wissen, warum Hugo so früh starb.

Als Hugo zugab, daß alles, was ihm an seiner Seele so mißfiel, die Macht der Liebe verstärkt und nicht verringert hat, machte er vielleicht das größte Zugeständnis, das man von ihm erwarten konnte, und ebnete damit stellvertretend den Weg zu einer echten Auseinandersetzung zwischen dem Mann und seiner Anima. Hugo war sehr kritisch und neigte daher wahrscheinlich zu negativen Voraussetzungen in bezug auf Unvollkommenheit – ich meine damit übereilte Urteile, die nicht abwarten können, wie sich eine Situation entwickelt, sondern sofort das Schlimmste annehmen. Wir haben diese Tendenz im Gespräch zwischen Hugo und seiner Seele in Aktion gesehen: Am Anfang nahm z. B. die Anima an, Hugo sei autoerotisch und das Bestehen der Viktoriner auf Selbsterkenntnis lediglich krankhaft. Hugo nahm dauernd das Schlechteste von seiner Seele an; nicht nur vergleicht er sie mehr als einmal mit einer Hure – er übt seitenlang negative Kritik, die manchmal auf sehr wenig Augenschein gegründet ist. »Alles Gute gehört zu Gott und alles Böse zum Menschen« – oder in diesem Fall zu seiner Seele.

Das Gegenteil von negativen Voraussetzungen ist Kredit geben, »die Wohltat des Zweifels«, wie man sagt. (Jung definierte Liebe sogar einmal als »Kredit geben«.) Das konnte für einen kritischen

Mann wie Hugo nicht leicht sein, besonders im Hinblick auf seine eigene Seele. Da er so viel über Liebe spricht, können wir ziemlich sicher sein, daß sie bei ihm keine Gabe der Natur ist, sondern etwas, das zu erlangen er sich sehr bemühen muß. Es scheint mir, daß er es erreicht – wahrscheinlich zum ersten Mal in dieser Unterredung –, als er seiner Seele zutraut, diese Liebe vergrößert zu haben, indem sie die ihm unangenehmen Dinge in den Mittelpunkt stellt. Dies mag als eine kleine Konzession an die dunkle Seite erscheinen, aber es scheint – vielleicht wegen seines frühen Todes – genügend zu sein, denn darauf folgt sogleich das greifbare Zeugnis für die Existenz des Bräutigams, das die Seele schließlich überzeugt.

Aber wenn es eine zu einseitige Lösung wäre, würde die Angelegenheit sicher wieder hochkommen – dies auf jeden Fall, wenn Hugo länger gelebt hätte –, so wie es immer bei der aktiven Imagination geschieht, wenn die Lösung zu oberflächlich ist, oder wenn sie der einen oder anderen Seite nicht genug Raum läßt.

Was immer unsere Absicht darüber sein mag – ich hoffe, daß dieses Gespräch die außerordentliche Schwierigkeit solcher Unterredungen mit dem Unbewußten zeigt, sowie den totalen Einsatz, den sie erfordern, und auch, wie wichtig es ist, an der Errichtung der Ganzheit zu arbeiten, nämlich das Selbst in den Mittelpunkt zu stellen und nicht das Ich. Der Ba beschreibt es als gemeinsames Heim für das Bewußtsein und das Unbewußte; Hugo als bräutliche Hingabe der Seele an Christus. Grundsätzlich meinen beide dasselbe: die Ganzheit und innere Einheit des Menschen.

6 Heilung einer Neurose: Das Beispiel Anna Marjula

Einleitung

Das vorliegende Stück aktiver Imagination war Jung bekannt. Er dachte sehr positiv darüber und versprach sogar, den Text – zusammen mit anderen Dokumenten – in ein geplantes eigenes Buch aufzunehmen. Jedoch starb Jung, bevor er sein Vorhaben durchführen konnte. Anna Marjula war natürlich sehr enttäuscht. Da Jung mir aber geraten hatte, Annas Manuskript nicht allein zu veröffentlichen, suchte ich nach einem Kompromiß. Vor etwa zehn Jahren wurde es mit Hilfe des Psychologischen Clubs und des C. G. Jung Instituts Zürich unter dem Titel »Der heilende Einfluß der aktiven Imagination in einem speziellen Fall von Neurose« von Anna Marjula privat gedruckt[1], und es zirkulierte in dieser Form unter Leuten, die eine gewisse Kenntnis der Jungschen Psychologie besaßen.

Seitdem habe ich viele Anfragen bekommen, den Text der Allgemeinheit zur Verfügung zu stellen. Gegen eine Publikation in diesem Buch, in dem er von verschiedenen anderen Beispielen aktiver Imagination begleitet ist, bestehen Jungs damalige Bedenken nicht. Ohne Zweifel handelt es sich um ein ungewöhnlich gutes Beispiel, so daß es schade wäre, wenn der Text einfach unterginge.

Den ersten Teil des ursprünglichen Textes, der hauptsächlich aus Gesprächen mit der Großen Mutter besteht, lege ich hier vor. Der zweite Teil besteht aus Zeichnungen, die Anna Marjula am Anfang ihrer Analyse bei Toni Wolff gemacht hat. Die Zeichnungen selbst waren daher ein Vorläufer ihrer aktiven Imagination, aber sie wären für sich genommen ganz unverständlich. Die

Deutungen in dem kleinen Buch wurden von Anna einige Zeit nach ihren Gesprächen mit der Großen Mutter verfaßt, und da sie bewußte Deutungen waren, haben sie nicht direkt mit der aktiven Imagination zu tun. Auch wurde kein Versuch gemacht, die beiden Teile zusammenzubringen. Es scheint deshalb besser zu sein, diesen Abschnitt des Textes auszulassen und ihn durch eine Zusammenfassung einiger Begegnungen mit dem Großen Geist zu ersetzen, die Anna erfahren hatte, nachdem das Büchlein gedruckt war. Sie scheinen auch besser zu unserem Material zu passen; zudem sind sie nie zuvor erschienen, nicht einmal privat. Ich habe auch meine Einführung in ihre Arbeit gekürzt, weil der ganze erste Teil vom Gegenstand der aktiven Imagination allgemein handelt, was schon in der Einführung zu diesem Buch behandelt wurde.

Die Arten, aktive Imagination zu machen, sind außerordentlich verschieden und individuell[2], aber die Methoden des Sehens und Hörens sind die üblichsten. Anna Marjula übte beide aus. Bei der visuellen Methode, die sie zuerst gebrauchte, hielt sie sich fest an das, was sie in den Bildern sah, von denen einige im zweiten Teil ihres Manuskriptes erschienen. Natürlich ist das ganze Material sehr verdichtet und verkürzt, aber die Phantasie von der Seiltänzerin ist ein gutes Beispiel für die visuelle Methode in der Bewegung. Es war jedoch die Methode des Hörens, die im Gespräch wiedergegeben wird, die ihr am meisten half. Außerdem erreichte sie eine ungewöhnlich hohe Ebene der aktiven Imagination bei diesem Gespräch – ein Niveau, das ein ungewöhnliches Maß an Arbeit, Konzentration, Ehrlichkeit, Mut und Selbstkritik erfordert.

Anna neigte nie dazu, sich in Phantasien zu ergehen; im Gegenteil, sie hatte große Schwierigkeiten, ihren Widerstand gegen die aktive Imagination zu überwinden und die seltsamen Inhalte auszuhalten, die das Unbewußte hervorbrachte. Man kann sehen, daß einige dieser Inhalte keinesfalls harmlos waren; in diesem Sinne versteht man, warum so viele Leute sich vor der aktiven Imagination fürchten. Aber die Inhalte waren von Anfang an präsent – die gefährlichsten erschienen (von ihr zwar unerkannt) in den frühesten Bildern – und natürlich waren sie desto gefährlicher, je weniger sie gesehen wurden. Man wußte, daß alarmierende Größenideen am Werk waren, aber sie lösten sich in Nichts auf, sobald ein Versuch unternommen wurde, sie bewußt zu machen: sofort setzte eine Gegenbewegung ein und gefährliche Minderwertigkeitsgefühle nahmen ihren Platz ein.

Psychiater werden sicher Themen und Ideen wiedererkennen, die in vielen Fällen zur Einweisung in eine Klinik geführt haben, aber das erhöht nur den Wert dieses Materials. Die Art, wie die Große Mutter manchmal mit diesem explosiven Material umgeht, zeigt, daß das Unbewußte selbst die Gegengabe zu seinem eigenen Gift besitzt. Wie Anna offen zugibt, hat sie sich oft vor dem Wahnsinn gefürchtet, und der Selbstmord ihrer Schwester zeigt in dieser Hinsicht eine ererbte Schwäche. Außerdem hat ihr Animus über mehrere Jahre jeden Fortschritt regelrecht zerstört, wie sie selbst sagt, und alles getan, um ihre Neigung zur Panik zu verstärken. Obgleich ich nie dachte, daß sie wahnsinnig werden würde – hauptsächlich wegen ihrer kreativen Tätigkeit in der Musik und einer Art rückversichernden angeborenen Tapferkeit –, gebe ich zu, daß ich lange Zeit daran gezweifelt habe, ob es möglich sein würde, sie aus den Klauen ihres Animus zu retten.[3] In ihrem Fall konnte das nur durch den Individuationsprozeß erreicht werden. Es wurde bald klar, daß dies ihr Schicksal war.

Dank Annas Offenheit und ihrer unentwegten persönlichen Ehrlichkeit kann ich gleichermaßen frei und offen bekennen, daß sie, obwohl es von Anfang an klar war, daß sie eine wertvolle Person war und es noch mehr werden konnte, viele Jahre lang ein ermüdender und entmutigender Fall war. Ihr negativer Vaterkomplex, verstärkt durch ihre Abwehr gegen ihren Freudschen Analytiker, machte es für sie unmöglich, mit einem Mann zu arbeiten.[4] Jung hatte von Anfang an den größten Respekt für ihre Gaben und hatte immer ein wachsames Auge für ihre Analyse; trotzdem bestand er darauf, daß die Hauptarbeit von einer Frau getan werden müsse. Anna ist nicht

Schweizerin und verbrachte die meiste Zeit in ihrem eigenen Land, so daß sich die Behandlung über mehrere Jahre erstreckte.

In den frühen Jahren war die Musik Annas größte Hilfe, und natürlich tat ich alles, was ich konnte, um sie in ihrem Beruf zu unterstützen. Aber der Animus hatte immer eine ambivalente Haltung dazu (s. Annas eigenen Bericht über ihre »große Vision« S. 155f); er versuchte zunehmend, ihre Liebe zur Musik zu unterminieren, und überredete sie manchmal, sie ganz aufzugeben. Aber der erste sichere Beweis für eine Macht in Annas Psyche, die stärker war als der Animus, erschien in Verbindung mit einem der schlimmsten Angriffe des Animus. Anna war in der Stimmung, daran zu zweifeln, ob sie je geheilt werden könne, und wandte sich an mich als ihre Analytikerin wie auch an Jung, sie habe sich entschlossen, ihren Beruf aufzugeben, der zu dieser Zeit eine absolute conditio sine qua non für die Fortführung ihres Lebens war. Niemand konnte diese Entscheidung erschüttern, und sie reiste animusbesessener als je zuvor nach Hause. Das war das einzige Mal, daß ich wirklich an diesem Fall verzweifelte; als sie wegfuhr, glaubte ich, die Schlacht sei verloren.

Einige Wochen später jedoch erhielt ich einen Brief von ihr, in dem sie erzählte, daß ihr etwas Außerordentliches begegnet sei. Ihre ganze Post wurde nach Zürich gesandt, aber als sie in ihre Wohnung zurückkehrte, fand sie gerade einen Brief im Briefkasten, der dort unerklärlicherweise einige Wochen zuvor eingeworfen worden war. Dieser Brief enthielt ein so verlockendes berufliches Angebot, daß sie es nicht zurückweisen konnte. »Aber in Zürich hätte ich es zurückgewiesen«, schrieb sie, »denn ich war da ganz entschlossen«.

Dieser Zufall änderte meine Haltung diesem Fall gegenüber. Ich sah, daß ich mich nur selber erschöpfte und nicht gut daran tat, Anna bei ihrer Rettung von ihrem tyrannischen Animus direkt zu helfen. Hingegen fragte ich mich, was es war, das die Lage im letzten Moment durch den Irrtum eines Briefträgers rettete? Natürlich konnte ich keine vernünftige Antwort darauf finden, aber ich beschloß, die Hypothese zu wagen, daß in Annas Psyche etwas Stärkeres als ihr Animus am Werk war und daß dieses »Etwas« die Zerstörung ihres Individuationsprozesses nicht zulassen wollte. Dies war bei Anna kein vereinzeltes synchronistisches Ereignis. Ein noch schlagenderes Beispiel ergab sich während einer weiteren negativen Phase, als Anna, wiederum ärgerlich darüber, daß sie nicht »geheilt« wurde, sich gegen alles wandte, das mit Jungscher Psychologie zu tun hatte. Da passierte ihr ein merkwürdiger Unfall. Bei einem Spaziergang am Seeufer wurde sie am Kopf von einem Ball getroffen, was eine lange Behandlung im Krankenhaus notwendig machte. Während dieser Krankheit realisierte sie schließlich, daß es nutzlos war, ihrem Versuch, ganz zu werden, zu entfliehen, denn wenn sie das tat, verfolgte das »runde Ding« (vortreffliches Symbol der Ganzheit) sie nur.

Jung sagt oft zu mir, die Leute würden kaum das aufnehmen, was ihnen von jemand anderem nahegebracht wird, nicht einmal von einem Analytiker, zu dem sie eine starke Übertragung haben. »Es sind die Dinge, die ihnen das eigene Unbewußte gibt, die einen dauernden Eindruck machen«, meinte Jung. Anna Marjula lehrte mich die Wahrheit dieser Feststellung lebendiger als irgend jemand oder irgend etwas anderes. In den frühen Jahren ihrer Analyse machte überhaupt nichts einen dauernden Eindruck auf sie. Sogar wenn es über eine längere Zeit hinweg einen augenscheinlichen Fortschritt gab, konnte der Animus das früher oder später wieder zerstören, wie sie selbst es klar darstellt. Und die Übertragung war ein sehr unzuverlässiger Faktor, weil der Animus jahrelang alle Trümpfe in der Hand hielt, so warm Anna auch für ihre Analytikerin gefühlt haben mochte; er spielte sie in jedem kritischen Moment aus und verwandelte Vertrauen in Mißtrauen und Liebe in Haß.

Es war bei Toni Wolff, ihrer ersten Jungschen Analytikerin, daß Anna die seltsamen Bilder zeichnete, die im zweiten Teil ihres Büchleins erscheinen. Sie waren schon ein Vorläufer ihrer aktiven Imagination, in der die Inhalte, die aus dem Unbewußten strömten, gewissenhaft in Worten wiedergegeben wurden. Jung lehrte uns immer, sehr sparsam mit unseren Deutungen der

aktiven Imagination zu sein, weil es so leicht ist, damit den Fluß zu stoppen oder Elemente zu beeinflussen, die ihren eigenen Lauf nehmen sollten. Diese Serie von Bildern zeigt die Klugheit dieser Haltung sehr deutlich. Wie Anna jetzt selber sieht, hätte ihr die Deutung zu der Zeit nicht geholfen; eher hätte sie vielleicht in Anbetracht des explosiven Materials, das Anna selbst so viel später in ihren Bildern entdeckte, eine Katastrophe ausgelöst. Außerdem wäre der Versuch, die Bilder zu verstehen – den sie fast 15 Jahre später unternahm –, hoffnungslos durch irgendeine äußere Interpretation von Vorurteilen belastet gewesen. Solche Gedanken könnten nur akzeptiert werden, wenn sie aus ihrem eigenen Unbewußten kämen.
Ein paar Monate, nachdem sie Toni Wolff verlassen hatte, kam Anna zu mir und arbeitete – unterbrochen von langen Pausen, wenn sie in ihrem Heimatland weilte oder krank war – bis 1952 mit mir, als ich für einige Monate nach Amerika ging. Das war ein großes Glück für Anna, denn dann ging sie zu Emma Jung, der das ganze Verdienst gehört, in diesem Fall die Wendung gebracht zu haben. Frisch daran gehend sah Emma Jung sofort, daß der Animus Anna durch ihre »große Vision« beherrschte, und sie vernagelte sein Geschütz, indem sie die Vision als wieder so eine »schwankende Animus-Meinung« abwertete. Bevor er Zeit hatte, sich zu erholen, wich sie ihm mit dem Vorschlag aus, für den Augenblick weitere direkte Gespräche mit dem Animus zu unterlassen (so wie Anna es bei mir versucht hatte), und statt dessen die aktive Imagination direkt auf »irgendein positives weibliches archetypisches Bild anzuwenden, wie etwa die Große Mutter«. Es ist unwahrscheinlich, daß ich an diese Methode gedacht haben würde, denn obwohl bei meiner eigenen aktiven Imagination weibliche archetypische Figuren sehr hilfreich für mich gewesen sind, hatten sie sich bis dahin immer still verhalten; nur die männlichen Figuren oder mein persönlicher Schatten waren gewillt, zu reden. Ich erwähne das, weil es zeigt, daß man einen Analysanden in der aktiven Imagination nur so weit bringen kann, wie man selbst gegangen ist.
Es ist meiner Erfahrung nach ziemlich selten, daß eine höhere

weibliche Figur wie die Große Mutter in Anna Marjulas Material bereitwillig so lange Gespräche führt. (Mir ist nur ein anderer ähnlicher Fall begegnet, wo der Animus ebenso stark war.) Es schien mir fast, als sei die Große Mutter, die klar ein Aspekt des Selbst ist, unserer täppischen Bemühungen überdrüssig geworden und habe beschlossen, die Angelegenheit selber zu übernehmen. Jedenfalls, als Anna nach Emma Jungs Tod zu mir zurückkehrte, war die Analyse zweifellos in den Händen der Großen Mutter.

Das bedeutete nicht, daß ein menschlicher Analytiker überflüssig geworden wäre. Anna war immer noch ziemlich ängstlich in bezug auf diese Gespräche; sie erlebte ihre Große Mutter so unvorhersehbar und außer Fassung bringend, daß sie mehrere Jahre lang nur in der Schweiz und mit meiner Begleitung zu diesen Unterhaltungen bereit war. Das war sehr klug von ihr, denn obwohl ich glaube, diese Gespräche werden den Leser davon überzeugen, daß kein menschliches Wesen so weise und weitsichtig wie die Große Mutter sein könnte, gehört sie doch einer anderen Wirklichkeit an und ist sich der menschlichen Bedingungen und Grenzen nicht immer bewußt. Deshalb ist ein menschlicher Begleiter absolut unentbehrlich beim tiefen Eintauchen in das Unbewußte, wie Anna es unternahm. Wie Jung einmal sagte, brauchen wir die Wärme des häuslichen Herdes, wenn wir die seltsamen Dinge sehen müssen, die das Unbewußte hervorbringt.

Ich möchte erwähnen, daß ich keinen Einfluß auf Anna Marjulas Dokument hatte. Ich habe ihr eines Tages gesagt, sie solle dafür sorgen, daß ihre Gespräche mit der Großen Mutter aufbewahrt werden. Sie erwiderte, daß sie für den Fall ihres Todes sehen würde, daß sie nicht zerstört würden, sondern zu mir kämen. Ein paar Jahre lang hörte ich wenig darüber, bis sie mir das Manuskript brachte, das abgesehen von einigen Kürzungen kaum verändert worden ist. Ich gebe zu, daß ich eine wissenschaftlichere Form vorgezogen hätte, mit Fußnoten, Anmerkungen, Amplifikationen usw., aber jeder Vorschlag in dieser Richtung störte und verwirrte Anna nur. So beschloß ich, es bis auf einige

Kleinigkeiten unberührt zu lassen und als menschliches Dokument zu stehen oder zu fallen. Aber es ist in einem wichtigen Sinne wissenschaftlich: es ist unentwegt ehrlich, und ich kann bezeugen, daß nichts verdreht, verändert oder »verbessert« wurde.

Beim Lesen von Annas eigenen Deutungen sollte man wissen, daß sie ein Fühltyp ist. Denken ist ihre minderwertige Funktion, aber es war nötig für ihre Interpretationen. Deshalb haben letztere oft den eigentümlich apodiktischen und unbeugsamen Charakter, der für diesen Typ bezeichnend ist.

Anna schrieb ihren Bericht in der Rolle eines imaginären Vortragenden, um sich mehr Distanz von ihrem Material zu verschaffen. Ihre Deutungen haben daher eine subjektive Färbung: es waren die Interpretationen, die ihr halfen und zu diesem speziellen Fall passen. Aber es sollten aus ihnen keine allgemeinen Rückschlüsse auf andere Fälle gezogen werden, denn ihr Wert ist von ganz individueller Art. Sie unterstreichen die Wahrheit von Jungs Überzeugung, daß man die wesentlichen Dinge nur aus dem eigenen Unbewußten erhält. Annas Unbewußtes belehrte sie in dieser Art, aber Ihres oder meines würde uns auf die Weise erreichen, die zu unserem persönlichen Muster paßt; deshalb möchte ich diese individuelle Ausrichtung nicht durch allgemeine Deutungen verflachen.

Der Leser sollte vor allem an den subjektiven Blickwinkel denken, wenn Anna von Gott spricht: sie meint immer das Bild Gottes in ihrer eigenen Seele. Wenn sie von Gott redet, meint sie ihr subjektives Bild von dieser Figur. Sie erklärt diesen Punkt selber, aber ich kann mir gut vorstellen, daß der Leser durch manches, was Anna über Gott, Christus und Satan sagt, zu Recht schockiert ist, wenn über diesen Punkt Unklarheit herrscht.

Um dem Leser ein besseres Verständnis des persönlichen und psychischen Traumas zu vermitteln, mit dem Anna bei ihrem Kampf, bewußter zu werden und ihre Neurose zu überwinden, belastet war, gebe ich im folgenden eine Zusammenfassung der Geschichte ihres Falles, die in der Fallstudie detaillierter berichtet wird.

Während der frühen Kindheit und Jugend erlitt Anna, ein begabtes und intelligentes Kind, durch ihren völlig unbewußten und neurotischen Vater Verletzungen ihrer Weiblichkeit. Auch erlebte sie den frühen unnatürlichen Tod ihrer ganzen Familie: zuerst starb ihre Mutter, dann ihr jüngerer Bruder, ihre Schwester und später ihr Vater.
Ihre Erfahrungen mit dem Vater ließen sie als scheues, unsicheres Mädchen zurück, das zur Zeit der Reifung unfähig war, normale Begegnungen mit jungen Männern zu haben. Leider folgte darauf eine schlecht aufgenommene Liebe zu ihrem Freudschen Analytiker. Sie lebte mit diesem Kummer bis in die Lebensmitte hinein, als sie in der Schweiz eine Jungsche Analyse anfing.
Abschließend denke ich, wir schulden Anna großen Dank, daß sie die Veröffentlichung dieses Materials erlaubte – eine Großzügigkeit, die in ihrem Beruf allgemein ist, denn Künstler aller Gattungen üben sich ständig darin, ihre innersten Reaktionen dem kritischen Auge des Publikums auszusetzen.

Darstellung der Fallgeschichte
Von Anna Marjula

Auf den folgenden Seiten habe ich versucht, die allmähliche Entwicklung des Individuationsprozesses in meinem Leben zu beschreiben. Ich habe die Form einer Vorlesung gewählt, um mein Fall-Material zu gestalten, weil mir das die Gelegenheit gab, »den Patienten« zu objektivieren, und mich mit einem imaginären Vortragenden zu identifizieren.
Die aktive Imagination, wie sie methodisch von C. G. Jung entwickelt wurde, und ihre heilende Wirkung auf meine Neurose werden in diesem Essay ausführlich dargestellt.
Folgenden Personen, die mir geholfen haben, dieses Material für

die Veröffentlichung vorzubereiten, möchte ich meinen Dank ausdrücken: Barbara Hannah, Marie-Louise von Franz, Marian Bayes und Mary Elliot.

1. Einführung in den Fall

Diese Vorlesungen sollen das positive Ergebnis zeigen, das eine bestimmte Patientin durch ihren aufrichtigen Versuch erreichte, schattenhafte Teile ihrer Psyche bewußt zu machen und zu assimilieren, Teile, die vergessen oder unterdrückt waren, oder die ihr nie bekannt gewesen sind, und – was noch wesentlicher ist – den heilenden Einfluß zeigen, den sie durch ihren absichtlichen und aktiven Kontakt mit dem archetypischen Hintergrund alles menschlichen Lebens erfahren hat, ein Kontakt mit einigen der großen unbewußten Mächte, die in der kollektiven, ewigen Quelle des Lebens enthalten sind und die alle Bewegungen der Menschheit oder, in kleineren Wellen, jedes Individuums in seinem oder ihrem täglichen Leben ernähren, aktivieren und beeinflussen.
Zu Beginn ist eine Einführung in ihre äußere Geschichte und ihren Fall von Neurose erforderlich. Eine Zusammenfassung ihrer Dialoge mit archetypischen Figuren wird folgen, und wir werden versuchen, dem wachsenden Einfluß nachzugehen, den diese Dialoge auf die Patientin und, als Folge davon, auf den Heilungsprozeß ihrer Seele hatten.

Die Geschichte der Patientin

Die Patientin ist gegen Ende des letzten Jahrhunderts in Europa geboren. Ihr Vater war Jurist. Die Familie bestand aus Vater, Mutter, zwei Töchtern und einem Sohn. Die Patientin war die zweite Tochter. Sie war ein hellwaches Kind, lernte gut in der Schule und war speziell begabt für Musik und Dichtung. Als sie dreizehn war, verlor sie ihre Mutter, und als sie zwanzig war, starb ihr Bruder; einige Jahre später beging ihre Schwester Selbstmord. Der Tod ihres Vaters trat ein, als sie 47 Jahre alt war. So blieb sie als das einzige überlebende Mitglied der Familie zurück. Dies ist in Kürze ihre Familiengeschichte. Sie blieb unverheiratet und wandte sich beruflich der Musik zu. Ihre innere psychologische Geschichte war sehr stark durch den dominierenden Charakter des Vaters bestimmt (was einen negativen Vaterkomplex mit sich brachte) sowie durch den frühen Tod der Mutter.

Die Patientin war ein nervöses Kind, das unter Schlaflosigkeit und Appetitmangel litt. Als sie noch sehr jung war, war ihr Verhalten das einer Introvertierten. Sie verfaßte Gedichte und komponierte, gewöhnlich in der Toilette; diese Schätze zeigte sie niemandem außer ihren Puppen. Sie war jedoch voller Leben, ein recht glückliches Kind, gut im Sport und in Spielen und bei ihren kleinen Kameraden beliebt. Es war ein schrecklicher Schlag für das Mädchen, als ihre zärtlich geliebte Mutter starb. Das verhinderte die harmonische Entwicklung ihres Wesens. Sie wurde in ihrer inneren Welt frühreif und äußerst scheu in der äußeren Welt. Und dies besonders mit Jungen, die sie in Panik brachten und sie deshalb nicht mochten, was den Stolz der Patientin furchtbar verletzte. Sie wurde neurotisch, aber niemand schien das zu bemerken. Wegen ihrer Scheu waren alle Ängste und Minderwertigkeitsgefühle in ihr verschlossen, wie eine Sache, die geheim gehalten werden muß. Sie schämte sich dieser Minderwertigkeit sehr und versuchte, sie durch Leistungen in der Schule und in der Musik zu kompensieren. Sie strebte immer mit aller Macht danach, die beste Schülerin zu sein, und sie war wirklich immer die beste Schülerin. Ihr Ehrgeiz nahm auf unglückliche Art zu. Doch ungeachtet der Tatsache, daß der Tod ihrer Mutter in ihrer Kindheit ein fatales Ereignis für sie war, verzögerte sich der Ausbruch ihrer Neurose um acht Jahre. Als sie 21 Jahre alt war, kam der Zusammenbruch. Er wurde durch eine Vision angekündigt, die sich später als Kernpunkt ihrer Neurose herausstellte.

Ihre Große Vision

Zu der Zeit, da die Patientin diese Vision hatte, die für sie so wichtig war, bereitete sie sich gerade auf ihr Examen als Konzert-Pianistin vor. Der Ehrgeiz hatte sie dazu getrieben, zu hart zu arbeiten und die Wichtigkeit von Erfolg oder Mißerfolg bei den Examen zu überschätzen. Maßlos begierig nach künstlerischem Triumph und in schrecklicher Angst, ihre Erfolgschance durch Lampenfieber zu verderben, hatte sie sich in einen Zustand höchster nervöser Spannung gebracht. In der Nacht vor dem Examen überflutete das Unbewußte sie und brachte eine »Große Vision« oder »Ankündigung« hervor:

Eine Stimme sagte zu ihr, sie müsse während ihres Examens den Ehrgeiz opfern, indem sie gleichermaßen bereit sei, Mißerfolg oder Erfolg zu akzeptieren. Nach hartem innerem Kampf versprach die Patientin ernstlich, diesem Befehl zu gehorchen. Dann brachte ihre Bereitwilligkeit, eine mögliche Niederlage zu ertragen, sie in eine Art von religiöser Ekstase. In dieser Ekstase offenbart die Stimme ihr, daß es nicht ihre Berufung im Leben sei, selbst eine berühmte Frau zu werden. Ihre wahre Berufung sei es, die Mutter eines genialen Mannes zu werden. Um diese Berufung zu erfüllen, müsse sie ihre normalen Wünsche nach Liebe und Heirat opfern und nach jemandem Ausschau halten, der als Vater eines Genius in Frage käme. Von diesem Mann würde sie bei einem Beischlaf ohne jegliche Lust ein Kind empfangen. Wenn sie es fertigbrächte, während der ganzen Empfängnis keinerlei Lustgefühle zu haben und diese Bedingung erfüllt wäre, dann würde sich ihr Kind als das Genie erweisen, das aufzuziehen sie berufen ist. Sollte der Vater ein verheirateter Mann sein, müßte sie ihre Vorurteile überwinden und ein uneheliches Kind austragen.

Diese Botschaft war für das Mädchen voller Mana (numinoser Qualität). Sie fühlte die Heiligkeit der Botschaft. Es war eine religiöse Erfahrung, ein Befehl, dem gehorcht werden mußte und der nie beiseite gelegt oder vergessen werden konnte. Das Ganze erwies sich als die Krise ihres Lebens, mit der sie sehr schwer zurechtkam. Wir werden uns mit diesem inneren Erlebnis länger beschäftigen müssen, weil es ihr so viel bedeutete. Ihre Vergangenheit und Zukunft trafen sich sozusagen in diesem Wendepunkt, denn diese Vision war nicht aus dem Nichts entstanden.

Sie war durch die Ereignisse ihrer Kindheit und frühen Jugend und durch Entwicklungen in ihrem Wesen, die zusammen eine normale Entfaltung ihrer Sexualität blockiert hatten, vorbereitet worden. Deswegen war die befehlende Stimme, die so laut in der Ankündigung sprach, die ganze Zeit in ihrem Unbewußten genährt worden. Ihre Macht nahm gigantische Ausmaße an, bis sie das Ich in der Nacht vor dem Examen überfluten konnte, denn das Ich war gerade dann durch zu große nervöse Spannung geschwächt.

Die ersten Reaktionen des Mädchens auf ihre Vision waren wunderbar. Solange die Ekstase andauerte, lebte sie auf einer höheren Ebene als je zuvor. Sie durchlief das Examen glänzend und verlor ihre Scheu vollkommen. Sie fühlte sich sehr glücklich, überhaupt nicht neurotisch, und dieses Glücksgefühl vergrößerte das Mana der Stimme. Aber die Ekstase konnte nicht ewig anhalten; sie erstarb allmählich im gewöhnlichen alltäglichen Leben, um so mehr, als der zukünftige Vater des genialen Kindes nicht erschien. Langsam fand sie in den Zustand eines gewöhnlichen Mädchens zurück, und sie nahm das als Niederlage. Ihre Schüchternheit wurde wieder größer. Sie fühlte sich krank und elend und von innerer Spannung erschöpft. Ihre Gesundheit war zerbrochen. Trotzdem gelang es ihr, für weitere drei Jahre den Kopf über Wasser zu halten. Da sie nun aber in einem Alter war, wo andere Mädchen einen Mann finden und heiraten, begann sich die Natur zu melden und trieb das unglückliche Mädchen in eine Serie von erfolglosen Liebesaffären. Diese Fehlschläge wären sogar für ein normales junges Mädchen schwer zu ertragen gewesen; für unsere Patientin, deren Vertrauen schon untergraben war, bedeuteten sie einen totalen Zusammenbruch. Im Alter von 24 Jahren befand sie sich körperlich krank im Spital, und danach begann sie eine Analyse mit einem Freudianer.

Die Freudsche Analyse

Der Freudsche Analytiker war ein 30jähriger junger Arzt, nur sechs Jahre älter als sie. Er war verheiratet gewesen, aber nun geschieden und alleinstehend. Er war ein netter Mann und sehr an Musik interessiert. Das Mädchen mochte ihn sehr, und es geschah, was zu erwarten war: sie verliebte sich in ihn und wollte ihn heiraten. Die Umstände waren so, daß nichts gegen eine Heirat einzuwenden zu sein schien, und ihre Charaktere hätten harmonieren können. Er wischte die Gefühle der Patientin beiseite, indem er sie eine bloße Vater-Übertragung nannte, und er wußte nicht, wie er sie in eine Entwicklung überführen sollte, die für die Patientin akzeptabel und tragbar war.

Die beste Lösung wäre vielleicht gewesen, mit der Behandlung aufzuhören, aber das Mädchen war zu sehr von ihm fasziniert und auch zu charakterschwach, um ihn zu verlassen; der Analytiker unterschätzte die Gefühle der Patientin für ihn und setzte die Analyse fort, weil er hoffte, den Fall zu heilen. Seine Freudsche Methode war nicht ganz ohne Ergebnis. Einige der Symptome verschwanden und ein gewisser Betrag an Energie wurde wiederhergestellt. Auch reifte das Mädchen, abgesehen von der Behandlung, durch die Tiefe ihrer Liebe und den Kummer, daß sie nicht erwidert wurde. Hätte der Arzt nur ein wenig Gefühl und Verständnis gezeigt, hätte er vielleicht das Resultat erzielt, das er im Auge hatte. Aber als überzeugter Freudianer unterdrückte er die bloße Idee, daß er eine Gegenübertragung haben könnte. So regredierten die beiden zusammen in eine Art sexueller Perversion, wie wir später sehen werden.

Das Mädchen brauchte elf Jahre, um sich von dieser Faszination zu lösen; daß sie ihre Liebe überhaupt aufgeben konnte, rührte von der Tatsache her, daß er sich am Ende wirklich schlecht benahm und grausam zu ihr war, worauf Ärger und Haß genügend stark in ihr aufkamen, um einen schließlichen Bruch herbeizuführen. Dadurch, daß er ihre Weiblichkeit beleidigte, rief er ihren Stolz hervor. Später war sie für dieses Ende stets dankbar; es war das Beste, was er für sie getan hatte.

Die Jahre zwischen der Freudschen und der Jungschen Analyse

Die Patientin war nun 33 Jahre alt. Ihre Neurose war natürlich keineswegs geheilt. Obwohl sie sich sehr bescheiden entschloß, aus dem verbleibenden Rest ihres Lebens das Beste zu machen, war ihre Seele ohne Frieden. Bis zu einem gewissen Grade machte sie sich einen Namen in der Welt der Musik, aber sie wußte die ganze Zeit, daß, obwohl die Arbeit, die sie leistete, auf wertvollen Inspirationen beruhte, ihr doch der solide Hintergrund regelmäßiger harter Arbeit fehlte, was ihre beschädigte Gesundheit jedoch überfordert hätte.

Die andere, weiblichere Möglichkeit, nämlich einen guten Ehemann zu finden und zu heiraten, erwies sich als so weit entfernt wie je, und das Nächstbeste, eine befriedigende Liebesaffäre, war gleichermaßen unerreichbar. Es gab in ihr ein sexuelles Tabu, das durch ihre Freudsche Analyse nicht geheilt war. Abgesehen davon zeigte sich, daß weitere Mächte in ihr arbeiteten, Mächte, die in unbekannte Richtungen zu führen schienen, denn jedesmal, wenn ein wichtiger musikalischer Erfolg oder eine befriedigende Liebesbeziehung in greifbarer Nähe schienen, stellte sich irgend etwas von außen – z. B. der Selbstmord ihrer Schwester, der Ausbruch des Krieges, der Tod eines Partners – als unüberwindliches Hindernis in den Weg. Offenbar war in ihrem Fall keine wirkliche Erfüllung erlaubt. Diese psychologische Tatsache wurde für sie offensichtlich, und sie kämpfte sich durchs Leben, so gut sie konnte.

Die ersten Jahre der Jungschen Analyse

Achtzehn Jahre später, im Alter von 51, suchte sie C. G. Jung wegen ihrer Probleme auf. Seinem Rat folgend, begann sie die Analyse bei einer seiner berühmtesten Schülerinnen, Toni Wolff, und nachfolgend bei zwei weiteren Analytikerinnen. Jung überwachte selbst den Verlauf der Analyse.

Es war außerordentlich schwierig, an die wirklichen Gegebenheiten heranzukommen, denn die innere Figur, die die Patientin

während all der schweren Jahre mehr oder weniger aufrecht erhalten hatte, war tatsächlich der Animus. Dieser Animus konnte wegen der Möglichkeiten, die er ihr in der musikalischen Arbeit eröffnete, einen starken Einfluß auf die Patientin ausüben. Solange eine Frau sich dieser Animus-Figur in ihrer Psyche nicht bewußt ist, ist er ein übermächtiger Meister, der sie so faszinieren kann, daß er sie völlig beherrscht. Im Falle dieser Patientin war der Animus eine ambivalente Gestalt, und die Faszination, die er in ihr bewirkte – hilfreich wie auch destruktiv –, war beinahe vollkommen. Obwohl seine musikalischen Inspirationen keine echte Lösung für ihre Probleme brachten – nämlich was sie mit dem Rest ihres Lebens tun sollte –, bedeuteten diese Inspirationen oft (und sehr hilfreich) einen zeitweiligen Weg aus der Krise und der Verzweiflung. Wenn sie am Gewicht ihrer Probleme verzweifelte, schienen der Animus und seine Musik ihre einzige Stütze zu sein. Daher war ihr nicht daran gelegen, ihm zu mißfallen, indem sie sich einer anderen Rolle bewußt wurde, die er vielleicht in ihrem Leben spielen könnte. Sie konnte es tatsächlich nicht, weil sie fürchtete, verrückt zu werden, wenn sie es täte. Und aus dieser großen Furcht können wir gut schließen, daß die »andere« Rolle, die der Animus in ihrem Unbewußten spielte, sehr negativ sein könnte. Daraus folgte, daß es für sie in ihrer Analyse keine leichte Aufgabe bedeutete, dieser überwältigenden Persönlichkeit ins Gesicht zu schauen.
Eine andere innere Figur, der Schatten, der dunkle Gegenspieler des bewußten Ich, war durch den eigenwilligen, stolzen und eingebildeten Charakter der Patientin fast völlig unterdrückt. Wie Jung ausführt, ist es äußerst wichtig, daß wir uns unseres Schattens so bewußt wie möglich sind, denn wenn Animus (oder Anima) und Schatten beide unbewußt sind, dann kämpft das Ich einen ungleichen Kampf gegen zwei Gegner und ist vermutlich nicht stark genug, um zu gewinnen. Im Falle dieser Patientin waren Animus und Schatten seit langem »verheiratet« in ihrem Unbewußten und nun unzertrennlich geworden. Sie begingen alle Arten von Sünden gegen die Patientin, die zu der Zeit nicht fähig war, echte Einsicht in ihre Probleme zu erlangen.

Aber sie war zäh und beharrlich; sie gab die Analyse nicht auf. Ihre Analytikerin riet ihr zur aktiven Imagination. Sie machte dann spontane Zeichnungen. Einige von ihnen waren sehr interessant, und sie hatte diese Tätigkeit gern. Sie war fasziniert. Trotzdem brachten diese Zeichnungen keine wirkliche Wende zum Besseren. Ein bestimmter Punkt in den Tiefen ihrer Seele, den sie bis jetzt noch nicht sehen konnte, blieb unberührt.

Die Patientin machte vom Material jeder analytischen Stunde eine Zusammenfassung. Daher konnte sie später die ganze Behandlung überblicken. Als sie ihre Notizen nochmals las, fiel ihr auf, wie günstig die Träume und deren Deutung erschienen. Dasselbe konnte sogar von der ganzen Behandlung gesagt werden. In dieser frühen Phase sah ihre Analyse wirklich erfolgreich aus, aber irgendwie profitierte sie nicht davon. Ihr Animus pflegte mit jedem positiven Resultat davonzurennen, bevor die Patientin es integrieren konnte. Und immer beeindruckte er sie mit seinen Meinungen. Er war zu mächtig, um ihm zu widerstehen. Jedoch gab sie ihm trotz ihrer Verzweiflung nicht völlig nach. Die Jungsche Methode hatte einen noch größeren Eindruck auf sie gemacht als die Einwände ihres Animus. Sie hielt durch.

Eines Tages diskutierte sie mit ihrer Analytikerin (Frau Jung) die Episode ihrer Vision, die ihr in der Jugend begegnet war (die Stimme und die Botschaft). In bezug auf den zweiten Teil dieser Vision (ihr zukünftiges Schicksal als Frau) meinte die Analytikerin, daß diese Idee insgesamt wohl eine wankende Animus-Meinung sei! Sie wies darauf hin, daß der Animus ein sehr schlechter Ratgeber in weiblichen Liebesdingen sein kann; z. B. sei das Wort »Liebe« in der Botschaft der geheimnisvollen Stimme überhaupt nicht aufgetreten. Und wie ausgesprochen unweiblich war der Inhalt dieser Botschaft! So unweiblich, daß sie kaum einer anderen Figur als dem Animus zugeschrieben werden konnte. Diese Deutung schlug bei der Patientin ein und änderte wirklich ihre Haltung gegenüber der Autorität der Stimme. Der Zauber war gebrochen. Die Bemerkungen der Stimme als Animus-Meinungen zu betrachten, bedeutete im

Moment die Rettung, um die Macht, die der Animus über sie hatte, zu reduzieren. Sie ging fast so weit, die ganze Angelegenheit auszuwischen, und fühlte sich dabei sehr erleichtert.

In einer viel späteren Phase mußte die religiöse Schattierung der Vision wiederhergestellt werden, denn von einer höheren Warte aus gesehen erschienen das Mana und die Autorität der Stimme gerechtfertigt, aber in niedrigeren und primitiveren Bereichen des Geistes waren sie höchst deplaziert und kamen, wörtlich genommen, dem Wahnsinn gefährlich nahe. Einstweilen war die Patientin kein bißchen auf diesem höheren Niveau, und das erste und Dringendste war für sie bestimmt, von dieser zwanghaften und verheerenden Animus-Idee loszukommen. Die Analytikerin riet ihr, den Kontakt mit dem Animus so vollkommen wie möglich abzubrechen, weil er die Patientin wirklich schlecht behandelte. Weiter schlug die Analytikerin vor, daß die Patientin sich besser einem positiven weiblichen archetypischen Bild nähern sollte; z. B. der Großen Mutter. Sie spielte damit auf die Figur an, die Jung gewöhnlich die »chthonische Mutter« nannte, aber die Patientin, die nichts über diese Figur wußte, beschwor, wie wir sehen werden, ihre eigene Große Mutter herauf.

Tief beeindruckt folgte sie dem Vorschlag ihrer Analytikerin, der sich sehr günstig auswirkte, weil sie einen höchst positiven Mutterkomplex hatte. Der frühe Tod ihrer Mutter war eingetreten, bevor sie dieses so geliebte Wesen überhaupt kritisieren konnte. Und die Aura von Heiligkeit, die den Tod umgibt, machte die menschliche Mutter zu einer beinahe archetypischen Figur: weise, liebevoll und verläßlich. Es war für die Patientin nur ein kleiner Schritt zu einer positiven Mutterübertragung auf die archetypische Mutterfigur, die im kollektiven Unbewußten enthalten ist. Außerdem wurde diese Übertragung durch die wachsende Liebe unterstützt, die die Patientin zu ihrer mütterlichen Analytikerin (Frau Jung) fühlte, mit der sie einen besonders engen Kontakt hatte. In der Folge schrieb sie der archetypischen Großen Mutter die Autorität, Weisheit und Macht des Selbst zu, dieser gebietenden Figur, die die Ganzheit aller psychischen Wesenheiten symbolisiert. So ausgestattet könnte die Große

Mutter der Patientin zeitweilig als passende weibliche Parallele zu Gott angesehen werden, eine Stellvertreterin, die in den Gesprächen leichter erreicht werden konnte als ein männlicher Gott, denn die Patientin hatte sowohl einen negativen Vaterkomplex als auch einen gefährlichen, unzuverlässigen Animus. Als ihre Analytikerin ihr das klar machte, wies sie es nicht zurück, sondern fuhr fort, ihre innere Ratgeberin »Große Mutter« zu nennen, um sich ihr näher zu fühlen. Sonst hätte sie sich ihrem Selbst nicht mit solcher Offenherzigkeit und Verwegenheit nähern können.

Da nun der Fall in einiger Ausführlichkeit eingeführt ist, kommen wir zum Hauptanliegen. Wir werden nun versuchen, Einsicht in das innere Wachstum oder die Individuation zu bekommen, die aus den Gesprächen der Patientin mit ihrer Großen Mutter resultierten. Nach jedem Gespräch werden wir die Reaktionen des Animus betrachten, soweit wir sie kennen, indem wir dem mehr oder weniger deutlich sichtbaren Einfluß besondere Beachtung schenken, den beide, die Große Mutter und der Animus, auf die Patientin hatten. Es ist wichtig zu merken, wie die Stimme des Animus, die zuerst so beherrschend war, langsam zum Schweigen gebracht wird, und wie dieser mächtige Regent am Ende von seiner erhöhten Position herunterkommt und sich in eine positivere, aber auch höchst machtvolle Kraft zu entwickeln beginnt. Diese Entwicklung des zuerst negativ erscheinenden Animus geht zusammen mit dem seelischen Heilungsprozeß der Patientin, ja ist fast identisch mit diesem Prozeß. Da ihre Individuation eine langsame und detaillierte Entwicklung war, mußte das Material erheblich gekürzt werden, bevor es dargestellt werden konnte. Es wurden nur die wichtigsten Punkte ausgewählt, während weniger wichtig erscheinende Details ausgelassen worden sind.

2. Das erste Gespräch

Die ersten Gespräche mit der Großen Mutter fanden bald nach dem ereignisreichen Tag statt, an dem die Patientin die Vision, die sie in ihrer Jugend hatte, als Animus-Idee verstehen konnte. Sie nahm den Kontakt zur Großen Mutter etwas zögernd auf, als fände sie es immer noch schwierig, sich von ihrem Animus zu trennen, obwohl sie ihn nun deutlich als ihren Folterer erkannt hatte. Sie versuchte, den Kontakt zur Großen Mutter in der folgenden Weise aufzunehmen:

Das erste Gespräch mit der Großen Mutter

Patientin: Meine Große Mutter, ich will mich dir nähern und mit dir reden, aber ich sehe dich nicht sehr deutlich. Du bist wie unter einem Schleier. Wenn ich versuche, den Schleier von dir wegzunehmen, hüllt er den Animus ein und macht ihn für mich unsichtbar, was mir gefährlich zu sein scheint. Warum ist das so?

Große Mutter: Vermutlich hat der Animus seinen Schleier an dem Tag über mich geworfen, als er von deiner Analytikerin demaskiert wurde. Er tat das, weil er Macht über dich hat, wenn ich unsichtbar bleibe. Sprich mit mir, auch wenn ich verschleiert bin, und hab' ein Auge auf ihn.

Patientin: Kannst du mir helfen, ihn zu erziehen?

Große Mutter: Wir müssen zuerst dich erziehen; er kommt danach.

Patientin: Ich fühle mich minderwertig, weil ich unverheiratet bin. Ich möchte mich immer noch schrecklich gern aufraffen, mein ungelebtes Leben nachzuholen.

Große Mutter: In Wirklichkeit ist es so: alles Leben ist gelebt. Du hast deine Neurose gelebt. Inzwischen habe ich stellvertretend für dich das Leben gelebt, das hinter deiner Neurose verborgen war. Du wußtest das nicht, und deshalb fühlst du dich, als hättest du dein Leben verpaßt. Aber dein Leben wurde gelebt – durch mich! Nichts kann gänzlich aus der Psyche herausfallen. Sobald du reif genug bist, um deinen Schatz zu empfangen, werde ich ihn dir geben. Die Neurose ist immer kleiner als das, was hinter ihr verborgen ist. Du konntest das versteckte Ding nicht ertragen und unterdrücktest es. Aber du hast deinen Mut gestärkt, während du jahrelang deine Neurose passiv getragen hast. Vergleiche das mit zwei Waagschalen: Wenn Mut und Stärke gesammelt und auf die eine Waagschale gelegt werden – sollen wir sagen auf die passive Seite? –, dann kann die andere, die aktive Schale, sich anheben. Dann kannst du die Summe deines ungelebten Lebens ergreifen, das ich provisorisch für dich gelebt habe. Nichts ist verloren; es ist alles da. Versuche es Stück für Stück zu nehmen. Auf diese Weise wirst du immer noch als Frau reifen können und ein erfülltes Leben haben.

Patientin: Aber wie kann ich je eine Frau mit einem erfüllten Leben sein, wenn ich keine normal funktionierende Sexualität habe?

Große Mutter: Es ist nicht die Sexualität, die dein Ausgangspunkt sein soll, sondern die Gefühle, die möglicherweise in diese Richtung führen und für die die Sexualfunktion schließlich ein Ausdruck sein kann.

Patientin: Wie kann ich diese Gefühle wiedergewinnen? Ich habe sie seit langem verloren.

Große Mutter: Du hast sie unterdrückt. Sie können gegen Mut ausgetauscht werden.

Patientin: Du erwähnst den Mut die ganze Zeit. Ich glaube nicht, daß es der Mut war, der mir gefehlt hat.

Große Mutter: Sicher hast du Mut, aber auf eine gefährliche Art. Dein Animus spielt mit deinem Mut, und da du animusbesessen bist und seine Macht nicht aushalten kannst, wird dein Mut zu passiv. Dein Animus stößt dich gerne in psychisches Elend. Dieses Elend erduldest du mutig, aber nur, weil du darin eine Gelegenheit siehst, dich als Heldin zu fühlen. Das ist deine Kompensation für die neurotischen Minderwertigkeitsgefühle. Diese Art Mut funktioniert nicht in der richtigen Art. Sie ist zu passiv.

Patientin: Daran ist der Animus schuld.

Große Mutter: Ja, aber letztlich bist du es, die für deinen Animus verantwortlich ist. In jungen Jahren warst du zu hoch oben. Deshalb war deine Neurose nötig. Jetzt solltest du Schatten und Animus nicht so bitter hassen. Ihr Spiel mit dir war ungeheuerlich, aber notwendig. Du hast es selber herbeigeführt, weil du dir in keiner Weise der dunklen Kräfte in dir bewußt warst.

Patientin: Ich schäme mich.

Große Mutter: Fühle dich verantwortlich! Auf diese Art sollst du deinen Mut aktivieren.

Als die Patientin ihrer Analytikerin dieses Gespräch vorlas, war diese sehr beeindruckt, und sie ermutigte die Patientin, ihren Dialog mit der Großen Mutter fortzusetzen. Das tat die Patientin mit Begeisterung über längere Zeit. Ihr Animus jedoch, der seine Macht über sie sehr liebte und nicht im mindesten darauf verzichten wollte, verpaßte keine Gelegenheit, ihr zu sagen, wie düster

die Dinge aussahen, wie überflüssig ihre Anstrengungen wären, sogar wie schädlich solche Unterhaltungen für ihre Gesundheit seien! Patientin und Animus verwickelten sich in einen weitschweifigen und erschöpfenden Kampf, von dem hier nur einige Details wiedergegeben werden können. Es genügt wohl zu bemerken, daß danach die Patientin während langer Zeit alle Gespräche mit der Großen Mutter damit begann, daß sie klagte, wie schlecht und elend sie sich fühlte, voller Zweifel, Unglauben und Anfällen von Verzweiflung. Diese Gespräche waren neurotisches Geschwätz, nicht wert, sie hier zu wiederholen.
Die Große Mutter erwiderte geduldig, daß Unglaube und Zweifel zum Schatten gehören, der im Unbewußten eine Partnerschaft mit dem Animus gebildet hat, wo die beiden sozusagen gegen die Patientin konspirierten und eine großartige Zeit dabei hatten. Wenn die Patientin diese Schattenteile auf sich nehmen und sich für ihre Verzweiflung selbst verantwortlich fühlen könnte, dann würde der Animus vielleicht an Macht verlieren, meinte die Große Mutter. Aber im Augenblick war die Patientin über ihren Schatten viel zu unbewußt, um seine Eigenschaften zu unterscheiden, und zu sehr von ihrem Animus besessen, um sich gegen seine Ansichten aufzulehnen. Sie blieb noch lange ihr Opfer. Die Worte der Großen Mutter wurden sofort von Animusmeinungen niedergeschrien, die leichter zu glauben waren. An diesem Punkt hatte die Patientin in ihrer größten Not folgenden bemerkenswerten Traum:

Traum

Die Patientin nähert sich einem großen Gebäude. Eine Nonne kommt heraus, begrüßt sie und gibt ihr einen Rosenkranz, der nur aus wenigen Perlen besteht. Jede Perle ist ein Gebet. Die Nonne sagt zu ihr, sie solle mehr Perlen auf den Rosenkranz aufreihen, schwarze Perlen, die glänzend und strahlend würden, sobald sie sie aufgereiht habe.

Interpretation des Traumes

Die Patientin gab ihre Assoziationen zu den Perlen bzw. Gebeten. Sie sagte, ihr Name sei Demut, Armut und Fasten mit dem

Herzen. Die Demut spricht für sich. Armut verband sie mit folgenden Worten aus Rilkes »Stundenbuch«: »Armut ist ein Glanz aus innen.« Das »Fasten mit dem Herzen« wurde von Meister Eckhart als Mittel empfohlen, geistliches Leben zu erlangen. Die Nonne wurde als Darstellung der geistigen Frau gedeutet, die die Patientin (die Protestantin war) in sich entwikkeln und als ihr Schicksal annehmen sollte. Die schwarzen Perlen waren Schattenanteile, die ihre Dunkelheit verlieren würden, wenn sie von ihr auf ihre eigene kleine Kette (des Bewußtseins) aufgereiht werden.

Nach solch einem klaren Traum scheint es fast unglaublich, daß die Patientin ihre Haltung nicht endgültig änderte. Sie konnte das eine Zeitlang tun – sie war wirklich beeindruckt –, aber es hielt nicht lange an. Die überaus klare Sprache, die von ihrer Analytikerin oder der Großen Mutter benutzt wurde, provozierte den Animus sogleich zu eigenen drastischen Bemerkungen. Die Patientin versäumte dann nie, sich mit ihm zu identifizieren und jedes seiner Worte zu glauben.

Diesmal wendete der Animus, um den Einfluß der Nonne, die auf einmal erschienen war, auszulöschen, einen besonders subtilen Trick an. Er nahm die Neigung der Patientin zu religiöser Hingabe auf und sagte ihr, sie solle ihr Schicksal, ihr Leiden und ihre Neurose willig annehmen und sogar sexuelle Befriedigung aus ihrer religiösen Bereitschaft für den vielleicht von ihr so zu nennenden »grausamen Koitus Gottes« mit ihr ziehen! Hier mischte sich die Analytikerin ein und erklärte den Unterschied zwischen dem Gehorsam gegen Gott und dem Gehorsam gegen den Animus. Die Analytikerin zeigte ihr, wie groß ihre Neigung zum Masochismus war, ein Masochismus, der mit extremer Weiblichkeit verbunden ist, so wie Sadismus mit extremer Männlichkeit gepaart sein kann. Die Patientin konnte ihre Tendenz zum Masochismus einsehen, und das führte zur folgenden Diskussion mit der Großen Mutter.

Das zweite Gespräch mit der Großen Mutter

Patientin: Meine Große Mutter, wenn ich nur eine positive Annahme meines Schicksals erreichen könnte, anstatt diese törichte passive Tapferkeit zu hegen, die mich dazu treibt, die Neurose auszuhalten und masochistische Befriedigung zu erdulden.

Große Mutter: Sieh deinem Masochismus ins Gesicht und schau die moralische Befriedigung an, die du aus ihm bekommst, die stärkende Überzeugung, daß du eine Heldin bist, die willig endlose Becher voller Bitterkeit trinkt. Du ziehst daraus ichhafte Bewunderung und vermeintliche Energie. Wenn du alle diese Besitztümer opfern kannst, die dir so wertvoll zu sein scheinen, dann können positive Kräfte in Aktion treten.

Patientin: Mein Leben ist auf heroisch ertragenes Leiden aufgebaut. Das ist meine Stütze und Rechtfertigung. Es hält mich aufrecht. Wenn ich das aufgeben soll, werde ich sehr schwach werden.

Große Mutter: Du bist ohnehin sehr schwach, nur weißt du es nicht.

Patientin: Ist es richtig, anzunehmen, daß mein Wunsch nach Größe mich mit einer riesigen Neurose versehen hat? Ich meine es so: wenn ich im wirklichen Leben nicht groß sein kann, dann bin ich es wenigstens im neurotischen Leiden.

Große Mutter: Du konntest nie deinen Größenwahn opfern und einfach eine gewöhnliche Frau sein. Deshalb hast du die Neurose gewählt und damit die Möglichkeit passiver Größe. Dein neurotisches Leiden war groß, aber unfruchtbar. Nochmals – Masochismus ist eine gefährliche Macht. In der Hitze des Leidens identifiziert sich der Masochismus mit seinem Gegenstück, dem Sadismus. Du quälst dich selbst. Kannst du den Sadisten in dir erkennen?

Patientin: Ich habe ihn immer Animus genannt.

Große Mutter: Schau deine ehrgeizige Neurose an. Laß uns sie mit einem großen Namen belegen: sadistisch-masochistisches Heldentum. Wir könnten sie auch kleinmütige Furcht nennen, denn du bist zu geschmacklos, um deines arroganten Schattens gewahr zu werden. Wandle deinen negativen Heroismus in positive Demut um. Der erste Beweis für wahre Größe ist es, die dunklen Kräfte in der eigenen Seele zuzugeben und in Demut für sie verantwortlich zu sein. Wenn du das kannst, dienst du mir anstatt Herrn Animus. Wahre Größe besteht in der Opferung des Ich.

Die Patientin hatte nun etwas zum Nachdenken! Sie tat das eine Weile lang und vergaß dann alles, weil der Animus auch etwas zum Nachdenken hatte, nämlich ein neues Komplott, um das verlorene Territorium wiederzugewinnen. Und offensichtlich erwies er sich als schlauer als seine Widersacher, denn nun geschah folgendes: Die Patientin wurde krank. In der Folge waren die Jahre von medizinischen Behandlungen gegen Krankheiten ausgefüllt, die die Ärzte nicht heilen konnten. Im Grunde ihres Herzens schämte sich die Patientin ihrer Neurose sehr und war immer bemüht, ihre Symptome zu verbergen. Deshalb war ihr körperliche Krankheit willkommen, denn sie brachte von medizinischer Seite her eine anerkannte Diagnose. Es bewies in ihren Augen, daß ihre Klagen nicht eingebildet waren und daß sie nicht so neurotisch war, wie jeder meinte. Tatsächlich erleichterte es zu einem großen Teil ihre erniedrigende nervöse Schwäche – oder wenigstens glaubte sie das. Und der Animus stiftete sie fleißig an. Daher konnten die Ärzte sie nicht heilen. Zeit und Geld waren verschwendet. Sie mußte zu psychologischen Methoden zurückkehren.

Ihre Krankheit hatte Verzögerung gebracht; doch es wurde deutlich, daß der analytische Prozeß durch die Unterbrechung keinen Schaden gelitten hatte. Die Patientin zeigte sich nach offensichtlich vergeudeten Jahren der medizinischen Behandlungen, Krankenhäuser, Pflegerinnen und ähnlichem eher zur Analyse bereit. Schließlich forderte sie ihren Animus zu einem ernsthaften Gespräch heraus, dessen Hauptpunkte hier wiedergegeben werden. Nach diesem Gespräch schien er eingeschüchtert zu sein, und sie fand ihren Weg zur Großen Mutter zurück.

Gespräch mit dem Animus (Ausschnitt)

Patientin: Wenn meine Krankheiten Animus-Meinungen sind, dann mußt du fähig sein, mir die Idee zu erklären, die dahinter steht.

Animus: Du willst leiden, nicht wahr, weil es dir paßt, die Rolle der masochistischen Heldin zu spielen? Ich gebe dir die Gelegenheit dazu.

Patientin: Vielleicht war ich einmal so, aber ich habe meine Politik geändert. Was ist deine?

Animus: Meine ist es, deinen Ehemann zu spielen. Du hurst mit mir, wenn du krank bist.

Patientin: Wähle deine Worte sorgfältiger, bitte!

Animus: Ich besorge dir Krankheiten, damit du erfahren kannst, wie passiv, hilflos, überwältigt du bist. In der Verkleidung der Krankheit trete ich als dein Gatte auf. Habe ich das für deine verwöhnten Ohren nett genug gesagt? Die Große Vision deiner Jugend (wie du es nennst) befahl den Beischlaf ohne Lust. Nun, das ist der Grund, warum ich als Krankheit figuriere. In deiner Krankheit bist du bei mir wie eine Frau während dem Koitus, aber ohne Gefühle. Klar?

Patientin: Was ich sehe ist, daß du ein Teufel bist! Schäm dich! ... Aber, Herr Teufel, ich will deine Anregung, krank zu sein, nicht mehr, und ich will auch deine Anträge für sexuellen Verkehr nicht mehr. Was ich gewinnen möchte, ist die Annahme des Schicksals. Dadurch werde ich mich Gott gegenüber als Frau fühlen, und das ist mein Ziel. Und auf diese Art will ich dich aus meinem Körper austreiben, du böser Geist!

Religiöse Symbole

Nach dieser dramatischen Szene mit dem Animus erlebte die Patientin eine Wende zum Besseren, eine seelische Wandlung. Diese bestand in einem wachsenden Interesse an religiösen Symbolen, das für sie günstig war, weil es sie von den Problemen des Ich und den körperlichen Schwierigkeiten wegführte. Sie fühlte sich weniger unglücklich. Darüber hinaus war sie dankbar, daß sie sich so außerordentlich durch die klar gezeigte Sympathie ihrer Analytikerin für ihre Bemühungen unterstützt fühlen konnte.

Eines der religiösen Symbole, für das sie sich sehr interessierte, war das Symbol der Quaternität und der Platz Satans darin. In früheren Jahren hatte sie Zeichnungen gemacht, die eine Quaternität darstellten, worin Satan enthalten war. Diese Zeichnungen waren für sie ziemlich dunkel. Auch erklärte die Analytikerin ihre Bedeutung nicht. Später wurde es klar: sie waren Vorwegnahmen. Solche Antizipationen, die entweder nicht verstanden oder mißverstanden werden, scheinen oft nutzlos zu sein, aber in Wirklichkeit haben sie einen Einfluß auf die Person, der sie begegnen. Sie funktionieren wie eine Art Motor, der einen in Bewegung hält. Auf diese Weise sind sie wichtig.

Die Vorstellung, Gott als Quaternität statt als Trinität zu sehen,

war für die Patientin nicht schwierig. Sie kannte sich in der Philosophie von Spinoza aus, und Spinoza spricht von dem Gedanken, daß Gott unvollkommen wäre, wenn nicht jede Wertabstufung von der niedrigsten bis zur höchsten in Ihm vorhanden wäre. Spinozas Konzept hatte die Patientin lange zuvor von der Tatsache überzeugt, daß das Böse Teil von Gott ist. Spinoza fügt hinzu, daß die Menschen »gut« nennen, was für sie gut ist, und »schlecht«, was für sie schlecht ist, und er stimmt mit diesem menschlichen Standpunkt überein. Aber, meint er, wir sollten die Möglichkeit ins Auge fassen, daß Gottes Ansichten über gut und böse vielleicht nicht mit unserer Auffassung identisch sind. Dadurch hat Spinoza in den Augen der Patientin das Konzept wieder aufgestellt, daß Gott untadelig ist, weil sein größerer Plan nach menschlichem Ermessen unbegreiflich ist.
Es ist vielleicht nicht Jungs Absicht, Gott untadelig zu nennen, jedenfalls nicht im Sinne von perfekt. Aber in dem Gedanken, daß Gottes Vollständigkeit wiederhergestellt wird, indem Satan seinen Platz im Himmel zurückbekommt, können sich Jung und Spinoza begegnen. Mindestens kam es der Patientin so vor, und sie hatte in dieser Hinsicht keine großen Schwierigkeiten. Trotzdem war sie nun über diesen Punkt beunruhigt. Die Ursache dafür war eine enorme Inflation von seiten ihres Animus, und dieser Inflation war sie sich noch nicht bewußt. Sie fühlte sich innerlich verwirrt, sogar bestürzt; deshalb befragte sie ihre Große Mutter über Satan und Quaternität. Die Große Mutter antwortete lediglich mit einer Erklärung auf der subjektiven Ebene, und zwar in der folgenden Weise.

Drittes Gespräch mit der Großen Mutter

Große Mutter: In deinem Fall ist der Animus mit Satan verquickt. Das ist zu hoch für ihn. Er ist dein Animus; der Teufel ist ein Teil von Gott. Dein Animus kann keinen Platz in der Quaternität haben. Er hat eine kolossale Inflation, wenn er das glaubt.

Phantasie

Während sie den Worten der Großen Mutter lauschte, hatte die Patientin eine Vision bzw. passive Phantasie:

Sie sah einen riesigen geflügelten Teufel, der aufwärts flog, um sein himmlisches Schicksal in der Quaternität zu erfüllen. Und sie hörte einen Engelchor ein Loblied auf Satan singen, weil er daran war, seinen Platz wieder einzunehmen, der seit seinem Fall leer war. Die Engel hießen ihn im Himmel willkommen, ihr herrlicher Gesang des »Heil, Heil« erhob sich in Wellen harmonischer Klänge.

Die Deutung

Es erscheint bemerkenswert, daß die Verquickung oder Verwirrung von Satan und Animus gerade in dem Moment entwirrt wurde, als die Große Mutter darauf anspielte. In diesem Augenblick befreit sich Satan aus seiner Gefangenschaft in der menschlichen Seele und kann nach oben fliegen. Und der Animus der Patientin, der nun von seiner dämonischen Inflation erlöst ist, spürt, daß er sein Gesicht verloren hat und nimmt die Beine in die Hand. Das Ganze ist eine Vorwegnahme, die in der Seele der Patientin stattfindet. Es konnte erst viel später von ihr integriert werden, und auch nur Stück für Stück, hatte aber unterdessen einen Einfluß auf ihr Ich. Es war ihr nun klar, daß sie ihren Animus nicht fassen konnte, wenn sie nach oben in die Wolken blickte. Jetzt begann sie endlich wirklich zu verstehen, daß es nur einen Weg gibt, die Animusbesessenheit zu durchbrechen: nämlich, den Schatten bewußt zu machen und diese dunkle Gestalt ganz in sich hineinzunehmen. Oder um das Symbol anzuführen, das die Nonne im Traum gebraucht hatte, die Patientin mußte die schwarzen Perlen auf ihre kleine Kette aufreihen und dem Rosenkranz dadurch mehr Gebete geben. Sie sah das jetzt ganz deutlich und sprach wieder mit der Großen Mutter.

Viertes Gespräch mit der Großen Mutter

Patientin: Ich möchte meine »Sünden« anschauen. Natürlich weiß ich, daß Sünden nicht nur böse Taten sind, sondern auch vernachlässigte Pflichten. Ich fühle mich sehr schuldig und in Gegenwart von Männern mit Minderwertigkeitsgefühlen belastet, weil ich ihnen den Trost und die Freude nicht gegeben habe, die sie von einer Frau empfangen können. Wenn es nun aber mein Schicksal ist, unverheiratet zu bleiben, wenn mein Typus der einer Nonne, einer spirituellen Frau ist, und wenn ich diese geistige Frau als mein Ziel in mir selbst entwickeln muß, wie kann es dann sein, daß meine Mängel und Fehler als Frau zugleich meine Schuld und mein Schicksal sind?

Große Mutter: Wenn du deinen unverheirateten Zustand wirklich als Schicksal akzeptiert hättest, hättest du nicht solche quälenden Minderwertigkeitsgefühle. Die Bereitschaft, sein Schicksal zu leben, fühlt sich nicht wie Minderwertigkeit an, sondern gerade als das Gegenteil. Es gibt einen großen Unterschied zwischen der aktiven Erfüllung des eigenen Schicksals und der Bereitschaft, es passiv anzunehmen. Du hast diese aktive Erfüllung noch nicht erreicht. Aber das Problem ist sehr schwierig, weil es möglich ist, daß sogar bei der aktiven Erfüllung ein kleiner Betrag an Schuld und Minderwertigkeit nicht eliminiert werden kann. Es ist folgendermaßen: Eine unverheiratete und kinderlose Frau sündigt gegen die Natur. Wenn es ihre Bestimmung ist, auf diese Weise gegen die Natur zu sündigen, dann gibt es in ihr einen Konflikt zwischen Natur und Schicksal. Folglich muß ein Teil des Konflikts erlitten werden, denn er kann nicht gelöst werden. Aber du hast diesen Punkt noch nicht ganz erreicht. Deine Annahme des Schicksals ist noch keine Erfüllung und ist nicht aktiv genug.

Der Inhalt dieses Gespräches wurde natürlich mit der Analytikerin diskutiert, die dazu bemerkte: »Wenn Schicksal und Natur dich für verschiedene Zwecke wollen und wenn dieser Konflikt nicht gelöst werden kann, mußt du ihn von einem höheren Blickwinkel aus anschauen, so wie wir von einer Paßhöhe hinunterblicken und beide Seiten des Berges sehen können.«
Die Patientin war noch nicht ganz auf der Paßhöhe und konnte noch nicht von einem höheren Standpunkt aus hinabschauen. Dies sagte sie ihrer Großen Mutter.

Fünftes Gespräch mit der Großen Mutter

Patientin: Es ist schwierig, den Animus nicht hochkommen zu lassen, weil er auf der Seite der Natur ist und gegen das Schicksal; ebenso ist es beim Schatten.

Große Mutter: Dein Problem ist ein Frauenproblem, und der Animus ist dafür ein schlechter Ratgeber. Kümmere dich nicht um seine Ansichten! Der Schatten ist natürlich auf der Seite der Natur. Aber vor allem bist du auf der Seite der Natur. Du bist es, die die Sexualität nicht als Ziel deines Lebens opfern kann. Tatsächlich willst du die Sexualität nicht einmal um ihrer selbst willen haben, sondern nur als Hilfe, um von deiner ärgerlichen Minderwertigkeit loszukommen, sowie von deiner Sehnsucht, wie andere Frauen zu sein.

Patientin: Ich möchte gern wissen, was das Schicksal von mir will. Das Schicksal erscheint mir immer als etwas Fremdes und gegen meine eigene Natur Feindliches, als etwas das Gott mir von außen auferlegt. Wenn ich sehen könnte, daß das Schicksal, mein Schicksal, immer in mir war und daß es ganz persönlich zu mir gehört, könnte ich es vielleicht bewußt leben und müßte es nicht nur passiv annehmen.

Große Mutter: Dein Schicksal ist wie ein Keim in dir geboren worden. Das Leben ist uns auferlegt, um diesen Keim zu entwickeln. Oder er entwickelt sich von selbst, solange wir leben. Diese Entfaltung des Schicksals ist das Ziel des Lebens. Solange du darüber unbewußt bist, scheint sich das Schicksal dir von außen aufzuerlegen. Versuche, dir dieses Keimungsprozesses bewußt zu werden. In eben dem Maße, wie du darüber bewußt wirst, wirst du mit Gott vereint werden. Gott ist dein Schicksal.

Patientin: Gibt es einen Unterschied zwischen *dem* Schicksal und meinem eigenen Schicksal?

Große Mutter: So viel oder so wenig, wie ein Unterschied zwischen Gott und Gott in dir besteht. Man kann es auch so sagen: Wenn du unbewußt lebst, führst du nur dein Schicksal aus. Das tun auch die Tiere. Aber wenn du dir dessen bewußt bist, daß die Erfüllung des Schicksals dein Lebensziel ist, dann darfst du es als *das* Schicksal sehen. Im Idealfall empfängst du dein Schicksal aus Gottes Hand, um es zu entfalten und es Ihm als *das* Schicksal zurückzugeben. Dadurch erschaffst du Gott, so wie er dich geschaffen hat. Das Leben Christi ist ein extremes Beispiel dafür.

Patientin: Christus erschuf Gott, als Er sich bewußt entschied, Sein Schicksal zu erfüllen, nämlich am Kreuz zu sterben.

Liebe Große Mutter, ich kann verstehen, was du meinst, aber ich kann es nicht so in mir fühlen, daß es aus meiner eigenen Tiefe kommt. Ich habe schreckliche Angst, die Dinge oder die Gefühle zu unterdrücken, die ich spontan fühle. Es sind vor allem diese Gefühle, meine Bedürfnisse als Frau, die nach Erfüllung schreien.

Große Mutter: Glaubst du, Christus hatte nichts in sich zu unterdrücken, als er sich für den Weg des Kreuzes entschied? Unterdrücke die Dinge in dir nicht so weit, daß du darüber unbewußt wirst, aber sage nein zu ihnen, wenn du nein sagen mußt.

Patientin: Das ist noch schwieriger.

Große Mutter: Natürlich ist es das. Aus reinem Freudianismus hast du in dir das Leben deines Geistes vernachlässigt. Das ist auch Unterdrükkung, und in deinem Fall ist das sogar noch schlimmer als die Unterdrückung der Sexualität, denn das geistige Leben sollte für dich mehr Werte enthalten als das sogenannte natürliche Leben. Deine Natur sucht nicht nur biologische Erfüllung; die »Nonne« in dir sehnt sich nach Gott. Versuche, sie zu sehen und ihr eine Chance zu geben.

Patientin: Es ist seltsam, daß ich mich nie schuldig gefühlt habe, das geistige Leben zu verpassen.

Große Mutter: Dann tue es jetzt. Fühle dich gegenüber der Nonne in dir schuldig, mir gegenüber, falls du es so sehen willst, oder Gott gegenüber. Aber fühle dich nicht schuldig gegenüber Männern noch minderwertig in bezug auf verheiratete Frauen.

Patientin: Und wenn ich diese Gefühle nicht loswerden kann?

Große Mutter: Erleide sie, wenn du mußt, aber sage dir, daß sie Animus-Gedanken sind!

Da der Animus sich hinsichtlich der letzten Enthüllungen still verhielt, war die Patientin für einmal ungestört, als sie darüber meditierte. Sie bemerkte, daß diese Offenbarungen über die Schicksalserfüllung erfolgten, sobald sie »ihre Sünden anschauen« wollte (wie sie selbst ihre Bereitwilligkeit zur Integration der Schattenanteile nannte). Und sie behielt das für die Zukunft im Gedächtnis.

Hier folgt ihre Antwort an die Große Mutter, nachdem sie über die Dinge nachgedacht hatte.

Sechstes Gespräch mit der Großen Mutter

Patientin: Weil ich die geistige Frau in mir entwickeln will und weil du mir gesagt hast, daß nichts gänzlich aus der Psyche herausfallen kann, habe ich versucht, einen geistigen Gegenwert für die Teile meiner Seele zu finden, die vermutlich verloren sind. Verstehe ich eine empfängliche weibliche Haltung Gott gegenüber, oder gegenüber dem Schicksal, richtig als geistiges Äquivalent für weibliche Empfänglichkeit, die sich im Liebesakt zeigt? Und könnte geistige Mutterschaft Ausdruck in meiner Hoffnung finden, mein Schicksal zu erfüllen, um es in Gottes Hände zu legen als etwas, das aus mir geboren ist, nachdem ich es in meiner Seele gehegt habe? Ich hatte eine Eingebung, wie ich spirituelles Leben allgemein auffassen könnte. Ich habe gesehen, daß das, was wir in dieser Welt das reale Leben nennen, nur ein Symbol für das *Wirkliche Leben* ist, das Gottes Leben in uns ist oder der Teil von Gott, der unser Leben in uns lebt. Wenn ich es auf diese Art betrachte, scheint es unwichtig zu sein, ob ich mich an meinem sogenannten Erdenleben erfreue oder es erleide, da es in der höheren Wirklichkeit das ist, was ich von Gott erfahren kann.

Diesmal antwortete die Große Mutter nicht, aber Monate später schauten sie und die Patientin diese Frage wieder an. Sie wurde folgendermaßen formuliert:

Siebtes Gespräch mit der Großen Mutter

Patientin: Wie können die Gegensätze in der Psyche vereinigt werden?

Große Mutter: Ein Gott kann Gegensätze vereinigen, du kannst es nicht. In deinem Fall konnten Nonne und Mutter (Schicksal und Natur) nicht geeint werden. Das Schicksal hat triumphiert und die Mutter in dir wurde geopfert. Als du sie opfertest, hast du gegen deine eigene Natur gesündigt, aber du hast das erfüllt, was menschliche Natur genannt wird. Es ist eine einzigartige und wesentliche Aufgabe des menschlichen Geschöpfes, die Spannung der Gegensätze zu erleiden, die nicht vereinigt werden können. Dein Fehler war, daß du dich nicht verantwortlich und schuldig und reuig fühltest in bezug auf deine eigene Natur. Statt dessen fühltest du dich neurotisch. Laß uns dieses Paradox prüfen. Du konntest nichts dagegen tun, daß du deinem Schicksal gehorchen und die Mutter in dir opfern mußtest. Trotzdem mußt du dich gegenüber deiner Natur verantwortlich und schuldig und reuevoll fühlen – oder neurotisch werden. Hier kommen wir darauf, warum gesagt wird, daß der Mensch von Natur aus ein Sünder ist. Verstehst du? Der Mensch ist gezwungen, zu sündigen, weil er unvereinbare Gegensätze nicht einen kann. Er sündigt auf der einen oder anderen Seite. Und dies ist seine Erfüllung des menschlichen Schicksals.

Diese letzten Gespräche waren vermutlich zu hoch für Unterbrechungen durch den Animus. Es ist zu bemerken, daß er ruhig blieb.
Mit Problemen dieser Art konfrontiert zu werden, hatte natürlich nicht nur auf den Animus eine erzieherische Wirkung, sondern auch auf das bewußte Ich der Patientin. Zunächst halfen sie ihr, die übertriebene Bedeutung zu überwinden, die die Sexualität (bzw. ihr Fehlen) in ihren Gedanken erhalten hatte – ein Resultat der Freudschen Analyse. Solange sie sexuelle Erfüllung als das einzig mögliche Ziel ihres Erdenlebens ansah, konnte sie sich nicht geistig entwickeln. Jetzt fingen die Dinge an, ein wenig anders auszusehen, und allmählich konnte sie einen neuen Sinn in ihrem vergangenen Leben und in der Zukunft finden. Es war für sie eine große Hilfe, eine leichte Einsicht in den vielleicht symbolischen Sinn des Lebens zu erhalten. Und umgekehrt half ihr diese Einsicht, die Inhalte ihrer Träume und Visionen symbolisch zu deuten und so einen weiteren verstehenden Kontakt mit ihrem Innenleben zu entwickeln. Die Tür zu ihrer Weiterentwicklung war geöffnet, und Fortschritt bei der Bewußtwerdung bedeutete auch Fortschritt bei der Heilung.

3. Die Deutung der Großen Vision auf verschiedenen seelischen Ebenen

Bei der Jungschen Analyse erleben wir wiederholt, daß wir bei denselben Problemen angekommen sind, aber jedes Mal auf einem höheren Niveau, wie Jung es ausdrückt – der Individuationsweg ist wie eine Spirale, die wir hinaufsteigen.
Ohne Zweifel hat die Patientin nun eine höhere Windung der Spirale erreicht, und ihr erhöhter Standpunkt erlaubte ihr einen breiteren Ausblick. Sie konnte deshalb dem merkwürdigen Phänomen ihrer Großen Vision eine symbolische Bedeutung verleihen. Zusammen mit ihrer Analytikerin [zu dieser Zeit wieder B. Hannah] kam sie zu der Deutung, die nun für ihr ganzes Wesen wirklich annehmbar war.

Buchstäbliche oder symbolische Verwirklichung?

Wir können die Große Vision der Patientin in zwei Teile unterteilen: Der erste Teil handelt von ihrem Examen und von ihrem Lampenfieber, der zweite verkündet ihr das wahre Ziel ihres Lebens. Der erste Teil ist immer klar gewesen; er kann wörtlich genommen werden, und in der Zeit ihrer Prüfungen hatte er zu einer entspannten und empfänglichen Bereitschaft geführt, die Dinge anzunehmen, wie immer sie liefen. So weit hatte sie ihre Vision auf wunderbare Weise verstanden. Aber der zweite Teil, den wir die Ankündigung nennen könnten, war viel komplexer. Hier mußte offensichtlich eine symbolische Verwirklichung gemeint gewesen sein.

In jenen frühen Zeiten, als sie ihre Vision hatte, hatte die Patientin noch nie von psychologischen Symbolen gehört und dachte, daß die Worte ohne jeden Zweifel buchstäblich gemeint waren. Doch war sie normal genug, um jeden Versuch einer realen Verwirklichung als eine Gefahr zu sehen, die sie über die Grenze geistiger Gesundheit hinaustreiben konnte. Sie machte nie einen solchen Versuch, aber sie war in einem Wirrwarr gefangen und wollte leidenschaftlich aus dieser Sache herauskommen. Leider konnte sie wegen deren numinosen Aspekts, der sie so überwältigt hatte, nicht damit fertig werden. Da sie ein introvertierter Fühltyp mit sehr guter Intuition war, könnten ihre differenzierten Funktionen sie mehr oder weniger auf sicherem Kurs gehalten haben. Aber das Mädchen sah die Klippen nicht, die ihr unbewußter Schatten aufgestellt hatte, und unglücklicherweise wählte sie ihren Animus als Steuermann.

Die Wechselwirkung von Schatten und Animus

Die positiven Schattenanteile, die wir weibliche Instinkte nennen, waren in der frühen Kindheit und zu Beginn der Mädchenjahre der Patientin verletzt worden; wir werden später darauf zurückkommen. Wenn die Instinkte verkrüppelt oder verwundet sind, können sie nicht gut funktionieren; vor allem verursachen sie Schmerzen. Deshalb hatte die Patientin sie unterdrückt. Aber wenn die Instinkte im unterdrückten Zustand bleiben, ist ihr Wachstum blockiert. Folglich fehlte der Patientin der Halt, den normal entwickelte Instinkte ihr hätten geben können. Sie mußte die Botschaft der geheimnisvollen Stimme ohne die Hilfe eines normal funktionierenden Schattens zu verstehen versuchen, eine Hilfe, durch die sie sonst mit beiden Füßen auf dem Boden geblieben wäre. Statt dessen machte sich der Animus zum Herrn über den Inhalt der Ankündigung. Daß der Animus diese Macht hatte, geschah aufgrund der Tatsache, daß er mit dem Schatten zusammen gegen die Patientin spielte. Ihre verletzten Instinkte verursachten Minderwertigkeitsgefühle in ihr, die nach irgendeiner Art von Kompensation riefen. Dieser Mechanismus hatte dann bei dem Mädchen zu übermäßigem Ehrgeiz geführt. Erst während der Spannung ihrer Prüfungen begann sie daran zu zweifeln, ob sie begabt genug war, die Forderungen ihres Ehrgeizes zu erfüllen. Und dies war der von Schatten und Animus lange vorausgesehene Moment, sich mit etwas auf sie zu stürzen, was sie ihr als die beste Lösung vorstellten. Wirklich, was konnte einfacher und leichter sein, als das ganze Gewicht des Konflikts auf einen hochbegabten Sohn zu schieben und ihr so den Weg freizumachen, sich ehrenvoll und schmerzlos auf gerechtfertigten mütterlichen Stolz zurückzuziehen? Das wäre wirklich ein herrlicher Beweis für die Genialität dieses Paares!

Wie gesagt, man konnte den zweiten Teil der Vision als Befehl für eine buchstäbliche Verwirklichung betrachten (und das wäre die niedrigere Ebene), oder (auf höherer Ebene) für symbolische Verwirklichung. Der Animus hatte die niedrigere Ebene um seinetwillen gestohlen, denn die Aussonderung von Liebe und Sexualität aus einer zukünftigen Beziehung des Mädchens mit einem männlichen Partner ist Unsinn; eine solche Idee konnte von niemandem als dem Animus kommen. Es ist sogar möglich, daß er die Worte der Stimme ein wenig verändert hat – nicht sehr – nur ein Hauch (nur gerade so viel, daß er bekam, was er wollte!). Man weiß darüber nichts. Das ist nur eine Vermutung, aber es würde zu seiner Natur passen, und die Tatsache bleibt, daß die Vision erst viele Jahre später niedergeschrieben wurde. Auf einer höheren seelischen Ebene hatte die Ankündigung, wie wir sehen werden, eine völlig andere Bedeutung. Aber bevor wir uns von den primitiven Ideen des Animus verabschieden, muß deutlich werden, daß der Animus zwei verschiedene Ebenen oder Aspekte in seinem eigenen Wesen hat.

Zwei Animusaspekte

In seinem ursprünglichen Aspekt ist er lediglich der persönliche Animus und bedeutet das kleine Stück unentwickelter Männlichkeit, das die weibliche Seele enthält. In diesem Aspekt erstreckt er sich vom Koboldartigen und Neckenden bis zum Teuflisch-Destruktiven, aber all dies im persönlichen Bereich. Er kann in dieser persönlichen Sphäre sogar eine positive Figur sein und erscheint so auch oft, besonders heute, da die Frauen Männerarbeit ausführen, die sie mit ihrer Weiblichkeit allein nicht gut machen könnten. Auf der höchsten Ebene sehen wir ihn als Großen Geist an. Jede wesentliche Inspiration muß dieser Figur zugeschrieben werden. Meistens ist er höchst positiv. Wenn er in diesem oberen Bereich negativ ist, dann ist er auf einer unpersönlichen Ebene negativ. In diesem Falle ist er auf jeder Stufe ein großer böser Geist, die ganze Stufenleiter hinauf bis zu Satan selbst.

Im Leben dieses Mädchens sehen wir ihn in fast jedem Aspekt wirken. Wir haben schon in einigen der Gespräche seine witzige neckende Art gesehen, und auf der höheren Ebene müssen wir ihm zugute halten, daß er ihre schöpferische musikalische Arbeit inspiriert hat. Im zweiten Teil der Vision zerstört er auf einen Schlag sowohl ihre zukünftige Karriere (indem er sagt, sie sei nicht ihre Berufung) wie auch ihre Möglichkeiten als Frau (indem er normale Reaktionen aus der sexuellen Beziehung ausschloß). Aber auf der höchsten Ebene ist er wiederum der meditierende Faktor, der es ihr schließlich ermöglicht, die symbolische Bedeutung dessen zu sehen, was die Stimme ihr angekündigt hat.

Jung sagte einst zu der Patientin, ihre Große Vision sei eine »Marien-Phantasie« gewesen, und zeigte ihr drei Parallelen zwischen Marias Situation und ihrer Vision: Erstens hat Maria ihr Kind vom Heiligen Geist empfangen, wahrscheinlich ohne sexuelle Lust; zweitens gebar Maria ein Göttliches Kind, einen »Genius«; und drittens war das Kind illegitim.

Könnten wir daraus nicht entnehmen, daß die Stimme in der Vision diese Parallelen auswählte, um eine Marien-Phantasie nahezulegen; daß die Stimme durch diese drei Punkte dem Mädchen zu sagen versuchte, daß sie wie Maria sein muß, demütig und gehorsam das Leben erfüllend, das Gott für sie gewählt hat, und daß sie nicht danach streben soll, Ruhm und Ehre zu erringen, wenn das nicht das Ziel ihres Lebens war? Denn wenn wir unseren Ausgangspunkt ein wenig verändern und Marias Leben als Mythos betrachten, können wir diesen Mythos (oder dieses Leben) als ein Symbol für die äußerste Weiblichkeit der Seele deuten, die sich in der Hingabe an den Willen Gottes entfaltet.

Im »Stundenbuch« beschreibt Rilke diese weibliche Ergebung der Seele an Gott. Er gebraucht folgende Worte: »Meine Seele ist ein Weib vor dir.« Und weiter: »Spann deine Flügel über deine Magd.« Es war diese Haltung der Demut und Hingabe, die das Mädchen lernen mußte. Ähnlich wie es die Große Mutter im fünften Gespräch gesagt hatte: »Wenn wir unser Schicksal bewußt in einer Haltung geistiger Hingabe erfüllen, schaffen wir Gott, wie er uns geschaffen hat.« In weiblicher Sprache heißt dies, Gott erschaffen ist gleichbedeutend mit Gott gebären. Und da die Große Mutter das Schicksal auch mit einem »göttlichen Keim« verglichen hat, können wir das Symbol auf folgende Art verstehen: Wenn wir unser sich entfaltendes Schicksal in einer Haltung geistiger Hingabe leben, dann gebären wir symbolisch ein göttliches Kind.

Aus bestimmten Dingen, die Jung einmal zu der Patientin sagte, gewann sie den Eindruck, daß Gott das Leben in uns ist, daß wir

seine Augen und Ohren sind und daß wir Gott Bewußtsein geben müssen!
Wenn wir das tun können, dann wird aus unserem menschlichen Bewußtsein göttliches Bewußtsein. Dieses göttliche Bewußtsein wird durch unsere irdische Erfahrung aus unserer Seele geboren; es entsteht durch unser angenommenes und aktiv gelebtes Schicksal. Könnte das nicht das Ziel sein, auf das die Stimme in der Vision hinwies? Gott als der Schöpfer des Schicksalskeimes in unserer Seele war der geheimnisvolle »Vater des Kindes«, den die Patientin suchen sollte, und dies bedeutete, daß sie sich darüber bewußt werden mußte, daß Gott der Vater des Kindes ist. Und weiter war es ihre Berufung, diesen göttlichen Keim wachsen zu lassen, damit er aus ihr als göttliches Bewußtsein geboren werden konnte. Symbolisch sollte nicht nur der Vater des Kindes, sondern auch das Kind selbst Gott sein. Die Vision war wirklich eine Marien-Phantasie.
Natürlich sagt uns die Bibel dasselbe viel kürzer und direkter durch die Worte Christi: »Nicht mein Wille, sondern Dein Wille geschehe.« Aber Jung sagt, daß jedes Symbol, sogar das angemessenste und passendste, im Laufe der Zeit sein Mana verlieren kann. Manchmal ist ein Symbol verbraucht, abgenutzt, erschöpft. Wo dies der Fall ist, muß ein neues Symbol in der Person geboren werden, die den Kontakt mit dem alten Symbol verloren hat. Diese individuelle Geburt eines neuen Symbols, das das Mana des vorhergehenden enthält, war tatsächlich der schwierige Wachstumsprozeß im inneren Leben der Patientin. Als sie es erlangt hatte und es ins Bewußtsein auftauchen konnte, war sie fähig, wieder in Berührung zu kommen mit den erwähnten Bibelworten, denen sie nun all das Mana geben konnte, das in ihrer Seele lebte. In späteren Jahren erwies sich ihre verwandelte Haltung dem Leben und dem Schicksal gegenüber als die Quelle der Heilung für ihre Neurose. Aber es wirkte nicht so schnell. Einsicht allein war nicht genug. Diese Einsicht mußte ein lebendiger Faktor werden, der sich in ihrem täglichen Leben ausdrückte.

Das Examen des Mädchens

Wir wollen zu dem Mädchen zurückkehren, das gerade die Große Vision gehabt hat und am folgenden Tag zu ihrem Examen als Konzertpianistin antreten sollte. Vielleicht war die gebieterische Stimme im ersten Teil der Vision als praktische Hilfe für das Mädchen gedacht, damit sie sich die Prüfung nicht durch Lampenfieber verdarb. Wir haben schon gesehen, wie sie sich in dieser Hinsicht hilfreich auswirkte. Möglicherweise hätte der erste Teil der Vision genügt, daß sie dieses Ziel erreichen konnte, aber das scheint zweifelhaft. Denn der erste Teil war nicht so stark mit Mana geladen wie der zweite Teil. Die Patientin konnte den einfacheren ersten Teil nicht als religiöse Erfahrung erlebt haben, jedenfalls nicht ausreichend, um das Gefühl in dem Moment zur Hand zu haben, da das Lampenfieber sie überwältigen würde. Der zweite Teil war viel wichtiger, der nicht nur ihre musikalische Darbietung behandelte, sondern auch ihr ganzes zukünftiges Leben und grundsätzlich das künftige Leben ihrer Seele. Hierin lag die religiöse Erfahrung. In dieser ereignisreichen Nacht hatte sie einen Augenblick lang Gott gesehen und konnte nie mehr dieselbe Person sein. Als sie sich am nächsten Morgen an den Flügel setzte, um ihre Prüfungsstücke zu spielen, war sie noch vollkommen im Banne dessen, was ihr in der Nacht begegnet war. Deshalb spielte sie so gut. Sogar das Prüfungskommitee spürte die Nähe Gottes. Als sie ihr Spiel beendet hatte, erhoben sich alle Examinatoren instinktiv von ihren Plätzen, um sie vorbeigehen zu lassen. Sie waren sprachlos.

Archetypische Kämpfe in der Seele

Sogar wenn das Unbewußte nur beabsichtigt hätte, dem Mädchen die Befriedigung eines erfolgreich bestandenen Examens zu geben, wäre der zweite Teil der Vision nötig gewesen, damit sie es erreichen konnte. Jedoch hatte das Unbewußte weit mehr als das beabsichtigt; offensichtlich war es sein Ziel, das Mädchen in den Tiefen ihrer Seele anzurühren, damit sie sich ihres gefährlich ehrgeizigen Schattens und ihres mächtigen, dämonischen Animus bewußt wurde. Es sollte ihr nicht gestattet werden, ihre Seele als Bezahlung für den weltberühmten Namen zu geben, den sie in der Musik so eifrig zu erlangen suchte. Der Teufel sollte ihre Seele nicht haben, jedenfalls nicht, solange ihre Große Mutter mit ihr in Kontakt blieb. Es sieht fast so aus, als hätte das Mädchen einen persönlichen Schutzengel in Gestalt der Großen Mutter erhalten. Geschah das vielleicht, damit sie sich gegen den negativen Einfluß ihres übermächtigen Animus stellen konnte? Wer kann das sagen? Was wissen wir wirklich von den archetypischen Kräften von Licht und Finsternis, die in unserer Seele kämpfen? Solange wir darüber völlig unbewußt sind, können wir wahrscheinlich nichts anderes als ihr Schlachtfeld sein. Unsere eigene kleine Rolle beginnt wohl erst, nachdem wir wenigstens einen gewissen Grad von Einsicht in die Tatsache erlangt haben, daß wir nicht nur ein bewußtes Ich, sondern auch ein winziges Teilchen der unermeßlichen kollektiven Geschehnisse im Unbewußten sind.

Reaktionen: Antiklimax und Rückkehr zur Großen Mutter

Wir müssen nun die ältere Frau betrachten, die in ihrer Analyse die Vergangenheit nochmals durchlebt hat, um eine befriedigende Erklärung ihrer Großen Vision zu erhalten, und die nun mit dem Problem konfrontiert war, wie sie ihr neu gewonnenes Wissen verarbeiten sollte.

Soviel wir wissen, ist es sehr schwierig, nicht inflationiert zu werden, wenn wir mit archetypischen Figuren in Berührung kommen. Denn wenn wir den Fehler machen, uns mit ihnen zu identifizieren, dann folgen unweigerlich zuerst Inflation danach Deflation. Genau das passierte der Patientin nach der letzten Deutung ihrer Großen Vision. Anstatt ihre neu gewonnene Einsicht für die bessere Anpassung an die Erfordernisse des Lebens zu gebrauchen, meinte sie nun – nach allem, was sie in der Analyse durchgemacht hatte! –, sie habe ein Recht auf Gesundheit, die ihr fertig in den Schoß fallen sollte, damit sie sie besitzen

und sie genießen und ausschließlich für ihre persönlichen Zwecke benutzen konnte. Zwar konnte sie die Deutung durch die Große Mutter als richtig anerkennen, aber mit dieser Erklärung in der Hand sah sie die Tore des Paradieses nicht offen, wie sie gehofft hatte. Statt dessen und aus diesem Grunde mußte sie durch einen Tiefpunkt und durch bittere Enttäuschung gehen. Wie wir wissen, hatte sie praktisch ihr ganzes Leben nach der wahren Erklärung gestrebt. Sie hatte sich daran geklammert als ihre einzige Rettungschance. Und jetzt, da sie sie bekommen hatte, sah sie, daß die Deutung nicht die Macht besaß, ihre Neurose zu heilen. (Natürlich machte sie den schrecklichen Fehler, darauf zu insistieren, daß sie sofort geheilt werden müsse, gerade in dem Moment, wo sie ihre vorherige Haltung demütig in den hingebungsvollen Dienst an den unbewußten Mächten hätte umwandeln sollen, die ihr so wesentliche Wahrheiten enthüllt hatten.)
In dieser Depression und Verzweiflung steckte ein altbekannter Freund seine vertrauenswürdige Nase durch die Tür und betrat die Szene wieder. Ihr alter Animus, den sie für eine Weile aus den Augen verloren hatte, ohne ihn zu vermissen, war zurückgekommen, um sie zu trösten, ihr »die Augen zu öffnen«, wie er selber seine Funktion nannte, und dadurch (aber das erwähnte er vorsichtigerweise nicht) seine verlorene Macht über sie wiederzugewinnen. Er hatte nur auf einen günstigen Moment gewartet, und da war er, unverkennbar, und versicherte ihr fortgesetzt, daß sie mit jedem Schritt, den sie auf der glitschigen Spirale gewonnen hatte, die sie erklettern mußte und die die Leute »Individuationsweg« nennen, zwei Schritte zurückgeglitten war. Natürlich war dieser Aufstieg, wie er sagte, viel zuviel für ihre Kräfte; sie mußte doch nun selbst sehen, daß die Anstrengung nur ihrer Gesundheit schadete. Es war höchste Zeit, das Abenteuer zu beenden. Mit diesen und vielen ähnlichen Einflüsterungen bombardierte er sie.
Die Patientin lauschte ihm mit einem Ohr, das ist wahr, aber in ihrem anderen Ohr hörte sie das schwache Echo verschiedener Worte, die die Große Mutter gesprochen hatte und die glück-

licherweise für sie nicht ganz verloren waren. In den Dialogen über die Erfüllung des Schicksals hatte die Große Mutter wirklich eine empfängliche Saite in der Seele der Patientin angerührt, und deren Einstellung zu ihrer Vergangenheit und zum künftigen Leben hatte sich verändert. So hatte sie nun den wahren Grund für die Verzögerung ihrer Heilung zu Gesicht bekommen, nämlich ihren eigenwilligen Charakter, der enormen Widerstand dagegen leistete, erfolgreich analysiert zu werden, denn sie hatte die fatale Tendenz, immer Recht zu behalten. Solange sie ihren arroganten Schatten (der als Kompensation für ihre Minderwertigkeitsgefühle fungierte) nicht genügend erkannt hatte, ging sie gelegentlich so weit, neurotische Regressionen zu benutzen, um ihren Analytikerinnen zu beweisen, wie sehr sie im Unrecht waren und wie sehr sie (oder ihr Animus?) stets Recht hatte. Ein nicht sehr geeignetes Mittel, um gesund zu werden, das muß man zugeben. Mit dieser Haltung hatte sie sich ein ausgezeichnetes Versteck für unbewußte Schattenseiten und die vielgeliebte Animus-Besitzergreifung verschafft. Solange ihre großartige Ankündigung nicht wirkungsvoller durch die Analyse erklärt werden konnte, waren Schatten und Animus zufrieden und das Mädchen selbst krank und unglücklich, jedoch wurde sie immer durch die Idee getröstet, daß sie die Stärkere, um nicht zu sagen die Überlegene war. Jetzt mußte sie solche Animus-Meinungen loswerden. Während der erwähnten Inflation hatte er die Gelegenheit gehabt, sie mit seinen Gedanken aufzupumpen, bis sie ein aufgeblasener Ballon war. Und als die Deflation kam, der unangenehme Tiefpunkt, hatte sie sich an ihn als ihre letzte Stütze geklammert. Insgesamt funktionierte dieser Zustand der Animusbesessenheit wie einer jener Schleier, den der Animus so gern über seine Opfer wirft; während sie durch diesen Schleier geblendet war, konnte sie nicht klar sehen, daß sie tatsächlich den Gipfel erstiegen hatte, von wo aus sie das Versteck zerstören könnte, das Schatten und Animus und ihr ganzes Komplott gegen sie verbarg.

Die Patientin mußte ihren geliebten Verführer entlassen und zu ihrer Großen Mutter zurückkehren, was sie auch tat, aber nicht ohne Schwanken und Zögern. Sie wußte inzwischen, daß es nur einen Weg gibt, um Macht über den Animus zu gewinnen; nämlich tiefer in die Dunkelheit des Schattens zu blicken, um diese Figur von ihm zu unterscheiden; und sie wußte auch, daß dies der einzige Weg war, um wirklich in Einklang mit ihrer unglücklichen Vergangenheit und den schmerzhaften Wunden zu kommen, die sie früher empfangen hatte. Die Große Mutter hatte natürlich ihre eigene Art, mit den Schleiern des Animus umzugehen. Sie fing an, der Patientin Demut und Opferung des Ich beizubringen, und bereitete so den Weg für ein tiefes Eintauchen ins Unbewußte, wo ihre Schülerin das herausfischen sollte, was jetzt für ihre weitere Individuation notwendig war. Es war das Leben hinter der Neurose, mit dem sie sich noch nicht befaßt hatte, das Leben, das die Große Mutter für sie gelebt hatte und das sie in ihre Hände zurückzugeben versprach, sobald sie reif genug wäre, es selbst zu leben. Zur Demut und dem Tod des Ego sagte die Große Mutter das Folgende.

Achtes Gespräch mit der Großen Mutter

Große Mutter: Der Schatten ist, sogar wenn er dünkelhaft ist, für dich nützlich und unentbehrlich, weil in ihm Keime verborgen sind, die sich in Demut entwickeln könnten und sollten. Fühle dich nicht zu gut für all die Wunden, die du in deinem Leben empfangen hast. Sei demütig genug, um dich für sie verantwortlich zu fühlen.

Patientin: Wie kann ich Demut erlangen, Marias Demut, durch die sie die erwählte Mutter Gottes wurde?

Große Mutter: Du kannst sie nicht erlangen. Maria ist eine Göttin, du bist es nicht. Du kannst nur ständig versuchen zu sehen, wie sehr dir die Demut fehlt. Das ist deine Art von Demut. Sei dir die ganze Zeit deines arroganten Schattens bewußt. Setzte dich nicht darüber hinweg, du kannst es nicht. Versuche, deinen Schatten zu akzeptieren und gehe durchs Leben, indem du ihn erleidest, aber bewußt!

Neuntes Gespräch mit der Großen Mutter

Patientin: Ich fühle mich sehr krank. Ich spüre, daß der Tod nahe sein könnte. Ich fürchte mich und es schaudert mich, als ob es an eine Exekution geht.

Große Mutter: Falls es wirklich ein Todesurteil sein sollte, würdest du dich schuldig oder frei von Schuld fühlen im Hinblick auf die Sünden, für die du verurteilt worden bist?

Patientin: Du hast mir gesagt, ich solle mich so schuldig wie möglich für meine Hauptsünde fühlen, meine Unterlassungssünde gegen meine weibliche Natur. Ist es die Rache der Natur, die ich nun schicksalhaft erleiden muß?

Große Mutter: Du erleidest die Rache der Natur in deiner Neurose.

Patientin: Bin ich vom Selbst zum Tode verurteilt worden?

Große Mutter: Ja, wenn »Tod« das Opfer des Ich bedeutet.

Patientin: Und was ist mit meiner Furcht vor dem körperlichen Tod?

Große Mutter: Ich werde dir die Stunde deines leiblichen Todes nicht verkündigen. Es gehört zur Natur des Menschen, das nicht zu wissen. Aber ich verkünde dir, daß die Opferung des Ich von dir gefordert ist, ein totales Opfer. Du kannst dein Leben nur retten, indem du dieses Opfer des Ich bringst.

Patientin: Wenn ich dich richtig verstehe, meinst du, daß ich körperliche Schmerzen anstelle des erwachsenen menschlichen Leidens erdulde, und wenn ich den Tod des Ego nicht erringen kann, dann könnte statt dessen der körperliche Tod eintreten, als eine Art Symbol.

Große Mutter: Ja, aber der körperliche Tod ist nicht immer ein Symbol für den Tod des Ich. Wenn du nun den Tod deines Ich erreichen willst, nur um dein Leben zu retten, dann ist es überhaupt kein Tod des Ich. Du sollst Tod und Schmerz und alles, was mit ihnen kommt, annehmen. Das wäre dem Tod des Ich näher. Viele Leute können den Tod des Ich nur in Form des physischen Todes erlangen. Du könntest eine von ihnen sein. Leg' den Ehrgeiz beiseite, den Tod des Ich zu erreichen. Sei dankbar, daß der bescheidene leibliche Tod viele unerreichte Ich-Tode wettmachen kann. Du fürchtest den Tod so sehr, weil du nur auf dich selbst und deinen Intellekt zählen kannst. Aber du kannst mit deinem Kopf weder Leben noch Sterben dirigieren. Versuche z. B. dich auf mich zu verlassen. Leg deine Angst in meine Hände. Das wäre für dich heute ein Opfer des Ich auf deiner Stufe. Vielleicht ist die Natur, die durch deine sexuellen Versäumnisse beleidigt worden ist, mit dieser Strafe zufrieden. Und nicht nur die Natur, sondern auch dein Schatten. Er hat auch nie seine natürlichen Rechte bekommen. Erfülle das Opfer des Ego, um deinen Schatten zufriedenzustellen. Und erlebe deine Befriedigung in der Erfahrung; ich meine in der Gotteserfahrung, die im Tod des Ich enthalten sein könnte.

4. Tiefes Eintauchen ins Unbewußte

Wir nähern uns nun dem, was die Patientin ihr »tiefes Eintauchen ins Unbewußte« nannte. Bis dahin hatte die Große Mutter ihre Schülerin auf deren persönlicher Ebene erzogen (mit einer oder zwei Ausnahmen, die eigentlich Vorwegnahmen waren). Von jetzt an ändert sich der Ton fast unmerklich, und die Unterredungen nehmen den Charakter echter Offenbarungen einer großen Lehrerin an ihre Schülerin an.
Der erste große Sprung mußte hauptsächlich ins persönliche Unbewußte erfolgen; nämlich in die sehr persönlichen Verdrängungen schmerzhafter Ereignisse und Widerwärtigkeiten. Aber der größte emotionale Wert bestand nicht nur darin, verdrängte Erlebnisse bewußt zu machen. Viel wertvoller für die Entwicklung der Patientin waren ihr neu erworbener Gehorsam und ihre Unterwerfung unter die Große Mutter und unter den Schmerz und Kummer, den diese große Gestalt des kollektiven Unbewußten ihr nun auferlegen würde. In den Augen der Patientin hatte der Tauchgang eine nach unten führende Richtung. Aber die Große Mutter lehrte sie, ihn von ihrem Blickwinkel aus anzusehen. Je tiefer die Schülerin in die tierische Seite der menschlichen Natur hinabstieg, und je persönlicher diese animalische Seite in ihren eigenen Augen zu sein schien, desto höher wurde die geistige Ebene, von der aus die Große Mutter sie die Dinge betrachten ließ. Es sah fast so aus, als wäre die Patientin bei der Großen Mutter in Analyse [Es sah nicht nur so aus, es war so. B. H.]. In der äußeren Realität war sie jedoch auch bei einer Jungschen Analytikerin in der Analyse, und ganz bestimmt hätte die Patientin ihr tiefes Eintauchen nicht ohne den soliden Rückhalt und die warme Sympathie dieser Frau leisten können. Hier wird die Rolle, die die Analytikerin bei der Entwicklung spielte,

praktisch ausgelassen, denn diese Abhandlung ist als Versuch gedacht, vor allem die Rolle der Großen Mutter zu zeigen. Behalten Sie aber bitte im Gedächtnis, daß die Analytikerin immer mit ihrer unermüdlichen Geduld und Bereitschaft zu helfen im Hintergrund war. Sie teilte großzügig von ihrer psychologischen Weisheit mit, die sie durch konstante und intensive innere Bemühungen errungen hatte.

Eine unerwiderte Liebe

Bevor wir uns den folgenden Gesprächen zuwenden, die für die Patientin der Beginn ihres wirklichen Abstiegs in die Dunkelheit ihrer Seele waren, müssen wir zu dem Teil ihrer Geschichte zurückgehen, da sie im Alter von 28 die Freudsche Analyse mit einem Analytiker begann, den wir Herrn X nennen wollen. Jetzt, Jahrzehnte danach, fordert die Große Mutter sie auf, einen Sprung bis zum Grunde der unterdrückten Verzweiflung zu machen, die das Ergebnis der Behandlung durch Herrn X war. Die Patientin war überzeugt, daß sie sich damit konfrontieren müsse, und machte in einer schriftlichen Phantasie einen ehrlichen Versuch dazu. Während dieser Phantasie sah sie sich in einer Art Keller oder Gefängnis. In diesem Keller lebte ihre Verzweiflung. Alles erschien dort dunkel, konfus und unklar. Es war äußerst verwirrend. Aber da kam die Große Mutter zu ihr und brachte ihr etwas, das sie ihr in die Hände legte. Dann, gerade in dem Moment, wo sie glaubte, ihre Verzweiflung berühren zu müssen, stellte sich heraus, daß es etwas ganz anderes war. Es war nicht ihre Verzweiflung, die sie berührte. Es war ihre Fähigkeit zu lieben, die ihr von der Großen Mutter zurückgegeben wurde.
Hier wandelt sich die aktive Phantasie in eine passive. In dieser passiven Phantasie war sie mit Herrn X verheiratet. Er liebte sie und war zärtlich mit ihr. Sie war dankbar und glücklich. Sie hatten Verlangen nacheinander und gaben diesem Wunsch nach. Aber ihre Leidenschaft war nicht alles, was sie ihm gab. Sie waren ein Ehepaar, das sich warm und wahrhaftig liebte. Jedes

Gefühl war echt und intensiv. Es war, als würde ihr Mädchentraum erfüllt. Sie war erstaunt, daß ihre Liebe nicht zertrampelt und in Stücke gerissen wurde. Sie erwies sich als jungfräulich und blühend. Aber es war eine sehr junge Liebe, die noch nicht durch Fraulichkeit gereift war. Und sie war gereinigt, reiner als damals, als Herr X sie in der Realität zerstört hatte. Und dann wußte sie irgendwie, daß sogar Herr X selbst es war, der sie gereinigt hatte. Sie konnte diese Gabe nur aus den Händen der Großen Mutter empfangen, aber in gewisser Weise auch aus seinen Händen. Auf diese Art erfuhr sie, daß sie ihn nie wirklich gehaßt hatte. Es war, als wären sie all diese Jahre verheiratet gewesen, aber in einer anderen Welt, nicht in dieser. In einer irdischen Ehe hätten sie diese Art von Vereinigung nie erlangen können.

Drei Tage später hatte die Patientin folgendes Gespräch mit ihrer Großen Mutter:

Zehntes Gespräch mit der Großen Mutter

Patientin: Was du mir in dem Keller gegeben hast, ist natürlich wunderbar. Wie üblich hat der Animus versucht, es mir wegzunehmen, aber ich habe es ihm nicht erlaubt. Nur denke ich, daß ich in einem Punkt mit ihm übereinstimme; nämlich daß ich keine mädchenhafte Haltung will, wie rein sie auch sein mag. Ich ziehe sogar meinen Kummer vor. Mein Kummer hat mich durchs Leben getragen, und ich fühle mich darin reifer und würdevoller als in der Jungfräulichkeit eines jungen Mädchens.

Große Mutter: Dann hat dir das, was ich dir gegeben habe, geholfen, den Wert deines Kummers zu sehen. Das ist seine Annahme, ja sogar seine Integration. Es gibt keine unterdrückte Verzweiflung mehr in dir, weil du den Wert einer Frau sehen kannst, die durch Kummer gereift ist. Du fühlst sogar, daß das mehr bedeutet als das unberührte Glück, nach dem du dich sehntest. Das ist Annahme des Schicksals, oder nicht?

Mit diesen Worten überließ die Große Mutter ihre Schülerin ihren eigenen Überlegungen und dem, was ihre Analytikerin noch dazu beitragen würde. Nach einigen Traumdeutungen sagte die Analytikerin: »Du mußt beides behalten. Du darfst das Symbol nicht

wegwerfen und den Kummer auch nicht. Sie sind ein und dasselbe in verschiedenen Aspekten, und du mußt sie beide bewußt halten.«
Im folgenden Gespräch wird dem Versuch des Animus vorgebeugt, die Entwicklung zu unterbrechen.

Elftes Gespräch mit der Großen Mutter

Patientin: Wenn ich dem Animus gegenüber unterwürfig bin . . .
Große Mutter: (sie unterbrechend): Du hast deine weiblichen Instinkte, die dir sagen, daß du dich besser realen Männern unterwirfst. Laß sie deine ganze Unterwürfigkeit haben, sogar wenn du nur eine Rolle spielst. Das wird dir helfen, dich vom Animus zu befreien. Und dem Schatten wird das auch gefallen.
Patientin: Aber ich bin in Gesellschaft von Männern scheu.
Große Mutter: Das ist verkehrte Unterwürfigkeit und eine fürchterliche Animusbesessenheit, der deine Persona schluckt und dann in deinem scheuen Zustand selber aus dir spricht. Und du projizierst ihn auf reale Männer, indem du genau weißt, was sie denken und wie wenig sie dich mögen, dich sogar verabscheuen.
Patientin: Ich weiß.
Große Mutter: Aber was du nicht weißt, daß diese großen und mächtigen Männer deine kleine Komödie der Unterwerfung ganz und gar nicht verabscheuen. Sie würden sie nicht durchschauen und sich in ihrer Eitelkeit geschmeichelt fühlen. Sollten sie es durchschauen, würden sie immer noch deine weibliche Klugheit schätzen, wenn du mit ihnen spielst, und sie würden reagieren, als ob es ihnen gefällt. Das ist dann Persona zu Persona, beides gut gespielt und gut gehandhabt. Das wäre viel besser als deine störrische Schüchternheit und ihre Irritation durch sie. Genug für heute.

Auf diese Art spottete die Große Mutter über die Unbeholfenheit der Patientin und lachte zugleich über ihre eigene Ungeduld. Aber im folgenden Dialog klingen ihre Worte wieder ganz ernst.

Zwölftes Gespräch mit der Großen Mutter (Fragment)

Große Mutter: Traue mir, verlaß dich auf mich, wenn ich sage, daß du keine ungeliebte Frau bist; du hast Herrn X erreicht, aber weder du noch er haben verstanden, was vorging. Es schien alles negativ, aber es war es nicht. Dein Gefühl war so echt, so real, daß es zu den

Dingen gehört, die nicht verloren gehen können. Aber keiner von euch war dem gewachsen, und so mußte es als Leiden erlebt werden, sehr negativ, und mußte mißverstanden werden.

Herr X fühlte deine Liebe, aber er unterdrückte dieses Gefühl und zog es vor, es sich nicht bewußt zu machen. Er mußte auch leiden, genauso viel wie du.

Dreizehntes Gespräch mit der Großen Mutter

Patientin: Ich fürchte das, was ich deine »Größen-Injektionen« nenne. Ich habe Angst vor der Inflation. Wäre es nicht besser, dem Rat des Animus zu folgen und meine Liebe zu Herrn X als etwas Unreifes anzusehen?

Große Mutter: Was war daran unreif?

Patientin: Ich konnte seinen Standpunkt gar nicht sehen. Ich verließ mich auf meine Gefühle und zog seine nie in Betracht.

Große Mutter: Herr X gab dir in seiner Rolle als Freudscher Analytiker nicht die geringste Chance. Die Situation war peinlich. Er war ihr nicht gewachsen. Deine Liebe war in Ordnung, aber sie konnte sich nicht entwickeln. Sie konnte sich in dir nicht entwickeln und auch nicht in ihm. Er tötete sie sozusagen. Dann machtest du einen Fehler: du erlaubtest ihm, dich psychisch zu quälen, weil die Qual das einzige war, das du von ihm bekommen konntest. Diese Qual freiwillig zu erdulden, bedeutete für dich sexuelle Vereinigung. So trieb er dich in eine Perversion, die mehr seine als deine war. Und deshalb habe ich deine Liebe für dich rein bewahrt. Ich möchte, daß du sie nun in dich hineinnimmst und sie integrierst. Der Grund, warum du dir all diese Sorgen gemacht und sogar unsere Beziehung gestört hast, ist der, daß du seine Fehler auf deine eigene Schulter geladen hast, und das wiederum aus reiner Liebe. Du kannst ihn nicht so dunkel sehen. Das ist kindisch und unreif. Versuche zuzugeben, daß es in seinem Verhalten gegen dich eine unheilvolle Seite gab.

Patientin: War ich blind?

Große Mutter: Ja, aber du mußtest es sein. Das machte nichts. Was wirklich etwas machte, war, daß du die Qualitäten deiner eigenen Liebe auf ihn projiziert hast, und als das nicht ging, entthrontest du deine Liebe, statt ihren Gegenstand zu entthronen.

Patientin: War X meiner Liebe nicht würdig?

Große Mutter: Er war es. Aber er war selber krank und vom Leben beschädigt und von der Normalität noch weiter entfernt als du. Und du warst nicht so weit, ihm zu helfen, hauptsächlich weil das das Letzte war, was er wollte. Nichts lag ihm ferner.

Die Patientin hatte nun genug Material, über das sie nachdenken und das sie integrieren konnte, falls das möglich war. Auf ihre arme niedergetretene Liebe durch die Augen der Großen Mutter zu blicken, war Balsam für ihre Wunden. Sie konnte nun einen neuen Kontakt zu wesentlichen Werten in ihrer innersten Seele aufbauen und fühlte sich im Hinblick auf ihre Vergangenheit und ihre eigene Weiblichkeit mehr verwurzelt. All dies war sehr positiv. Aber ihre Neurose war sehr kompliziert, und wir müssen viel Geduld damit haben, besonders wegen ihres Animus. Diese Figur war wie ein Schachtelmännchen, das in unbewachten Momenten hochschnellte. Wir sollten nie die Schadenfreude unterschätzen, die er beim Kampf gegen seine Feindin, die Große Mutter, empfand, wenn er ihre Worte auf seine schlaue, überzeugende Art entwertete. Und immer gab er vor, in wohlmeinendem Geist zu sprechen und auch nur, weil er der Patientin von Nutzen sein wollte. Sie hatte ihren Kampf mit ihm, aber sie wußte allmählich, daß seine Macht über sie nur gebrochen werden konnte, wenn sie so vollständig wie möglich über ihren Schatten bewußt wurde. Sie versuchte, es sich zur Gewohnheit zu machen, sich mit neu erkannten Schattenanteilen zu stärken, wann immer sie dabei war, einen neuen Tauchgang ins Unbewußte zu wagen. Das Ergebnis davon war die folgende Unterhaltung:

Vierzehntes Gespräch mit der Großen Mutter

Patientin: Ich habe versucht, mir über den Teil in mir bewußter zu werden, den ich die »ungeliebte Frau« in mir nenne. Sie ist ein äußerst klägliches kleines weibliches Wesen, aber zugleich so überheblich! Sie hat immer hysterische Anfälle, weint und stöhnt die ganze Zeit. Sie ist gequält von ihrem Verlangen nach Liebe. Aber nicht einmal die Liebe Christi könnte sie befriedigen. Ihre Wünsche sind viel primitiver. Die einzige überzeugende Liebe ist in ihren Augen – gestatte mir, ihre eigene drastische Sprache zu gebrauchen – ein Penis, der in sie eindringt. Und das ist eine Tortur für mich. Dieses kleine Tier lebt in mir; es lebt natürlich in jeder Frau. Und ich vermute, ein Mann kann seinerseits nicht überredet werden, daß eine Frau ihn wirklich liebt, solange sie ihm nicht ihren Körper gibt. Er muß von seinem Vagina-Komplex genauso gequält sein wie die Frauen von ihrem Penis-Verlangen, denke ich. Nun, da ich dieser tierischen Seite der menschlichen Natur ins Gesicht sehe, fühle ich Mitleid und Liebe und Verständnis für alle Menschen und sehe nicht mehr auf sie herab, sondern ich spüre, daß ich nur eine von ihnen bin.

Große Mutter: In deinem Fall mußte diese ungeliebte Frau, wie du sie nennst, ungeliebt bleiben, damit du dieses Bewußtsein über sie erlangen konntest. Aber du solltest nicht verallgemeinern: Frustration war dein Weg zur Bewußtwerdung, während der Weg für andere völlig anders sein kann.

Solche Assimilisation von Schattenanteilen war für die Patientin absolut unerläßlich, um sich auf das nächste tiefe Eintauchen ins Unbewußte vorzubereiten. Was sie diesmal herausholen sollte, wurde von ihr in der Folge ihr »Familienschrecken« genannt. Die Große Mutter wußte wahrscheinlich schon von diesem Schrekken, und sie wußte auch, daß ihre Schülerin durch die Hölle gehen mußte, während sie ihn hervorholte. Deshalb bestand ihre Vorbereitung darin, sich zu vergewissern, daß das Band zwischen ihr und ihrer Schülerin fest genug war, um diese unvermeidlichen Schwierigkeiten auszuhalten.

Hier stellt sich die Frage, ob es nicht besser gewesen wäre, wenn die Patientin zu einem männlichen Analytiker gegangen wäre, um ihre beschädigte Sexualität zu heilen. Aber gerade das konnte sie nicht, weil ihr Kontakt zum Männlichen allgemein, und besonders zur männlichen Sexualität, im Unbewußten immer noch blockiert war. Jetzt, da sie dabei war, sich über die Gründe bewußt zu werden, die in früheren Jahren diesen Stillstand verursacht hatten, wollte die Patientin einen psychischen Haken, ein starkes seelisches Band haben, an dem sie ihre geschwächte Weiblichkeit festmachen konnte. Das würde ihr helfen, die Gefahr des Verschlungenwerdens durch das Unbewußte zu vermeiden, eine Möglichkeit, die leicht eintreten konnte, sobald der ursprüngliche Schrecken an die Oberfläche kam, der sie ganz aufgeschluckt hatte.

Für eine extravertierte Person wäre ein normaler menschlicher Kontakt mit dem anderen Geschlecht wahrscheinlich der Ausweg aus dem Problem gewesen. Aber unsere extrem introvertierte Patientin mußte einen introvertierten Weg gehen, wenn sie jemals in den Tiefen ihrer Seele das echte und überzeugende Gefühl erlangen wollte, ohne das sie keinen Schritt in der Außenwelt wagen konnte. Das Ausmaß der Unmöglichkeit, eine extravertierte Lösung zu finden, zeigt sich in der Tatsache, daß jeder Versuch, ihre sexuelle Panik zu überwinden, fehlgeschlagen war. Zweimal in ihrem Leben war sie nahe daran, eine »Affäre« zu haben, aber in beiden Fällen geschah dasselbe. In dem Moment, da sie ihre Panik hätte überwinden können, spürte der Partner das Tabu, konnte damit nicht umgehen und verließ sie. Dieses Benehmen von mehr als einem sonst normalen Partner war vielsagend. Es machte einen zweiten Sprung ins Unbewußte notwendig, um bessere Einsicht in das Wesen des Tabus zu erreichen.

In der folgenden Unterhaltung macht die Große Mutter von der bekannten Tatsache Gebrauch, daß eine echte geistige Ekstase oft körperliche sexuelle Empfindungen hervorruft. Vermutlich wollte sie, daß ihre Schülerin diese Empfindungen haben sollte, weil – wie wir gerade gehört haben – der Schatten der Patientin durch keine andere Wahrheit überzeugt werden konnte als durch die der Geschlechtsteile. Und dieser primitive Schatten konnte nicht außer acht gelassen werden, weil er sonst heimlich und unbeobachtet im Unbewußten ihren Groll genährt hätte. Wenn die geistige Ekstase die höchstmögliche Art religiöser Erfahrung ist, dann konnte ihr Gegenstück, die sexuelle Ekstase, nicht ausgeschlossen werden, sondern sie sollte ihren Platz haben, um nicht nur die geistige Seite, sondern die ganze menschliche Psyche, d. h. auch den Schatten, von dem Erlebnis zu überzeugen.

Fünfzehntes Gespräch mit der Großen Mutter

Patientin: Neulich bin ich, wie du weißt, auf einen Schattenteil gestoßen; nämlich in dem Moment, als ich in mir dieses kleine Tier entdeckte, das sagte, daß ein eindringender Penis das einzige wäre, an das es glauben könnte. Heute habe ich eine ähnliche körperliche Empfindung gespürt. Sie war sehr real und überzeugend, aber das Eindringen fand in meiner Seele statt, und diejenige, die dort eindrang, warst du! Folglich muß ich nun zugeben, daß du die Wahrheit meines Schattens bist. Das ist schrecklich. Es bedeutet, daß ich meinen rationalen, kritischen Halt aufgeben muß. Es heißt, daß ich nun völlig in deiner Macht bin.

Große Mutter: Unterwirf dich mir. Tue es um deines Schattens willen. Unsere symbolische Vereinigung bedeutet für ihn den Koitus, nach dem er sich sehnt.

Patientin: Was du mit mir machst, ist das Eindringen in meine Angst, in meine sexuelle Panik und das Tabu.

Große Mutter: Ich werde dich nicht verschonen. Dieser Akt der geistigen Vereinigung muß vollendet werden, denn ich muß sicher sein, daß du vollkommen willig bist, dich mir zu übergeben.

Patientin: Dann teste mich!

Große Mutter: Das werde ich! Aber denke daran, es gibt kein Zurück. Symbolisch gesagt nehme ich dir jetzt deine Jungfräulichkeit und Unabhängigkeit weg. Du wirst danach für immer mir gehören, und nicht immer in Ekstase. Viel schlimmer werden die Phasen sein, in denen du dich von mir getrennt fühlst. Du wirst nicht wirklich getrennt sein, aber du wirst es so fühlen. Du wirst dich nach einer erneuerten Vereinigung mit mir sehnen, aber ich kann nicht immer dafür garantieren. Das ist der Test. Wenn du solche Prüfungen aushältst, ist das der Beweis, daß du eine echte Beziehung zu mir entwickelt hast. Zuerst sollst du nun das assimilieren, was du meine »Größen-Injektionen« genannt hast, denn ohne Größe hast du nicht die leiseste Chance, mich zu ertragen. Wisse, daß Koitus Befruchtung bedeutet, sogar in einer symbolischen Verbindung.

Buße

Es war die Hölle für die Patientin, sich der irrationalen Erfahrung von der Vereinigung mit einem Archetyp zu unterwerfen, seine Gegenwart in der Ekstase als sexuelle Erregung zu spüren, und mit dieser ganzen Situation konfrontiert zu sein. Es sah wie eine Strafe aus, die ihr von zwei wütenden und beleidigten Wesen, Natur und Schatten, auferlegt wurde, die sich beide durch die sexuelle Enthaltsamkeit der Patientin beleidigt fühlten und nur besänftigt werden konnten, wenn sie fähig war, sich dieser Strafe bedingungslos zu unterziehen. Was die Große Mutter forderte, war wirklich Sühne. Und während dieser Sühne mußte die Patientin nicht nur den kritischen Widerstand ihres Animus aufgeben, der letztlich eine Waffe gegen den Wahnsinn gewesen ist, sie mußte sich auch völlig den Ansprüchen unterwerfen, die das Unbewußte an sie zu haben schien und die sie nicht verstand.

Sie fürchtete sich jetzt vor der Großen Mutter und hatte Angst, ihre geistige Gesundheit zu verlieren oder schon verrückt zu sein. Sie fürchtete, vom Irrationalen überschwemmt zu werden und darin zu ertrinken. Ohne den Rückhalt bei einer Analytikerin hätte sie nicht weitermachen können. Aber sie hatte diesen Rückhalt, und sie hatte einen festen inneren Beweggrund, um durchzuhalten: daß diese neue Erfahrung nicht schlimmer sein konnte als das, was sie während der zahllosen Jahre mit den schrecklichen Auswirkungen ihrer Neurose durchgemacht hatte, die bestimmt ebenso irrational war. Sie beschloß, das Wagnis einzugehen, sogar das letzte Risiko des Wahnsinns, weil sie um all dessentwillen, was ihr heilig war, diese letzte Chance, ihre Seele von der Last zu befreien, nicht verlieren wollte – die Chance, die in dieser irrationalen Buße enthalten war, die sie leisten mußte.

Dann tröstete die Große Mutter sie, indem sie sagte, daß der Animus sie retten würde. Sie sollte den Worten der Großen Mutter ebenso wie den Einwänden des Animus lauschen, so daß sie lernen könnte, ihren eigenen Standpunkt zu bilden. Der rebellische Geist ihres Animus sollte als ein möglicher Schutz vor der vielleicht zu mächtigen Persönlichkeit der Großen Mutter betrachtet werden. Die Patientin sollte sowohl auf ihn als auch auf sie ein Auge haben.

Das erschien der Patientin nun als wirkliche Probe der Überlegenheit der Großen Mutter. Es machte enormen Eindruck auf sie. Ihre Tutorin hatte sogar ihren ärgsten Feind ins Feld gerufen, als Hilfe für die Schülerin und damit gegen sich selbst. Das setzte allen Zweifeln ein Ende, und die Patientin war nun bereit, sich der Großen Mutter im symbolischen Geschlechtsakt zu unterwerfen, da sie hoffte, daß sie dadurch all jene Erfahrungen ausgleichen konnte, die ihr in der körperlichen Wirklichkeit gefehlt hatten. Und dies, ihre Vereinigung mit der Großen Mutter, erwies sich zugleich als ein zweites Eintauchen ins persönliche Unbewußte – ein Eintauchen, das nötig war, um vergessene Ereignisse an die Oberfläche zu bringen und sie mit anderen Augen anzusehen. Das Eintauchen war schwierig. In der Folge wurde Seite um Seite mit Gesprächen gefüllt, die sich mit den auftauchenden Dingen beschäftigten. Es ist unmöglich, dieses Material in seiner ganzen Fülle zu präsentieren, daher soll nur ein zusammenfassender Bericht gegeben werden, in dem die Worte der Großen Mutter nur hier und da wiedergegeben werden.

Die Familien-Tragödie

Wir wollen uns eine glückliche Familie vorstellen: Vater, Mutter, drei Kinder; die äußeren Umstände sind ganz normal; der Charakter des Vaters ist dominierend und der der Mutter sanft, anpassungsfähig und geeignet, Schwierigkeiten auszugleichen.

Da der Vater der dominierende Teil der Eltern ist, wollen wir besonders sehen, welche Art von Persönlichkeit er war. Ich denke, das Wort »selbstgerecht« kann man ihm beilegen: er wußte immer genau, was richtig und was falsch war. Aber abgesehen von dieser Sturheit war er liebenswürdig, allgemein geliebt und geschätzt. Mit Sicherheit liebte er seine Frau und seine Kinder; er mochte seine Kollegen und war ein angenehmer Kamerad. Beruflich war er ein guter Rechtsanwalt, arbeitsam und bekannt. Dieser Mann, der glücklich und ohne allzu große Probleme durchs Leben zu gehen schien, hatte nun einen höchst gefährlichen Schatten, über den gänzlich unbewußt zu bleiben er fertigbrachte, was zum Ruin der ganzen Familie führte.

Als die Kinder noch sehr klein waren, war der Vater, der bis spät in die Nacht arbeitete, oft unfähig, am Morgen aufzustehen. Vom Frühstückszimmer aus pflegte seine Frau die Kinder nach oben zu schicken, eins nach dem anderen, um ihn zu wecken. So geschah es mehr als einmal, daß seine zweite kleine Tochter, unsere Patientin, das Schlafzimmer betrat und mit ihrem müden

Vater spielte, bis sie ihn erfolgreich zum Aufstehen brachte. Es muß während einer dieser unschuldigen Morgenbesuche gewesen sein, daß das beinahe Unglaubliche geschah, wodurch das harmlos Spielerische des kleinen Mädchens zerstört und sie für ihr ganzes Leben mit einem sexuellen Tabu geschlagen worden war. Sie war so jung, als das passierte, daß sie sich später in der Analyse nicht mehr an die genauen Details erinnern konnte, und sie hoffte lange Zeit, daß es eher ein imaginäres als ein reales Vorkommnis war. Aber die Große Mutter sagte ihr, daß es überaus real gewesen ist, und die unglückliche Geschichte der späteren traurigen Ereignisse in der Familie zwingt uns dazu, es so zu sehen.

Was das kleine Mädchen von drei oder vier Jahren an diesem schlimmsten aller Tage sah, waren nicht nur die Genitalien ihres Vaters, sondern wahrscheinlich, wie er masturbierte, und noch schlimmer, welchen Ausdruck sein Gesicht hatte. Woran sie sich später klar erinnerte, war eine überwältigende Empfindung, die durch ihren ganzen Körper und vermutlich auch durch ihre Seele ging. Sie identifizierte sich vollkommen mit ihrem Vater in einer Art von participation mystique, wie Jung es nennt.

Die Große Mutter gibt dazu folgenden Kommentar:

Sechzehntes Gespräch mit der Großen Mutter

Große Mutter: Der Freudsche Analytiker ermutigte dich lediglich, dich an das zu erinnern, was geschehen war. Das ist nicht genug. Setze dich damit auseinander! Sieh die Rolle an, die es immer noch in deinem Leben spielt.

Patientin: Meine Libido steckt darin fest.

Große Mutter: Ja. Du konntest nie deine eigene Sexualität von der deines Vaters unterscheiden. Und das ist dein Problem und sogar jetzt noch deine Qual.

Diese Teilhabe an der Sexualität ihres Vaters hatte natürlich einen schlechten Einfluß auf den Charakter des kleinen Mädchens. Sie versuchte, die quälende Unruhe zu unterdrücken, die sie nicht verstehen konnte und die aus Schuld- und Minderwertigkeitsgefühlen bestand. Sie überkompensierte diese Gefühle, indem sie sich als besonders gehorsames Kind zeigte (vorher war sie ziemlich ungezogen gewesen), und sie fing an, einen brennenden Ehrgeiz zu entwickeln, sich überall auszuzeichnen. Solange ihre Mutter lebte, war diese sanfte Frau ein wirklicher Schutz für das übernervöse und hochgespannte Kind, das sich wenigstens im Schutz der mütterlichen Liebe geborgen fühlte. Aber ungeachtet all dessen, was ihr Vater ihr unwissentlich angetan hatte, haßte sie ihn nicht. Sie verehrte ihn und betete ihn an. Tatsächlich strebte sie ihr ganzes Leben danach, seine Liebe zu erringen.

Dann wurde die Familie vom schlimmsten vorstellbaren Schlag getroffen – dem Tod der Mutter. Diese heißgeliebte Frau starb im Alter von 43 Jahren an Krebs. Sie war diejenige gewesen, die die Familie zusammenhielt, und als sie nicht mehr da war, fühlten sich ihr Ehemann und die Kinder entwurzelt. Der Vater versuchte, den Kindern Mutter und Vater zugleich zu sein, aber dieses Bemühen schlug katastrophal fehl, obwohl er ihre Liebe hatte und sie die seine spürten.

Kurz nach dem Tode der Mutter passierte ein schlimmer Zwischenfall. Der Vater pflegte in allen Schlafzimmern frei ein- und auszugehen, auch in dem der beiden Töchter. (Die Mädchen waren nun 15 und 13 Jahre alt.) Einmal trat er ein, als die jüngste, unsere Patientin, sich gerade auskleidete. Der Vater war angenehm überrascht zu sehen, daß ihre junge Figur schon so gut entwickelt war, und er sagte ihr das. Er konnte nicht widerstehen, ihre nackten, jungen Brüste zu streicheln, und das in Gegenwart der älteren Schwester.

Sieben Jahre später gab er einen weiteren Beweis seiner deplazierten »Mutterrolle«. Das Mädchen war nun 20. Eine medizinische Untersuchung war für sie notwendig gewesen, und der Arzt hatte eine Scheidenspülung verschrieben. Als die junge Frau, die sexuell so unschuldig wie ein Kind war, mit dem Verfahren beginnen wollte, hielt sich der Vater unter dem Vorwand in ihrem Zimmer auf, daß sie sich in ihrer Unerfahrenheit verletzen könnte. Er fühlte sich verpflichtet, ihr die Handhabung zu zeigen, und führte selbst den Irrigator in ihre Vagina ein. Seine

kaum versteckten Emotionen erschreckten die junge Frau und beleidigten ihre Seele noch mehr.
Wir wissen nicht, wie sich der Vater gegen die anderen Kinder verhielt, aber die Tatsache bleibt bestehen, daß der Junge mit 18 Jahren starb und die älteste Tochter sehr viel später Selbstmord beging.
So hatte der unglückliche Mann seine Frau und zwei Kinder verloren, und alles was ihm blieb, war die eine Tochter, unsere Patientin. Diese Tochter war neurotisch und daher ein Dorn im Fleisch des Vaters, der stets äußerste Verachtung für Neurotiker fühlte. Er starb im Alter von 78 Jahren an den Folgen einer Operation. Es war ein langsamer und schleichender Tod. Das Ende trat im Krankenhaus ein, in dem er sechs Monate lang gepflegt wurde und wo unsere Patientin ihn jeden Tag besuchte. In seinen letzten Lebenswochen fing sein Geist an, nachzulassen. Sein Bewußtsein verlöschte allmählich. In diesem Geisteszustand bat er seine Tochter einmal, sich auszuziehen. Da seine Stimme sehr schwach geworden war, mußte sie sich über ihn beugen, um seine Worte zu hören, worauf er versuchte, ihre Bluse mit seinen sterbenden Händen aufzuknöpfen, und noch Tage danach war er ärgerlich, weil sie sich seinem Zugriff entzogen hatte. Er war in seinen letzten Tagen ein jammervoller Anblick, gequält von Träumen und Halluzinationen. Er phantasierte, daß er im Gefängnis in Ketten lag, weil er seine beiden Töchter ermordet hatte, wie er zu ihr sagte. Es stünde alles in der Zeitung, meinte er.
Schließlich erlöste der Tod den armen alten Mann von seiner Qual. Er starb an einem Sonntagmorgen. Gerade im Augenblick seines letzten Atemzuges begann ein Chor der Krankenschwestern die üblichen Sonntagmorgen-Choräle im Korridor des Gebäudes zu singen. Das war Zufall, wenn man will. Aber in den Ohren der Tochter, die am Bett des gerade entschlafenen Vaters saß, erschien der Gesang wie eine himmlische Begleitung für den Weg der Seele ihres Vaters ins Jenseits. Dieses synchronistische Ereignis schien ihr die Tatsache

zu rechtfertigen, daß sie trotz allem, was geschehen war, nie aufgehört hatte, ihren Vater zu lieben.

Ein Versuch der Großen Mutter, das sexuelle Tabu der Patientin zu heilen

Die oben beschriebene Familientragödie mußte hier wegen der bisher nicht erwähnten Details wiedergegeben werden. Ohne diese Details könnten wir den Standpunkt nicht verstehen, den die Große Mutter in den folgenden Dialogen einnimmt. Aber zuerst möchte ich einen Abschnitt aus »Psychologie und Alchemie« zitieren. In diesem Werk schreibt Jung:

> Was immer die Eltern und Voreltern am Kinde gesündigt haben, erklärt der erwachsene Mensch als seine Gegebenheit, mit der er zu rechnen hat. Nur einen Dummkopf interessiert die Schuld des anderen, an der sich nichts ändern läßt. Nur von der eigenen Schuld lernt der Kluge. Er wird sich die Frage vorlegen: Wer bin ich, dem all das geschieht? Er wird in seine eigene Tiefe blicken, um dort die Antwort auf diese Schicksalsfrage zu finden. (S. 142)

Diese bedeutsamen und weisen Worte drücken genau die Vorstellung der Großen Mutter aus, die sie im Hinblick auf die Erziehung ihrer Schülerin hatte. Die Große Mutter betont, wie Jung, immer den Wert, der darin liegt, die Verantwortung auf sich zu nehmen, statt seine eigene Schuld hinter dem Schatten von jemand anderem zu verstecken. Deshalb befiehlt sie nun dem Schatten der Patientin, die Geschichte mit ihren eigenen Worten zu erzählen, auch wenn diese Worte nicht sehr sorgfältig gewählt sein sollten. Und die Große Mutter fordert die Patientin auf, sich über ihre eigene Rolle in der Tragödie bewußt zu werden, die sie mittels des Schattens spielte, der ein Teil ihrer selbst ist.
Das Ergebnis ist eine Unterredung zwischen drei Figuren: Ich, Schatten und Große Mutter. Der Schatten spricht zuerst:

Gespräch mit dem Schatten unter der Aufsicht der Großen Mutter

Schatten (zur Patientin): Warum (meinst du) hat deine Mutter gelitten und ist gestorben? Warum (meinst du) starb dein Bruder so jung und brachte deine Schwester sich um? Und wie kannst du übersehen, was in den letzten Lebenstagen deines Vaters geschah, als er deutlich zeigte, daß er dich sexuell begehrte? Sei kein Kind! Versteh' endlich!

Patientin: Meine Liebe zu meinem Vater hat mich geblendet.

Schatten: Deine törichte Liebe! Er wollte mich! und er hatte mich! Du hast es vorgezogen, unschuldig und ahnungslos zu sein. Du hast alles unterdrückt, indem du es als harmlos ansahst, du dummes Kind! Aber ich nahm meine Chance bei ihm wahr. Er war selber ein Kind, sage ich dir. Der Arzt sagte, deine Mutter könne keine Kinder mehr haben.

Patientin: Ich weiß, er hat es mir selbst gesagt. Sie ist fast bei der Geburt meines kleinen Bruders gestorben, und mehr Geburten durften nicht riskiert werden.

Schatten: Er rührte sie danach nicht mehr an und flüchtete sich in Perversionen. Er befriedigte seine Lust durch Grausamkeit.

Patientin (sich an die Große Mutter wendend): Bitte, Große Mutter, darf ich mit dir statt mit dem Schatten reden?

Große Mutter: Du kannst diesen Teil der Geschichte von mir haben. Hör zu! Dein extravertierter Vater wußte als rechtschaffener Denktyp genau, wo die Rechtschaffenheit endete und wo die Sünde begann. Solange er keinen direkten Koitus mit dir hatte, betrachtete er alles als väterlich erlaubt. Er sah seinen sexuellen Schatten nicht, noch sah er, daß er diesen Schatten lebte. Er liebte die Macht. Er wollte, daß jeder ihm nachgab, jedoch nicht in einem normalen Koitus. Er ließ die Leute nach ihm verlangen und zog sich dann in die Rechtschaffenheit zurück. Das ist es, woran du gelitten hast, und darum fühltest du eine brennende, unerwiderte Liebe zu ihm. Du liebtest ihn, weil er in der Tat sehr liebenswert war. Teilweise war seine väterliche Liebe ganz richtig und mehr als recht. Aber es gab diese Perversität in ihm. Als du ein sehr kleines Kind warst, zeigte er dir seine Geschlechtsteile und seine Lust, um dich von Begierde überwältigt zu sehen. Aber er wußte davon nichts; er war so ahnungslos wie ein Kind. Jetzt kommt dein Schatten hinein. Sie hatte es gern.

Patientin: Bitte, Große Mutter, darf ich mit dir sprechen und nicht mit ihr?

Große Mutter: Nein, geh bis zum bitteren Ende und höre ihre Rede.

(Die Patientin willigt ein und hört dem Schatten zu.)

Schatten: Ich hatte das Gefühl einfach gern – teils Lust, teils Angst, teils Schuld – und ich wollte es gern mit ihm zusammen erleben. Ich kam mir als großartiges Mädchen vor, und ich war über deine Dummheit überlegen. Natürlich spürte er unbewußt, daß er dich durch mich kriegen konnte. Und ich als Schatten spielte mit seinem Schatten.

Große Mutter (den Schatten unterbrechend und zur Patientin redend): Versuche nun bitte diesen Schatten in dir selbst zu erkennen; fühle dich verantwortlich für sie.

Patientin: Ich kann mich erinnern, daß ein warnender Instinkt mir gesagt hat, daß die Sache nicht in Ordnung war.

Große Mutter: Dieser Instinkt war auch der Schatten; es war ein anderer Teil von ihr. Wenn du auf deinen Instinkt gehört hättest, hättest du wohl deinen Vater von dir weggestoßen; jedenfalls bei den späteren Gelegenheiten, als du älter warst. Aber du ermutigtest ihn. Weißt du, wie du ihn ermutigt hast?

Patientin: Ich fürchte, ich hatte den Kontakt gern.

Große Mutter: Ja. Du hegtest Freuden, Ängste und Schmerzen in deinem eigenen Unbewußten, anstatt dich von seiner Unbewußtheit und seinen Perversionen zu trennen. Du gabst dem dunkelsten Schatten deines Vaters Libido, indem du dich weigertest, seine Sünde zu sehen, und das trotz deines warnenden Instinktes. Du darfst nicht deine eigene Schuld wegschieben, indem du deinen Vater entlastest. Er ist nicht nur der väterliche, liebende Vater und du das gehorsame unschuldige Kind. Nein! Er näherte sich seiner kleinen Tochter mit perversen Absichten, und sie mochte das und gab nach. Fast ein Vater-Tochter-Inzest! Nur noch ein kleiner Schritt, und er wäre im Gefängnis gelandet. Natürlich wurde dieser kleine Schritt nicht getan, und ihr habt euch beide in die »rechtschaffene« Achtbarkeit zurückgezogen und die inzestuösen Neigungen durch scheinbare Unschuld überdeckt. Noch heute stehst du unter dem Bann dieser ganzen Sache. Nun brich diesen Bann! Weigere dich, dich weiterhin mit falscher Ehrbarkeit deines Vaters zu belasten. Sieh' seinen Schatten an und stoße ihn weg, indem du deinen Vater streng beurteilst. Und übernimm die volle Verantwortung für die Rolle, die dein eigener Schatten in der Tragödie gespielt hat. Erleide den Abscheu, den du für sie fühlst, erdulde ihn vollständig! Vielleicht wird dir deine beleidigte Natur dann vergeben, und das Gleichgewicht deiner Seele kann endlich wiederhergestellt werden!

Traum

Um dieses Gespräch zu bekräftigen, hatte die Patientin einen Traum über einen Schmuggel, der an irgendeiner Grenze stattfand. Ihre Analytikerin erklärte den Schmuggel im Traum als

eine Art Unehrlichkeit, die wir ersinnen, wenn wir unangenehme Gedanken zur Grenze und hinter die Grenze des Bewußtseins abschieben. Und die Analytikerin fügte hinzu: »Die meisten Menschen denken, sie seien unschuldig, wenn sie nichts von den Taten wissen, die sie begehen. Aber Jung zeigt uns, daß wir doch schuldig sind, wenn wir nichts davon wissen. Es nicht zu wissen, ist die Schuld.«
Als nächsten Schritt auf ihrem Individuationsweg mußte die Patientin ihre menschliche Mutter durch die Augen ihrer archetypischen Mutter sehen.

Siebzehntes Gespräch mit der Großen Mutter

Große Mutter: Es wird schwierig für dich sein, weil du sie so sehr liebtest, aber wir müssen nun die Rolle anschauen, die deine Mutter in deinem »Familien-Schrecken« spielte. Deine Mutter war nicht so unbewußt wie dein Vater, aber sie war schwach und leicht zu beeinflussen. Sie liebte ihren Mann über alles und konnte seine dunkle Seite weder annehmen noch sehen. Sie machte denselben Fehler wie du. Du ahmtest sie nach. Das geschah wegen deiner participation mystique mit ihr. Sie unterdrückte ihre Kenntnis vom gefährlichen Schatten ihres Gatten, denn er sollte ihr unbefleckter Held bleiben. Sie wußte nicht viel über ihren eigenen Schatten, sondern lebte in seiner falschen Rechtschaffenheit. Das tat sie aus Treue und Milde gegen ihn. Sie war zu sehr eins mit ihm und hatte insofern an seinem Verbrechen teil, als sie ihre Kinder nicht genügend schützte. Sie ergab sich seinem Schatten und mußte dafür sterben. Der Teufel nahm ihren Körper und vergiftete sie tödlich.

Ein archetypischer Aspekt der Familientragödie

Nun da wir die Familientragödie in ihrem persönlichen Aspekt sorgfältig untersucht haben, scheint es nicht mehr verfrüht zu sein, unsere Aufmerksamkeit einem möglichen archetypischen Aspekt zuzuwenden, weil ein Vaterkomplex, der sich negativ genug zeigt, um in der Seele der Tochter ein sexuelles Tabu auszubilden, es wert ist, in allen seinen Projektionen, Symbolen und Aspekten verfolgt zu werden.

Wenn wir die Existenz eines Vaterkomplexes oder der Männlichkeit allgemein in der Psychologie der Frau betrachten, können wir drei Bereiche oder Aspekte unterscheiden. Erstens der menschliche Aspekt, der Vaterkomplex als solcher und seine Projektionen auf reale Männer. Sein Reich ist ein persönliches. Zweitens haben wir den Animusaspekt. Der Animus ist der Frau eingeboren als Keim, der sich in bestimmte Charakteristika entwickeln kann, und zwar meistens durch den Vaterkomplex. Dieser Animus funktioniert wie eine Brücke, denn auf der einen Seite gehört er zum persönlichen Leben der Frau, in dem er den unbewußten Teil ihres Geistes repräsentiert; auf der anderen Seite ist er im kollektiven Unbewußten zu Hause. Hinter dem persönlichen Animus ist ein größerer Animus verborgen, hinter ihm wieder ein größerer usw. Auf diese Weise führt ein positiver Animus zur höchsten positiven Seite Gottes hinauf, während ein negativer Animus nach unten führt – bis zu Satan.

Das bringt uns zu einem dritten Aspekt der Männlichkeit in der Seele der Frau, der das Bild männlicher Göttlichkeit in ihr wäre. Die Tatsache, daß eine Frau eine Gefühlsbeziehung zu dieser göttlichen Macht haben kann, beweist, daß zumindest ein Bild oder eine Spiegelung davon in ihrer Seele leben muß, und das erlaubt uns, dieses Bild den dritten Aspekt ihrer inneren Männlichkeit zu nennen.

Wenn in der sich entfaltenden Seele der Frau der Vaterkomplex konstelliert ist, können wir nicht nur seine Wirkung auf ihr irdisches Schicksal erkennen, sondern auch seinen Einfluß auf die Entwicklung ihres Animus und letztlich auf ihre Beziehung zur Spiritualität. Die Unterscheidung der drei Bereiche von Männlichkeit in der Seele der Frau ist dadurch erschwert, daß diese Bereiche oft in den Projektionen vermischt sind. Wie wir wissen, ist der himmlische Vater allgemein mit menschlichen Eigenschaften überladen. Und es muß nicht mehr betont werden, wie oft ein menschlicher Mann in den Augen einer Frau ein Gott ist (oder gerade so oft eine Art Animus-Teufel!).

Aber wir wollen zum Fall zurückkehren und die drei Aspekte des Vaterkomplexes und seine Projektionen betrachten, wie sie sich hier darstellen. Wir haben schon den Einfluß gezeigt, den der Vaterkomplex auf ihr irdisches Schicksal hatte. In der Unterhaltung, die nun folgt, wird sich die Große Mutter mit dem fatalen Ergebnis befassen, das der Vaterkomplex in bezug auf die Entwicklung des Animus der Patientin hatte. Danach werden wir Einsicht nehmen in seine Auswirkungen auf das geistige Bild oder die religiöse Anschauung in der Seele dieser Frau.

Achtzehntes Gespräch mit der Großen Mutter

Große Mutter: Dein Animus wurde mit dem Schatten deines Vaters verstrickt und verübte deshalb die Familienschrecken immer wieder in deinem Unbewußten. Und du projizierst diesen kriminellen Animus auf die Männer. Wie kannst du dann von ihnen erwarten, daß sie dich lieben? Durch deinen Animus hindurch wirkt der Schatten deines Vaters, und durch diesen Schatten wirkt der Teufel. Dieser Teufel wollte die Mitglieder deiner Familie töten, eins nach dem anderen, und er hatte Erfolg. Deine ganze Familie ist nun gestorben außer dir. Du mußt sozusagen fünf Leben leben. Du mußtest ein normales persönliches Leben opfern. Du hast das Leben deiner Familie gelebt.

Patientin: Muß ich mich von der Familie trennen und nun ein persönliches Leben leben?

Große Mutter: Ich kann es noch nicht sagen. Vielleicht wirst du bis zum Tode alle Hände voll zu tun haben, um diese Familienmission zu erfüllen. In dem Fall wird es für dich kein persönliches Leben geben, sondern nur sein Opfer, und das muß freiwillig gebracht werden. Deine Sendung im Leben könnte sich insofern als unpersönlich herausstellen, als du dem Teufel ins Gesicht blicken mußt, ohne seiner Faszination zu erliegen. Nun, da du deinen Vaterkomplex im persönlichen Bereich angeschaut hast, mußt du versuchen, deinen Animus vom Schatten deines Vaters zu befreien, damit der Teufel ihn nicht noch fester in der Hand haben kann. Sieh die Tragödie in ihrem vollen Ausmaß und nimm sie ernst. Laß dich nicht nur durch deine eigene Unzufriedenheit als »ungeliebte Frau« beeindrucken, sondern versuche auch, die Familientragödie als unpersönliches Geschehen zu sehen, dessen Verzweigungen sowohl im kollektiven Unbewußten als auch in deiner persönlichen Seele wirken.

Patientin (verzweifelt): Sage mir, Große Mutter, warum muß ich wieder und wieder durch diese Schrecken gehen?

Große Mutter: Der Grund dafür ist, daß das kollektive Unbewußte den Vater-Inzest enthält und daß jeder unbewußt damit verbunden ist. Du gehst jetzt bewußt da hindurch, und das ist mehr, als die meisten Leute tun. Du tust es für die Familie, aber auch für einen viel größeren Kreis von Menschen. Und es wird sich in einer besseren Beziehung zu ihnen auswirken. Die Leute werden es spüren.

Die Patientin fragte ihre Analytikerin, warum genau der Inzest verboten ist. Die Analytikerin antwortete: »Die psychologischen Auswirkungen des Inzests sind nicht so gut bekannt wie vermutet; psychisch gesehen verengt der Inzest den Horizont; im Falle eines Vater-Tochter-Inzests würde die Tochter immer ein Kind bleiben. Da »Vater alles am besten weiß«, wird sie nie die Verantwortung für sich selbst übernehmen und kann sich folglich nicht entwickeln.«

Der Animus erhält nun eine Art Behandlung von der Großen Mutter, und die Rolle der Patientin dabei besteht in ihrer Bereitschaft, es in ihrer Seele geschehen zu lassen.

Neunzehntes Gespräch mit der Großen Mutter

Große Mutter: Du mußt noch einmal durch eine vollkommene Vereinigung mit mir gehen, und deine Bereitschaft dazu ist das, was dein Animus braucht, um geheilt zu werden. Gib mir deine Liebe; er kann dich dann nicht besitzen. Dein bereitwilliges Durchhalten ist dein notwendiger Tribut dafür, daß ich dir den Inzest-Teufel austreibe und dadurch deinen Animus heile.

Patientin: Ich bin bereit.

Große Mutter: Indem du dich mir unterwirfst, trennst du deinen Animus vom Schatten deines Vaters und damit vom Teufel. So heilst du die Neurose deines Animus, die deine eigene ist. Er muß einsehen, daß er weder der Schatten deines Vaters noch der Teufel ist. Solche Identifikationen verursachen in ihm eine Inflation. Er ist sehr krank und total zerbrochen, weil er den Schatten deines Vaters trägt.

Patientin: Verhält er sich nicht eher wie eine Frau?

Große Mutter: Ja, sofern er sich mit seiner Anima identifiziert und ihr erlaubt, mit Satan herumzuhuren. Das ist es, was in deiner Seele geschieht, wenn du von nervösen Zuständen befallen wirst.

Patientin: Ist dieser spezielle Teufel das Inzest-Tabu?

Große Mutter: Er ist nicht das Tabu; er ist der Inzest. Er kriecht in deines Vaters Schatten, wo der Inzest zu Hause ist, und dann hurt er mit deinem animabesessenen Animus.

Patientin: Ich fühle mich jetzt fast wahnsinnig.

Große Mutter: Du kannst es aushalten. Du mußt es aushalten!

Patientin: An wen kann ich mich wenden, wenn die ganze Familie infiziert ist?

Große Mutter: An mich! Ich zeige dir all diese Schrecknisse, weil du an mich glauben mußt; du mußt genügend beeindruckt sein, damit du zu mir hältst. Du wirst nie ganz werden, wenn du deinen Glauben nicht befreien kannst, der durch deine Schrecken im Unbewußten blockiert ist. Du bist jetzt am Rande des Wahnsinns, aber du kannst durchhalten. Und dann wird die Verrücktheit deines Vaters in dir sterben. Du und ich vollbringen nun etwas ganz Irrationales, aber es willig in deiner Seele zu erleiden, hat für dich die Bedeutung eines Opfers, das freiwillig dargebracht und frei gegeben wird. Du bist nun demütig und gehorsam und tapfer. Da du jetzt auf meiner Seite stehst, kann der Animus durch dich wiedergeboren werden. Unsere Vereinigung ist seine Wiedergeburt.

Zwei Tage später hören wir die Patientin wieder zu ihrer Großen Mutter sprechen.

Zwanzigstes Gespräch mit der Großen Mutter

Patientin: Ich habe unsere letzten Gespräche nochmals durchgelesen, aber jetzt beeindruckt es mich nicht mehr so sehr als besonders wichtig, während es mir zuerst schien, als habe es die Bedeutung eines großen Exorzismus, einer Teufelsaustreibung, die mit mir gemacht wurde.

Große Mutter: Ich habe den Teufel aus dir ausgetrieben, und du weißt es. Aber Worte konnten das nicht ausdrücken. Es war jenseits von Worten.

Patientin: Ich fühlte mich, als würdest du mit einem gewaltigen Griff mein ganzes Sein und mein ganzes vergangenes Leben sammeln, um es mit dir zu vereinigen und mich so dem Animus zu entziehen.

Große Mutter: Es war eine gigantische Krise.

Patientin: Was ist mit dem Animus geschehen?

Große Mutter: Wäre er nicht unsterblich, dann wäre er gestorben. Laß ihn nun in meiner Obhut. Deine Aufgabe ist es, dich um dich selbst und deinen Schatten zu kümmern.

5. Entwicklungen

Als die Patientin die letzten Dialoge durchgelesen und darüber nachgedacht hatte, begann sie zu sehen, was die Konsequenzen einer Beziehung zwischen ihrem eigenen Schatten und einem Animus waren, der verdorben genug war, ein geheimes Verhältnis mit Satan zu haben. Sie sah, daß dieser Schatten sein ganzes Blut (und das Blut der Patientin selbst) dieser fatalen Zusammenballung von Animus, Schatten des Vaters und Teufel gab. Diese Einsicht bedeutete einen großen Schritt auf ihrem Individuationsweg, und jede höhere Ebene, die sie auf der Spirale erreichte, gab ihr einen ausgedehnteren Blick, der Vergangenheit und Zukunft einschloß.

Nach dem beinahe mittelalterlichen Akt der Teufelsaustreibung, den die Große Mutter an ihr vollzogen hatte, war die Patientin frei, sich dem dritten Bereich von Männlichkeit in ihrer Seele zuzuwenden, den wir als das »Bild der männlichen Gottheit selbst« erkannt haben, zu dem ein positiv entwickelter Animus eine Brücke bilden und dadurch das Ich zur Teilhabe daran befähigen kann.

Religiöse Gedichte

Der kreative Animus war schon (abgesehen von den musikalischen Inspirationen) in einer Reihe von religiösen Gedichten erschienen, die die Patientin zu dieser Zeit zu schreiben begonnen hatte. Der Inhalt eines dieser Gedichte wird in ihrer weiteren Entwicklung eine Rolle spielen. Es vermittelt eine klare Vorstellung von dem Einfluß, den ihr negativer Vaterkomplex auf ihre religiösen Anschauungen hatte.

In diesem Gedicht, genannt »Die Harfe Gottes«, vergleicht sie ihre Seele mit einer Harfe, die sie Gott darbringt. Sie beschreibt, welche Mühe sie sich gemacht hat, die Saiten zu stimmen, und wie sie den goldenen Rahmen abgestaubt und poliert hat, damit er hell scheint. Als diese sorgfältigen Vorbereitungen beendet waren, bietet sie ihre Harfe Gott dar, indem sie betet, daß seine göttlichen Finger die Saiten berühren möchten. Als sie ihr Gedicht als fertig betrachtete, geschah etwas Merkwürdiges und völlig Unerwartetes. Sie hörte eine männliche Stimme, die Stimme Gottes, die im Rhythmus und Reim ihres Gedichtes zu ihr sagte, daß er, Gott, jetzt gerade nicht gestört werden wolle. Und außerdem wolle er ihre menschliche Harfe gar nicht. Er habe schon das Universum als Harfe gewählt, deren goldene Saiten die Sonnenstrahlen seien.

So weit zeigt das Gedicht deutlich, daß der negative Vaterkomplex sogar diese höchste Ebene betroffen hat, die Ebene, auf der Gott ihre Harfe (nämlich ihre Liebe) zurückweist. Im menschlichen Bereich konnte ihre frauliche Liebe, wie wir gesehen haben, keinen Partner erreichen. Statt dessen ließ sie sich durch ihre Faszination von ihrem Animus besitzen und quälen. Und auf der geistigen Ebene weigert sich Gott nun, auf ihrer Harfe zu spielen, d. h. ihre Liebe anzunehmen. Aber diesmal wird sie von mächtigen Persönlichkeiten unterstützt – von archetypischen Figuren wie auch von menschlichen Personen.

Sie hat die Gelegenheit, ihr Gedicht zusammen mit der Antwort Gottes Jung vorzulesen. [Der folgende Bericht über Jungs Erklärungen sollte nicht wörtlich genommen werden, sondern eher als das Echo, das sie in der Seele der Patientin ausgelöst haben.] Sie erwartete, daß er herzlich lachen würde, besonders über Gottes Antwort, aber das war nicht der Fall. Jung nahm das Ganze gar nicht als Witz; er nahm im Gegenteil die Sache sehr ernst und sagte zu ihr, sie könne es nicht dabei belassen. Sie müsse eine Antwort an Gott finden, eine Antwort, die Gott dazu inspirieren könnte, daß er nicht nur über die wunderbaren Sonnenstrahlen bewußt wird, sondern auch über seine Verpflichtung, auf der Harfe der menschlichen Seelen zu spielen. Es sei Gott, der die Menschen geschaffen habe, und deshalb müsse er seinen Anteil an der Verantwortung für ihre Seelen akzeptieren.

Diese Ansicht über ihr Gedicht, von der Jung sagte, daß sie seine Antwort an Gott wäre, war für die Patientin zunächst keine Hilfe. Es harmonierte irgendwie nicht; es war eine Einmischung in ihre Beziehung zu Gott. Die Schwierigkeit mag darin bestanden

haben, daß sie noch keine klare Anschauung des Gottesbildes hatte, das in ihrer Seele lebte. Bis jetzt hatte sie Gott dem christlichen Dogma gemäß als »absolut« verstanden d. h. für sich bestehend und unberührt durch menschliche Bedingungen. Aber wir werden sehen, daß der Gott, über den die Große Mutter und die Patientin in folgenden Unterhaltungen sprechen, eher ein »relativer« Gott ist; nämlich ein Gott, dessen Existenz in gewissem Sinne von einem menschlichen Subjekt mittels gegenseitigem und notwendigem Wechselspiel abhängt. Im Falle unserer Patientin war dieser Gott bzw. das Gottesbild zunächst negativ gefärbt, weil die Verzweigungen ihres negativen Vaterkomplexes sich bis in diese göttliche Ebene erstreckten. Es war nun das Ziel, dieses Bild zu reinigen.
Die Große Mutter greift seine Negativität in den kommenden Unterredungen auf und hilft der Patientin, eine Beziehung dazu herzustellen, indem sie deren Aufmerksamkeit auf die kollektive Eigenschaft ihrer Störung und ihres Ursprungs im kollektiven Unbewußten lenkt.

Einundzwanzigstes Gespräch mit der Großen Mutter

Patientin: Ich habe das schreckliche Gefühl, daß jeder sich von mir zurückgezogen hat. Um mich herum ist überall Leere. Gott hat sich in die Wolken verzogen.

Große Mutter: Vielleicht fühlt sich Gott genauso verlassen wie du, weil er sich weigerte, auf deiner Harfe zu spielen. Es könnte Seine Laune sein, die er auf dich projiziert.

Patientin: Meinst du, Gott spielt seine schlechte Laune auf meiner Harfe aus? Dann ist er ein schlechter Spieler.

Große Mutter: Bist du vielleicht eine schlechte Zuhörerin?

Patientin: Ist meine Leere Gottes Leere? Ist Gottes Anima auf mich projiziert?

Große Mutter: Nicht nur auf dich. Wir könnten sagen, auf die Menschheit. Gott will bewußt werden, und doch will er nicht. Seine Ambivalenz ist der Menschheit aufgebürdet. Du könntest eine von denen sein, die dazu aufgerufen sind, Gott in seinem Zustand der Nigredo (Schwärze) beizustehen.

Patientin: Wie kann ich das?

Große Mutter: Sei dir der Nigredo in dir selber bewußt, aber ohne sie persönlich zu sehen. Sie ist weltweit. Du kannst weder die Welt noch Gott retten. Aber du könntest einen winzig kleinen Teil ihrer Probleme lösen, gerade so viel oder so wenig, wie du selbst zu erleiden bereit bist.

Patientin: Ich kann Gott nicht deutlich sehen. Statt dessen sehe ich Wolken.

Große Mutter: Du projizierst deinen Animus auf Gott. Das ist die Gegenübertragung, oder umgekehrt. Sei sehr demütig, damit Gott nicht auf dich zurückschlägt. Man könnte Gottes Zustand mit dem Geisteszustand vergleichen, der der Kreativität vorausgeht. Gott muß seine Verlorenheit, die durch die Nigredo verursacht ist, auf die Menschheit projizieren, weil er ihrer nicht bewußt ist. Wenn es nicht genug Menschen gibt, die Gottes Nigredo auf ihre Schultern nehmen können, dann ist die Katastrophe wahrscheinlich. Aber wenn du weißt, was du trägst, wenn du dich krank und elend fühlst, wenn du dein Leiden nicht nur als persönliches erlebst, sondern verstehst, daß ein Archetyp des kollektiven Unbewußten dich berührt, dann kannst du es besser ertragen. Siehst du? Dein eigenes Kreuz zu tragen bedeutet, auch einen Teil von Gottes Kreuz zu tragen.

Patientin: Wenn ich auf meine Verzweiflung damit reagiere, daß ich meine ganze Analyse als einen Fehler beurteile, dann ist das natürlich eine Animus-Meinung.

Große Mutter: Ja, solche Gedanken sind Animus-Meinungen. Aber das Nigredo-Gefühl, wie wir es nennen wollen, muß davon getrennt und bitte nicht unterdrückt werden.

Zwei Tage später wird der Dialog in folgender Weise wieder aufgenommen:

Zweiundzwanzigstes Gespräch mit der Großen Mutter

Patientin: Wenn Gott seine negative Seite in mich einpflanzen will . . .

Große Mutter: Ich muß das richtigstellen. Wenn Gott das wirklich tun wollte, dann hättest du nicht die leiseste Chance, das auszuhalten. Du bist dem nicht gewachsen, eine Inkarnation des Teufels zu tragen. Nur in einer höheren Region könnte eine solche Inkarnation stattfinden. Sollte Gott dich für diesen Zweck auswählen, würdest du bestimmt sterben oder wahnsinnig werden. Du kannst das Bild des Antichrist nicht aufnehmen. Es wäre eine Inflation, wenn du diese Idee sich in dir festsetzen ließest.

Patientin: Ich weiß nicht, ob ich diese Idee hatte oder nicht. Eigentlich glaube ich nicht, daß ich sie hatte.

Große Mutter: Auf eine Art hattest du sie, vielleicht unbewußt. Sei dir deines persönlichen Schattens bewußt und verstehe durch ihn, daß Gott auch einen Schatten hat, nämlich seinen Sohn Satan. Gott muß sich über seinen Schatten bewußt werden. Er ist sich seiner noch nicht genügend bewußt. Das ist Gottes Zustand der Nigredo, und ihr Bild in der menschlichen Seele verursacht all die Probleme auf der Welt. Ein kleiner Teil von Gottes schwierigem Zustand muß in jedem Menschen durchgefochten werden. Deine Familiengeschichte ist halb persönlich und halb unpersönlich. Sie ist wie eine Leiter, die die beiden Reiche verbindet. Die neu gewonnene Erkenntnis ihres persönlichen wie ihres Animus-Aspektes wird dir nun helfen, mit Gott zurechtzukommen, denn während du mit deinen Familienschrecken kämpftest, hast du die ganze Zeit auch mit dem Teufel gerungen, der ein Teil von Gott ist.

Patientin: Ist der Teufel der Teil Gottes, der meine Harfe nicht annehmen will?

Große Mutter: Es ist das bestimmte Lied, das Gott nicht auf deiner Harfe spielen will. Gott zieht es vor, das dem Teufel zu überlassen. Er hat die Sonnenstrahlen und den kosmischen Gesang für sich reserviert.

Als Ergebnis dieses Gespräches versucht die Patientin nun, ihre innere Geschichte unter ihrem geistigen Aspekt anzuschauen. Zunächst nennt sie diesen Aspekt Widerspiegelung im Himmel. Aber in dieser Verbindung scheinen Worte wie Spiegelbild, Luftspiegelung, Bild usw. nicht am Platze. Sie denkt, es wäre besser, wenn sie ihren Standort wechselte und ihre menschliche Tragödie so betrachten könnte, als wäre sie das verkleinerte Abbild eines universellen Dramas. Sie versucht sogar, ihr eigenes Leben als unendlich kleines irdisches Symbol für himmlische Entwicklungen zu sehen.

Um diesen geistigen Standpunkt zu finden, unternimmt sie nun eine symbolische Reise in ein unbekanntes Land unter der Aufsicht der Großen Mutter – in der Hoffnung, den neuen Blickwinkel zu erlangen, nach dem sie sich sehnt. Sie erlebt diese Reise als ein äußerst gefährliches Abenteuer, das sie in einer langen Serie von Gesprächen mit ihrer Großen Mutter beschreibt.

Die Dialoge enthalten eine aktive Phantasie, von der eine gekürzte Version in Form einer Erzählung wiedergegeben werden soll. Die Patientin nennt ihre Phantasie:

Eine Seiltänzerin überquert einen Abgrund

In dieser Phantasie steht die Patientin am Rande eines Abgrundes, der zwischen zwei Reichen liegt: ihrem alten irdischen Standpunkt und dem mehr geistigen Lebenskonzept, nach dem sie strebt.
Ein Seil verbindet die beiden Seiten der Kluft, und offenbar soll dieses Seil eine Brücke ersetzen. Dies soll die Überquerung durch eine Seiltänzerin werden. Zuerst prallt sie vor der Gefahr zurück. Aber die Große Mutter beruhigt sie, indem sie sagt, daß sie – die Große Mutter – das Seil ist und daß die Patientin nicht zu Schaden kommen kann, weil sie fest an dieses Seil angeheftet ist, wenn auch nur mit einem Zeh. Außerdem, sagt die Große Mutter, habe sie eine Balancierstange in den Händen, nämlich ihre Instinkte. Folglich beschließt die arme ungeübte Seiltänzerin, die Überquerung zu wagen.
Als sie aber den halben Weg zurückgelegt hat, ist sie so unklug, in die Tiefe hinabzublicken, und dort sieht sie, wie ihr Animus und ihr Schatten zusammen Walzer tanzen und sich küssen! Ihr Anblick macht sie schwindlig. Sie verliert das Gleichgewicht und fällt hinunter, bleibt aber kopfüber am Seil hängen, an dem sie mit nur einem Zeh befestigt ist.
Gerade dieses schicksalhafte Ausgleiten trennt nun die Liebenden. Die Patientin hängt zwischen ihnen, den Kopf nach unten, als wäre sie ein Schwert, das sie zerteilt. Die Notwendigkeit, diese Qual zu beenden, läßt sie an ihre Balancierstange denken (ihre Instinkte). Sie versucht, mit der Stange den Boden des Abgrundes zu erreichen, um den Kontakt mit der Erde (ihrer eigenen Erde) herzustellen. Aber die Stange ist nicht lang genug. Wie kann sie sie verlängern? Schließlich zwingt ihre Todesangst sie, nach ihrem Schatten zu schreien und sie anzuflehen, daß sie ihr zu Hilfe kommt. Und dann, nach der Vereinigung mit ihrem Schatten, werden ihre Instinkte lebendig, worauf die Stange immer länger wird. Als sie den Boden des Abgrundes berührt, gelingt es ihr, ihre aufrechte Stellung auf dem Seil zurückzugewinnen, indem sie sich kräftig vom Boden abstößt; danach geht sie auf dem Seil weiter, bis sie die andere Seite der Kluft erreicht.

Natürlich ist es auf dem Papier leicht gesagt, daß die Patientin sich mit ihrem Schatten vereinigt hat, aber in Wirklichkeit war sie in äußerster Not, als sie um Hilfe rief, und ihr Schrei nach dem Schatten wurde in Todesangst ausgestoßen. Die Patientin drückt ihre Not wie folgt aus:

Eine Unterredung mit dem Schatten

Patientin: Schatten! Laß diesen Animus sein. Komm zu mir. Du gehörst zu mir!

Schatten: Ja! Jetzt, nachdem der Teufel aus ihm ausgetrieben ist, ist dieser Animus nichts mehr als ein Häufchen Elend. Ich bin nicht an ihm interessiert, ich nicht. Ich ziehe kleine Flirts mit richtigen Männern vor, und ich will durch dich an sie herankommen!

Patientin: Du sagst »kleine Flirts«. Das ist in Ordnung. Aber ich will nicht, daß du mich mit deinem Sex-Appeal überflutest.

Schatten: Nimm mich oder laß mich. ... Am Ende könnte sich der Animus erholen und ich könnte zu ihm zurückgehen!

Dreiundzwanzigstes Gespräch mit der Großen Mutter

Große Mutter: Kannst du sehen, welchen Fehler du gemacht hast?

Patientin: O ja. Ich hätte sie als ganzes nehmen sollen, als sie bereit war, zu mir zu kommen.

Große Mutter: Du hast schreckliche Angst vor ihr und vor den Instinkten, die dich überfluten könnten.

Durch diese Unterhaltung wurde der Patientin wie eine blitzartige Erleuchtung ein tieferes Verständnis geschenkt. Etwas, das bisher dunkel und unzugänglich in ihr war, wurde plötzlich beleuchtet.

Sie sah, daß ihre ganze Auffassung von Männlichkeit ein Mißverständnis war; daß es durch Meinungen in Dunkelheit gehüllt war, die eigentlich woandershin gehörten. Wenn sie mit der Männlichkeit konfrontiert wurde, sei es in ihrem menschlichen Aspekt, im Animusbereich oder auf der spirituellen Ebene, dann war ihre Panik im Grunde die Angst, von ihren eigenen Empfindungen, Emotionen und Instinkten überwältigt und weggefegt zu werden. Ihre sexuelle Panik wurde durch unbewußte Schattenteile hervorgerufen, die sie auf die Männlichkeit projiziert hatte, zusammen mit der schamlosen Zurschaustellung von sexueller Bedürftigkeit und Lust ihres Schattens. Ihre Erkenntnis, daß diese Projektion von ihr zurückgenommen werden mußte, setzte dem Vergnügen, das das tanzende und sich küssende dunkle Paar in dem Abgrund hatte, ein Ende.

Symbolisch war das der Augenblick, in dem ihre instinktive Balancierstange die Erde berührte. Es war auch der Moment, in dem sie ihre aufrechte Haltung zurückgewinnen konnte, um auf dem Seil weiterzugehen, indem sie sich auf die Stange stützte, die sie in Berührung mit dem Boden der Schlucht hielt. Dieser wiederholte Kontakt mit ihren eigenen Tiefen stützte sie, und so konnte sie die andere Seite des Abgrundes erreichen. Hier lag, wie die Große Mutter vorausgesagt hatte, das Gelobte Land, das geistige Reich, mit dessen Erforschung sie nun beginnen konnte, die »Welt hinter ihrer Neurose«, wie sie es nannte. In dieser Welt hoffte sie, Gott zu finden.

6. Ein Aufenthalt in der geistigen Welt

Aber ach, die erste Begegnung, die die Patientin in ihrer Welt hinter ihrer Neurose hatte, war keinesfalls das, wonach sie verlangt hatte. Denn die erste Gestalt, die sich ihr näherte, war Satan selbst! Sogleich eröffnete er das Gespräch mit ihr:

Unterhaltung mit Satan

Satan: Denkst du wirklich, du stehst auf festem Grund? Du dummes Kind! Du hast nicht die leiseste Chance, mir zu widerstehen!
Patientin: Die Große Mutter schützt mich.
Satan: Ich bin der Großen Mutter überlegen. Ich gehöre zur Quaternität und sie nicht.

Hier kam das Gespräch abrupt ans Ende, weil die Patientin auf Satans freche Worte keine Antwort finden konnte. Aber sie hatte eine Analytikerin, an die sie sich wenden konnte, und die hatte eine Antwort zur Hand. Sie sagte: »Satan hat eine Inflation, wenn er meint, er sei der Großen Mutter überlegen«, und sie machte die folgende Skizze der Quaternität:

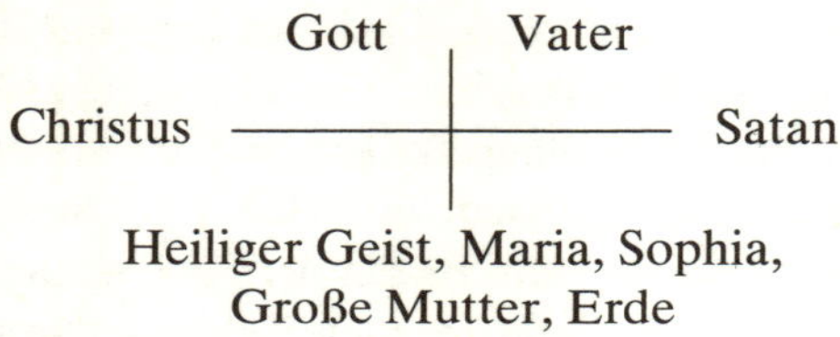

So gerüstet fühlte sich die Patientin besser gegen mögliche Angriffe von seiten ihres mächtigen Gegners gewappnet. Sie wagte ein weiteres Gespräch mit ihm, und diesmal war sie selber die angreifende Partei:

Unterhaltung mit Satan

Patientin: Jetzt höre mir zu, Satan! Meine Analytikerin hat mich darüber informiert, daß die Große Mutter als Erde genau wie du zur Quaternität gehört. Du stehst nicht über der Großen Mutter und du wirst meine Beziehung zu ihr nicht verderben.

Satan: Ich habe sie dir schon verdorben, und du weißt es.

Patientin: Es ist wahr, daß ich meinte, sie gehe von mir fort. Ich habe vor Schrecken fast geweint. Aber nun sehe ich, daß du es warst, der seine Hand im Spiel hatte. Du hast versucht, uns zu trennen. Geh weg! Ich will die Große Mutter, nicht dich!

Satan: Die Große Mutter hat auch einen Schatten. Ich bin dieser Schatten!

Patientin: Nein, das bist du nicht! So wie die Große Mutter einen Schatten hat, gehörst du zu Christus. Nun laß mich in Ruhe!

Vierundzwanzigstes Gespräch mit der Großen Mutter

Große Mutter: Gut gemacht! Diesmal hat er dich nicht gekriegt.

Patientin: Aber nur dank deiner Hilfe. Meine Bestürzung vorhin kam durch meine verwirrten Gedanken über dich und das Selbst.

Große Mutter: Deine Analytikerin hat dir gesagt, daß ich die Erde bin. Und als Erde bin ich Teil der Quaternität. Ich trete in sie ein als Gegensatz zu Gott-Vater.

Patientin: Willst du mich im Stich lassen?

Große Mutter: Ich bin immer gegenwärtig. Aber es hängt von dir ab, ob du dessen gewahr bist oder nicht.

Natürlich gab Satan nicht so leicht nach. Er griff sein Opfer nicht mehr offen an; er gebrauchte statt dessen versteckte Mittel, um sie auf die alte Weise zu versuchen. Er mißbrauchte den Ehrgeiz ihres Schattens und die fast unwiderstehliche Macht ihres Animus, um die Patientin auf Kosten der Analyse in ihrer Musik zu inspirieren. Die Patientin, die das nicht als Satans Intrige erkannt hatte, erzählte der Großen Mutter von ihrer Versuchung.

Fünfundzwanzigstes Gespräch mit der Großen Mutter, ebenfalls eine kurze Unterredung mit dem Animus enthaltend

Patientin: Ich fühle mich schrecklich versucht, zur Musik zurückzukehren, und ich weiß nicht, ob das richtig oder falsch ist.

Große Mutter: Du kannst die Jungsche Psychologie verlassen und wieder Künstlerin in der Musik werden. Du bist dafür genügend begabt. Oder du kannst in weitere Tiefen der Individuation gehen. Du stehst nun am Scheideweg und mußt eine Entscheidung treffen.

Patientin: Ich weiß, mein Ziel ist die Individuation, aber ich bin versucht, mit dem Animus wegzufliegen, hinauf in die Wolken. Das ist nun ein Test für mich.

Große Mutter: Wenn du dein Ziel kennst, dann treffe deine Entscheidung schnell. Quäle dich nicht weiter.

Patientin: Das ist ein wirkliches Opfer.

Große Mutter: Das brauchst du mir nicht zu sagen; ich weiß es. Es ist deine wirkliche Auseinandersetzung mit deinem Animus. Wenn du von ihm fasziniert bist, wirst du ihm folgen und wieder Künstlerin werden. Du bist frei, das zu tun. Oder du kannst die Faszination opfern, indem du dich entscheidest, mehr und mehr über deinen Animus bewußt zu werden.

Patientin: Ich bin bereit. Ich gehöre zu dir! Ich habe meinen Animus verehrt, als wäre er Gott. Ich muß ihn nun opfern, oder ich werde nie fähig sein, Gott zu sehen. Das ist meine Hölle. Ich dachte, die Hölle wäre es, neurotisch und krank zu sein und all das, aber nun sehe ich die Ursache meiner Neurose in meiner Neigung, vom Animus fasziniert zu sein. Ich will jetzt mit ihm darüber reden.

(Die Patientin wendet sich an ihren Animus:)

Patientin: Mein Animus, warum ließest du mich mehr als zwanzig Jahre mit der Musik abmühen?

Animus: Ach, das war nur ein Zeitvertreib.

Patientin: Mach dich nicht lustig über mich.

Animus: Mein Unterton ist spöttisch, aber ich sage die Wahrheit. Dein Unbewußtes kämpfte mit dem Familienschrecken, aber du selbst warst nicht bereit dazu. So taten wir es ohne dich. Wir gaben deinem Ich eine Beschäftigung, damit du unsere Arbeit nicht verdarbst oder unterbrachst.

Patientin: Wer ist »wir« und »uns«?

Animus: Die Große Mutter sagte mir, ich solle mich mit dir beschäftigen, während sie sich mit deinen unbewußten Problemen befaßte. Sie sagte mehr als einmal zu dir, daß sie dein Leben für dich gelebt hat.

Große Mutter (den Animus unterbrechend und sich an die Patientin wendend): Das ist wahr. Er war derjenige, der dich veranlaßte, in der Musik weiterzukommen. Aber ich war die noch tiefere Ursache. Ich ließ ihn dich antreiben. Ich gab ihm einen Zeitvertreib, um seiner Einmischung in meine Arbeit vorzubeugen, die darin bestand, dein Unbewußtes auf die spätere Individuation vorzubereiten. Die Individuation ist jetzt dein Ziel.

Mit heiler Haut aus dem Streit mit Satan und ihrem Animus herausgekommen, hatte die Patientin einen wichtigen Traum, der ihren seelischen Himmel auf eine wunderbare Weise klärte.

Traum

Die Patientin war in großer Eile, um zum Bahnhof zu gelangen, aber sie kam nicht vorwärts. Sie wird von einem Jungen auf einem Roller überholt, der ihr aus lauter Freude an der Geschwindigkeit zuruft. Er ist vorüber und schon ein gutes Stück voraus, als sie sieht, daß er mit voller Geschwindigkeit mit seinem Roller stürzt. Sein Kopf schlägt auf die Pflastersteine. Das geschieht dreimal. Die Patientin kann ihm nicht zu Hilfe kommen, weil sie ihren Zug erreichen muß. Sie ist ohnehin schon spät dran. Zudem geschehen diese Unfälle zu weit weg, die Entfernung ist zu groß für sie, um zurückzulaufen. Sie fragt nach einem Taxi, aber es wird ihr gesagt, heute seien keine Taxis da. Sie versucht, zum Bahnhof zu rennen, aber ihre Beine sind wie Blei.

Die Stadt, in der sie sich vorwärtskämpft, ist die Hauptstadt ihres Heimatlandes, und sie kommt zum Hauptplatz. Hier ist es unmöglich, weiterzugehen, weil eine große Prozession von Frauen, offenbar eine Demonstration, stattfindet und den Weg blockiert. Die Frauen sind dabei, ein Spiel oder ein Gleichnis aufzuführen. Die Patientin ist nun in Begleitung einer anderen Frau. Zusammen finden sie Plätze auf einer Art privater Tribüne, von wo aus sie die Vorstellung sehen können. Da bis jetzt niemand auf der Plattform ist, können sie ihre Sitze frei auswählen. Die Patientin wäre gern in der vordersten Reihe gesessen, aber sie ist bereit, sich ihrer Begleiterin anzuschließen und sich mit Plätzen in der hinteren Reihe zufriedenzugeben. Außerdem fragt sie sich, ob das Ganze nicht ein Irrtum ist, denn sie sind offenbar zur königlichen Tribüne gekommen.

Die Deutung des Traumes

Der Traum bestätigt, daß die Patientin recht hatte, wenn sie den Individuationsweg wählte, statt auf die verlockenden Vorschläge ihres Animus zu hören. Der kleine Junge auf dem Roller ist ein junger Animus, und vermutlich war er es, der sie neulich in Versuchung führte, die Analyse zugunsten ewiger musikalischer Begeisterungen mit ihm aufzugeben. Für den Animus ist es natürlich, immer hoch in den Himmel zu fliegen. Diese seine Tendenz zeigt sich in seiner Geschwindigkeit, die in einer Katastrophe endet, aber seine ewige Natur befähigt ihn, solche Unglücksfälle zu überleben. Hätte sie sich ihm angeschlossen, dann wäre sie es gewesen, die den totalen Zusammenbruch erlitten hätte. Es ist ihr gelungen, diese Falle zu umgehen.
Im Traum war es richtig von ihr, den Animus sich selbst zu überlassen, aber sie war im Irrtum, was ihr Ziel betraf. Das Ziel schien es zu sein, den Zug zu erreichen. Ein Taxi war nicht zu haben; sie mußte zu Fuß gehen (was der individuellste Weg des Vorwärtskommens ist, während das Taxi ein mehr kollektives Mittel ist). Sie versucht zu rennen, aber ihre Beine sind wie Blei. Das Motiv der Schwere in den Träumen zeigt generell an, daß wir das Ziel, das wir anstreben, nicht erreichen sollen. Wir sollten es gegen ein anderes Ziel austauschen. Genau das geschieht im Traum. Die Patientin denkt nicht mehr an ihren Zug, sobald sie den Hauptplatz der Stadt erreicht, wo sie als Zuschauerin einer Prozession absorbiert wird.
In Wirklichkeit war Ruhm der Zug, nach dem sie gerannt ist. Diese Hoffnung muß nun zugunsten des allumfassenden Zieles der Individuation aufgegeben werden. Der Traum gibt ihr nähere Einzelheiten über ihre wahre Bestimmung, indem er sagt, daß sie im Zentrum der Stadt und im Herzen ihres Heimatlandes ihre Wurzeln hat. Es ist ein Mandala, ein Symbol für das Selbst. In der äußeren Realität wurde nach dem Zweiten Weltkrieg auf

diesem Platz ein nationales Denkmal errichtet, das an die Befreiung von den Nazis und von ihrem ungeheuren Animus Hitler erinnern soll. Die Frauen im Traum sind dabei, ein Spiel oder Gleichnis um dieses Denkmal herum aufzuführen, und die Assoziationen der Patientin informieren uns über das Wesen des Stückes, denn das Spiel ist mit einem berühmten Gedicht verbunden, das von einer bekannten Dichterin ihres Landes verfaßt worden ist. Dieses Gedicht beschreibt ein Fest, das von Frauen zu Ehren der Befreiung von innerer Sklaverei gefeiert wurde, und der Traum benutzt dieses Symbol, um auszudrücken, daß »die Frauen« (d. h. alle Frauen in der Patientin selbst, die Ganzheit ihrer Person) das Opfer ihrer Animusbesessenheit feiern, das sie zugunsten und zu Ehren des Selbst gebracht haben. Diese Darstellung, bei der sie Zuschauerin ist, findet im Zentrum ihrer eigenen Seele statt.

Sie ist mit ihrem Schatten zusammen, und um dieses Schattens willen ist sie bereit, in der hinteren Reihe der Tribüne zu sitzen. Wir müssen dankbar sein, daß die Bescheidenheit des Schattens sie davon abhält, Plätze in der vorderen Reihe zu wählen, denn diese scheint die königliche Tribüne zu sein, zu der sie zugelassen sind. Und bestimmt sollte nicht das Ich, sondern das Selbst in der vorderen Reihe sitzen. Die Tribüne ist ein Symbol für ihren sogenannten »geistigen Beobachtungsposten«, der in ihrer »Welt hinter der Neurose« liegt, die zu erreichen ihr die Große Mutter bei ihrem Übergang zur anderen Seite des Abgrundes geholfen hat. Im Traum bekommt die Patientin keine Inflation, weil sie sich ihres Schattens bewußt ist und bereitwillig die Verantwortung für ihn übernimmt.

Dieser wichtige Traum und seine Deutung öffneten der Patientin die Augen, so daß sie den Wert zu sehen begann, den das Opfer von Animus-Lockungen zugunsten der umfassenderen Sinnfülle des Selbst bedeutet.

Von da an versucht sie, durch weiteren Kontakt mit ihren inneren Figuren und deren überpersönlichen Standpunkten mit dem geistigen Aspekt ihrer Probleme vertraut zu werden.

Sechsundzwanzigstes Gespräch mit der Großen Mutter

Patientin: Mir scheint, mein vorhergehendes Problem mit dem Animus muß nun auf der höchsten Ebene durchgearbeitet werden, nämlich in der Beziehung zu Gott.

Große Mutter: Deine Beziehung zu Gott hat sich gewandelt, seitdem dieser Teufel, der Schatten deines Vaters, aus deinem Animus ausgetrieben worden ist und seit dein Schatten von ihm getrennt ist.

Patientin: Wenn ich versuche, zu Gott zu sprechen, fühle ich mich, als würde ich wie in der Phantasie kopfüber am Seil hängen.

Große Mutter: Kopfüber bedeutet, daß du dich Gott nicht mit deinem Kopf, sondern mit den unteren Teilen nähern sollst.

Diese Worte der Großen Mutter erinnerten die Patientin wieder an ihren Schatten, der vielleicht bei einer günstigeren Annäherung an Gott hilfreich sein könnte. Sie brachte ihrem Schatten diese Idee auf folgende Art näher:

Unterredung mit dem Schatten

Patientin: Schatten, kannst du mir helfen, mich Gott mit meinem Gefühl zu nähern?

Schatten: Ich weiß, wie ich mich männlichen Personen gegenüber fühle. Das ist ganz einfach; du fühlst dich schlicht als weiblich.

Patientin: In welcher Art?

Schatten: Männer können uns mit dem helfen, was wir nicht sind. Wir müssen uns sehr weiblich, sehr als Frau fühlen. Dann kommen die Männer. Liebe deinen weiblichen Körper, liebe deine Sehnsucht nach den Männern. Dann kommen sie. Ich fühle mich den Männern überlegen, weil ich weiß, daß sie auf mich fliegen. Das ist ein kleiner Trick. Wir bedeuten für sie Freude. Erfreue sie, indem du ihnen die Rolle der Freude vorspielst. Sie können dem nicht widerstehen, sie kommen. Du kannst alles von ihnen haben, wenn du die ultraweibliche Rolle, ihren freudvollen Teil, spielst. Vergiß nie, wie sehr wir ihnen Vergnügen bedeuten!

Die Patientin dankt dem Schatten für diese Information und wendet sich an die Große Mutter.

Siebenundzwanzigstes Gespräch mit der Großen Mutter

Patientin: Ich muß zugeben, daß ich mich nie mit meiner eigenen Weiblichkeit identifizieren konnte und daß ich nie daran gedacht habe, bescheiden die Freude eines Mannes darzustellen.

Große Mutter: Das wäre deine Sünde gegen Gott. Du hast dein Schicksal nicht angenommen, während du dein Geschlecht nicht akzeptiertest. Und es ist nicht genug, dein Geschlecht als Leiden anzunehmen, wie du es getan hast. Dein Schatten hat es als Gabe akzeptiert. Sie freut sich daran, den Männern zu gefallen, und ist mit dieser Rolle ganz zufrieden. Außerdem, wie kannst du Gottes Gefäß sein, wenn du die natürliche Funktion deines weiblichen Körpers, jener Teile, die zum Zweck der Empfängnis gemacht sind, unterdrückst? Geistige Empfängnis und der Weg dahin kann dir durch das gezeigt werden, was dein Körper dir sagt. Sobald die Gefühlsseite durch deine Instinkte konstelliert ist, wirst du Gott nicht länger darum zu bitten brauchen, daß er auf deiner Harfe spielt. Er selbst wird sich brennend danach sehnen.

Auf diese Weise hatte der Versuch, sich mit bisher unbewußten Schattenanteilen anzureichern, es der Patientin ermöglicht, einen weiteren Schritt auf ihrem Individuationsweg zu machen.
Sie versuchte nun zu spüren, auf welche Art sie Gott gefallen konnte. Natürlich sagte ihr Animus sofort, daß er ihrem lächerlichen Plan nicht zustimmte. Aber sie wußte, wie sie ihm antworten mußte, wie wir im nächsten Gespräch sehen werden.

Unterredung mit dem Animus

Patientin: Animus, sei still! Ich will Gottes Nähe durch aktive Identifikation mit dem Leben fühlen, das er mir zugedacht hat. Also werde ich zuerst versuchen, mich in meiner eigenen Weiblichkeit heimisch zu fühlen.

Animus: Ich bin dein Mittler zu Gott! Ich werde zu ihm hinauffliegen und ihm das für dich sagen.

Patientin: Danke, aber ich werde es ihm selber sagen.

Ein archetypischer Traum

Einige Tage später wird ihr ein sehr kurzer, aber höchst archetypischer Traum gegeben:

Sie hört eine Männerstimme, die Stimme Gottes, die um Hilfe zu ihr schreit. Statt das gewöhnliche Wort »Hilfe« zu gebrauchen, wiederholt Gott mehrmals in der Sprache der Patientin den alten biblischen Ausdruck »Beistand«.

Das ist der ganze Traum.
Diesem Traum folgte ein Gespräch mit der Großen Mutter, in dem diese erklärt, wie die Menschen für Gott von Nutzen sein können.

Achtundzwanzigstes Gespräch mit der Großen Mutter

Große Mutter: Jung hat einmal zu dir gesagt, daß die Menschen Gottes Augen und Ohren sind und daß sie Gott durch ihr Leben Bewußtsein vermitteln müssen. Es sieht nun so aus, als hätte Gott nach dir um Hilfe gerufen, weil er dieses kleine Bißchen Bewußtsein haben will, das du ihm geben kannst.

Patientin: Ich hatte eine schwierige Phantasie, die ich dir berichten will. Sie sagte, daß Gott ärgerlich ist, weil ihm die Menschen Teile von ihm gestohlen hatten, von denen er nicht wollte, daß sie in ihre Hände kämen. Diese Teile waren das Geheimnis der Natur über Kernspaltung und das Gegenstück dazu, nämlich Jungs Wissen über die Gottheit. Gott hatte nicht beabsichtigt, daß die Menschen um seine dunkle Seite wissen sollten. Er wollte selber darüber unbewußt bleiben. Er möchte diese heikle Angelegenheit verdrängen. Er hat Widerstände. Deshalb sind Jung und seine Schüler in seinen Augen alle verdammt.

Große Mutter: Die Gefahr für euch alle ist keine Einbildung. Du hast selbst die enorme Spannung erlebt; ich meine die Spannung in deiner Seele, als du dir über deine dunkle Seite bewußt werden mußtest, oder als sich in dir ein kreativer Prozeß in Gang setzen wollte. Vielleicht wird Gott sehr positive Dinge schaffen, sobald er bewußt genug ist, um in Aktion zu treten. Aber wenn er nicht über Satan als seinen Sohn bewußt wird, dann kann seine eigene dunkle Seite auf die Menschen projiziert werden. Er könnte seine Abneigung gegen die Menschheit in einem Weltuntergang loslassen. In der Folge wird er Jung und Einstein anklagen, daß sie ihn verursacht haben. Sie werden die Sündenböcke sein.

Nun höre: du stehst Jung sehr nahe und wirst natürlich mit ihm zerstört, falls das Schlimmste passieren sollte. Aber du kannst als Frau etwas tun, was Jung als Mann nicht tun kann. Du könntest Gott bezaubern! Du und andere Frauen, ihr könntet ihn aufwecken. Das wäre für euch weniger gefährlich als für Jung, weil ein Mann eher Gottes Kampfeseifer provoziert. Außerdem braucht Gott nicht seiner Männlichkeit gewahr zu werden, sondern seiner dunklen Seite, die die Weiblichkeit mit einschließt. Es ist die Aufgabe einer Frau, sie ihm bewußt zu machen. Sei die Schlange im Paradies und lasse Gott die Frucht vom Baum der Erkenntnis von Gut und Böse essen. Die Wahrheit ist, daß die Menschen davon gegessen haben, aber Gott nicht. Laß Gott die Frucht essen, die du ihm anbietest. Das ist dasselbe, wie ihn zum Spielen auf deiner Harfe zu veranlassen.

Patientin: Aber gerade das hat er verweigert.

Große Mutter: Ja. Aber damals warst du dir deines Schattens noch zu wenig bewußt. Du kannst Gott nur dazu bringen, wenn du und dein Schatten vollkommen verschmolzen sind.

Patientin: Ach, meine Große Mutter, ich bin noch nicht so weit! Deine Weiblichkeit und die Weisheit des Selbst sind nötig, um eine solche Mission zu vollbringen. Nur Sophia selbst wäre vielleicht mächtig genug.

Große Mutter: Ja, das ist wahr. Aber in deinem Traum rief Gottes Stimme nach dir um Hilfe. Hör zu: wir großen weiblichen Archetypen des kollektiven Unbewußten können die zu männliche Linie und dadurch gefährliche Haltung Gottes ausgleichen. Aber um die Menschen zu retten, müssen die Menschen uns einen festen Halt geben. Es kann nicht in unserer geistigen Welt allein getan werden. Und in diesem speziellen Fall brauchen wir Frauen, irdische Frauen. Wir brauchen diesen irdischen Aspekt der Weiblichkeit. Ein genügender Betrag davon könnte die Waagschalen ändern und sie ins Gleichgewicht bringen. Trag deinen Teil dazu bei! Das ist der Sinn deines ganzen Lebens.

Neunundzwanzigstes Gespräch mit der Großen Mutter

Patientin: Meine Große Mutter, ich hatte ein Erlebnis, das eher eine Art Erleuchtung als eine Vision war, sehr seltsam und ziemlich gefährlich. Vielleicht habe ich in einer passiven Phantasie mit dir gesprochen. Jemand hat mir Dinge gesagt oder mich mit Gedanken inspiriert. Ich habe es nicht verstanden.

Große Mutter: Erzähl' mir darüber.

Patientin: Als Christus geboren werden sollte, machte Gott Maria durch den Heiligen Geist schwanger. Dann stieg Gottes Sohn vom Himmel zur Erde hinab. Nun wurde mir angedeutet, daß das Umgekehrte geschehen soll und Satan im Begriff ist, in die Quaternität aufgenommen zu werden. Bis jetzt war Satan als Sünde in der Menschheit inkarniert, aber nun muß er entweder von der Erde zum Himmel aufsteigen oder er muß im Himmel wiedergeboren werden. Nur wenn das geschieht, wird die Menschheit von Satan befreit, d. h. von der Sünde. Meine Phantasie sagte, daß eine irdische Frau das anstiften und den Ball ins Rollen bringen muß. Wir Frauen müssen Gott willig machen, den Apfel aus dem Garten Eden zu essen, der der Apfel der Erkenntnis von Gut und Böse ist.[5] Oder in diesem Fall müßte er der Apfel der Erde, der menschlichen Sündigkeit genannt werden. Diesen Apfel anzubieten, hat den Zweck, in Gott einen Gedanken zu erwecken, nämlich Bewußtsein darüber, daß Satan sein Sohn ist, oder vielleicht Bewußtsein über Sophia als seine Frau, aus der Satan als ihr gemeinsamer Sohn im Himmel wiedergeboren werden kann. Wie das genau geschehen soll, ist mir nicht klar.

Große Mutter: Solltest du so demütig wie Maria sein, kannst du versuchen, deinen Teil darin zu erfüllen. Dann, auf der höchstmöglichen symbolischen Ebene, wirst du von dem geistigen Kind entbunden werden, das dir in deiner sogenannten »Großen Vision« angekündigt worden ist. Auf einer früheren Stufe als der jetzigen wurde dies, wie du dich erinnern wirst, als »aktive Erfüllung des Schicksals« erklärt.

Patientin: Ich fürchte, es ist mir nicht möglich, so demütig wie Maria zu sein.

Große Mutter: Wenn du inflationiert wirst, wirst du entweder sterben oder zutiefst leiden.

Patientin: Ich bin bereit, dafür zu sterben oder tief zu leiden, wenn ich nur dieses symbolische Kind gebären darf. Ich werde keinen Frieden haben, bis diese Erfüllung stattfindet.

Große Mutter: Du kannst keine Bedingungen stellen.

Patientin: Ich sehe. Ich will mein Schicksal annehmen und versuchen, es zu erfüllen. Sollte Gottes Ärger mich treffen, bevor ich die Erfüllung erreicht habe, bin ich bereit, das zu akzeptieren.

Große Mutter: So sollte es sein.

Patientin: Große Mutter, sei bei mir! Ich bitte dich, mir sofort zu sagen, wenn ich dazu neige, inflationiert zu werden. Warne mich, bitte! Hilf mir, demütig zu sein.

Große Mutter: Du weißt, daß Gott dich um Hilfe rief. Laß dir durch das Bewußtsein dieser Tatsache Bescheidenheit geben, denn es ist Gott, der dich aufgerufen hat. Selbst hättest du nicht die Kraft für diese Aufgabe. Gott selbst wird dich inspirieren, das Richtige zu tun, auch wenn es unvernünftig zu sein scheint. Du bist gerade das kleine Stück menschlicher Halt, das nötig ist. Satan ist in der Menschheit, er ist in ihr gefangen. In derselben Art war einst dein Animus in dir gefangen. Dein Animus schrie in der Neurose aus dir heraus. Du hast das Gefängnis geöffnet. Da hat er Gott gesagt, daß du auch ein anderes Gefängnis öffnen könntest.

Patientin: Ist Satan in diesem Gefängnis? Oder ist es Gott? Rief Gott um Hilfe, oder war es Satan?

Große Mutter: Da ist kein Unterschied. Satan ist Teil von Gott. Du erlöst beide und die Menschheit dazu, wenn du diese Sendung erfüllst.

Patientin: Meine Große Mutter, treibst du mich nicht in die Inflation? Ich will mich nicht mit göttlichen Angelegenheiten identifizieren!

Große Mutter: Es ist bescheidener, zu gehorchen, als sich aus Furcht zurückzuziehen. Du hast gesagt, daß du es vorziehst, geopfert zu werden, als das Gefühl ewigen Unerfülltseins zu haben.

Patientin: Dann unterwerfe ich mich.

Große Mutter: Wenn du diese Mission nicht erfüllen kannst, wird es andere Frauen geben, die bereit sind, sie zu übernehmen. Vielleicht dient deine Aufgabe dazu, einen Anfang zu schaffen. Es ist nicht wichtig, ob du oder jemand anderer sie vollbringt. Jemand muß den Anfang machen, und ein Anfang erfordert äußerste Anstrengung.

Patientin: Was soll ich tun?

Große Mutter: Als du in deiner Phantasie kopfüber am Seil hingst und in dieser Feuerprobe nicht gefallen bist, wurdest du durch diese ganze auf den Kopf gestellte Lage befruchtet. Erinnere dich an das, was du vorhin gesagt hast: »Einst ist Gott vom Himmel zu Erde gekommen; jetzt muß die Erde das hervorbringen, was im Himmel fehlt.« Du bist eine von denen, die dabei helfen müssen, daß das geschieht. Du mußt deine Faszination durch den Animus opfern. Wenn eine ausreichende Anzahl von Frauen das tut, dann kann Satan in den Himmel auffahren. Der Gedanke jedoch, daß du es allein erreichen mußt, ist das Ergebnis einer Inflation. Solche Gedanken sind Animus-Ideen. Du bist eine Frau unter vielen, die aufgerufen sind, Gott oder Satan oder ihren eigenen Animus zu befreien. Ich habe dich gerade eben einen Augenblick in deiner Inflation gelassen, weil ich dich testen wollte (oder Gott testete dich), ob du demütig sein kannst. Du kannst es, du hast es gerade bewiesen.

Patientin: Ich bin sehr verwirrt. Was genau ist passiert?

Große Mutter: Siehst du, sobald du das Gefängnis deines Animus öffnest – was Satans Aufstieg fördern würde –, versucht er sogleich, dich zu besitzen, indem er dich inflationiert. Folglich kam dieser geschwollene Gedanke in dir hoch, die Idee, nur du seist aufgerufen,

Gott zu helfen. Das ist natürlich nicht der Fall. Die Weiblichkeit ist aufgerufen, und du mußt deinen Teil in großer Bescheidenheit beitragen. Du mußt deinen Animus befreien, nicht auf einen Schlag, sondern Stück um Stück, Schritt für Schritt. Und nicht in der Ekstase, indem du mit ihm in den Himmel fliegst, sondern indem du für den Rest deines Erdenlebens Bescheidenheit lernst. Behalte die Frauen auf dem Hauptplatz deiner Stadt im Gedächtnis, von denen du geträumt hast. Sie feierten die Befreiung vom Animus, und du warst so privilegiert, Zuschauerin bei diesem Befreiungsfest zu sein. Heute hast du selbst zu handeln begonnen, und nun bist du dabei, du bist eine von diesen Frauen. Du mußt in deiner niedrigen Sphäre das tun, was wir Archetypen des kollektiven Unbewußten in unserem geistigen Reich tun werden. Der zu männliche Gott in dir ist dein Animus. Heile seine Inflation, in der er glaubt, er sei Gott oder Satan. Indem du deinen Animus von Satan freimachst, hilfst du letzterem, zur Quaternität aufzusteigen. So spielst du deine Rolle im himmlischen Drama, und du wirst spüren, daß du daran teilhast.

Nun muß ich dich vor einer drohenden Gefahr warnen: du wirst dich dem Risiko aussetzen, selber schrecklich inflationiert zu werden. Sei dir dieser Gefahr bewußt, die ganze Zeit. Nur durch dich kann die Inflation deines Animus aufgehoben werden. Du kannst mit ihr fertig werden, indem du bewußt leidest. Zudem wird die Inflation nicht die einzige Gefahr für dich sein. Die Deflation ist genauso schlecht. Fühl dich nicht minderwertig, wenn du siehst, daß du in einer Inflation warst; fühle dich menschlich bescheiden.

Vergiß nie, daß es Gott war, der nach dir um Hilfe rief, obwohl du nicht das einzige Geschöpf bist, das er gerufen hat. Sei geduldig. Laß die Dinge nach ihrem eigenen Gang wachsen. Sei immer mit deinem Schatten. Denn es ist nicht sicher, daß du nun für immer in dem bleibst, was du »die Welt hinter der Neurose« genannt hast. Vielleicht wirst du Rückfälle haben. Geh durch sie hindurch, wenn du mußt. Sei tapfer und aufmerksam!

Mit diesen Worten verabschiedete sich die Große Mutter für längere Zeit von ihrer Schülerin. Offensichtlich war diese Lehrerin der Meinung, daß die Patientin jetzt reif genug war, um auf eigenen Beinen zu stehen. Und allgemein gesagt war sie es wohl, wenn auch einige Probleme geblieben sind, die zu lösen waren.

Im ganzen betrachtete die Patientin sich nicht mehr als neurotisch. Sie mied gewisse schwierige Situationen, das ist wahr, und sie fürchtete sich noch ein wenig vor möglichen Rückfällen, denen sie eher ausweichen würde, als sie zu riskieren. Wenn sie ruhig lebte, konnte sie ein beträchtliches Maß an Arbeit leisten. Und sie hatte die Befriedigung, daß die Leute sie lieber mochten und daß einige tatsächlich ihre Gemeinschaft suchten.

Was den Individuationsprozeß betrifft, dessen Entwicklung ich im Laufe dieser Vorlesungen gezeigt habe, anerkannte die Patientin völlig, was sie dem Jungschen Gedankengut allgemein und der Methode der aktiven Imagination im besonderen verdankte. Darüber hinaus brachte sie ihren Analytikerinnen und deren unerschöpflicher Liebe und Geduld, die sie durchgetragen hatten und über lange Perioden der Verzweiflung wieder aufgerichtet, ein warmes Gefühl der Dankbarkeit entgegen.
Vor allem verspürte sie tiefe und echte Dankbarkeit gegenüber der erhabenen Gestalt der Großen Mutter, ihrer hervorragenden Lehrerin, die sie mit archetypischer Nahrung genährt hatte. Zu Ehren dieser großen Persönlichkeit soll ihr das letzte Wort in Form eines letzten Gespräches gegeben werden. Es war nicht das letzte in der Reihe, aber es soll hier diese Serie von Gesprächen abschließen.
Es fand statt, als die Große Mutter und ihre Schülerin in der geistigen Welt weilten, die die Patientin erreicht hatte, nachdem die Seiltänzerin den Abgrund überquert hatte. Nach dieser Überquerung hielten sich die Große Mutter und ihre Schülerin im oberen geistigen Reich auf. Dort machte die erhabene Lehrerin ihre Schülerin auf einen merkwürdigen Laut aufmerksam, den sie noch nicht bemerkt hatte, einen wirklich eigenartigen Ton, den sie nie hätte hören können, wäre sie nicht durch die Offenbarungen der Großen Mutter geübt gewesen. Letztere erklärte ihrer Schülerin diesen Laut auf eine Art, daß sie einen Begriff seines Verhältnisses bekam:

Dreißigstes Gespräch mit der Großen Mutter

Große Mutter: Dieser Laut, den du nun wahrnehmen kannst, weil du in deiner »Welt hinter der Neurose« lebst – dieser merkwürdige Laut ist Atmen. Du hörst jetzt den Atem des Lebens, den Atem Gottes: aus und ein, aus und ein; Geburt und Tod, Geburt und Tod . . .

Ein göttlicher Atemzug ist das ganze Leben eines Menschen.

Spätere Gespräche mit dem Großen Geist
Nachwort von Barbara Hannah

Nachdem Anna ihre Gespräche mit der Großen Mutter beendet hatte, widmete sie sich für zwei oder drei Jahre der Interpretation ihrer Zeichnungen, die sie viele Jahre zuvor am Anfang ihrer Analyse bei Toni Wolff gemacht hatte.[6]

Nach Beendigung dieser Arbeit begann sie, den Text »Anna Marjula« zum Privatdruck vorzubereiten. Sie leistete selbst die ganze umfangreiche Arbeit, die nötig war, denn die Originalfassung der Gespräche war viel zu lang und unhandlich, um ungekürzt publiziert zu werden. Mein Beitrag war es, ihr Manuskript von Zeit zu Zeit durchzulesen und ein paar Vorschläge zu machen.

Während dieser Zeit fühlte Anna sich viel besser als vor ihren Gesprächen mit der Großen Mutter; sie fühlte sich tatsächlich vollkommen geheilt – das Ziel, nach dem sie so lange gestrebt hatte. Sie fuhr mit ihrer Analyse fort, aber nicht weil sie spürte, daß sie für ihre Gesundheit nötig war, noch um ihre bis dahin lähmenden Minderwertigkeitsgefühle zu kurieren, sondern allein, um ihr Bewußtsein zu erweitern. Sie war vollkommen davon überzeugt, daß Bewußtseinserweiterung das dringendste Bedürfnis des modernen Menschen war. Jedoch hatte ihre Kindheits- und Jugenderfahrung mit ihrem außerordentlich unbewußten Vater sie viel tiefer und verhängnisvoller verwundet, als sie realisiert hatte, und es gab in ihrer ganzen Beziehung zu Männern und zum Animus immer noch einen Bereich, wo erneut Probleme entstehen und alles Erreichte zunichte machen konnten. In »Anna Marjula« haben wir gesehen, daß ihr Vater vollkommen unbewußt und daher ohne Reue über das geblieben ist, was er seiner unglücklichen Tochter angetan hatte und immer noch antun wollte, sogar auf seinem Totenbett.

Die Töchter solcher Väter setzen Sexualität und Inzest gleich, und deshalb wirkt in ihnen das strenge überlieferte Inzesttabu so überwältigend, wann immer der Bereich der Sexualität oder einer intimen Beziehung mit Männern berührt wird. Aus diesem Grunde leistet dieser Bereich Widerstand und bleibt unverändert, sogar bei einer so gründlichen Wandlung, wie Anna sie in dem Material erlebt hat, das sie in »Anna Marjula« beschreibt.

Tatsächlich genügte es, um Anna für einige Jahre ruhig und glücklich zu machen, so daß sie sich der Interpretation ihrer frühen Bilder und der Vorbereitung von »Anna Marjula« widmen konnte. Aber als diese Arbeit getan war, fing die Tabu-Zone an, ihr Mühe zu machen, und sie erkannte schmerzlich, daß mehr Arbeit in der aktiven Imagination nötig war, bis sie auf ihre Wandlung bauen konnte und frei wurde für die Existenzweise des »Regenmachers«, die sogar dem vorgeschrittenen Alter noch Sinn verleiht.

Sie hatte das voll realisiert, und wir diskutierten schon, wo wir beginnen sollten, als uns ein Traum von ihr zu Hilfe kam. Sie gibt ihn wie folgt wieder:

Ich bin in einem Restaurant mit Selbst-Bedienung (self-service oder Dienst am Selbst!). Die Tür öffnet sich, und Professor Jung kommt herein. Er setzt sich an meinen Tisch und spricht mit mir. Dann ändert sich die Lage: ich sitze, und Jung steht nun an meiner rechten Seite und spricht mit einem Mann. Ich kann dem Gespräch nicht folgen, denn sie reden wie Gleichgestellte miteinander, und ihr Thema ist für meinen Verstand zu hoch. Aber während sie reden, versteckt Jung mich die ganze Zeit hinter seinem breiten Rücken und hält meine Hand. Durch diese Berührung fühle ich, wie ein Strom neuen Lebens in mich hineinfließt.

Der Fremde ist offensichtlich eine Animusfigur, der sie noch nicht begegnet ist, denn tatsächlich war ihre Arbeit am Animus in »Anna Marjula« hauptsächlich auf den negativen Bereich beschränkt. Daß diese Figur zu Jung wie zu seinesgleichen über »Themen, die ihren Verstand überstiegen«, sprach, zeigt, daß sie von einer positiven Ebene ihres Animus kommt, deren sie sich noch gar nicht bewußt war. Mir schien deshalb, daß diese Figur das Gegenstück zur Großen Mutter auf der männlichen Seite war und daß dieser Animus sie, falls er bereit war, mit ihr zu sprechen, so weit in den Bereich des Logos mitnehmen konnte, wie die Große Mutter sie in den Eros mitgenommen hatte. Die Übertragung auf Jung war ja immer durch das gestört, was ihr Vater ihr angetan hatte, und sehr oft in den Händen ihres negativen Animus. Diese Traumfigur schien deshalb auch in dieser Hinsicht eine Gelegenheit zu größerem Fortschritt zu bieten, eine Hoffnung, die in der Folge wirklich erfüllt wurde.
Trotzdem war es im Traum offensichtlich, daß das Wagnis irgendwie gefährlich sein könnte, oder warum sollte Jung sie sonst schützend verbergen und ihre Hand halten? Aber daß neue Energie in sie durch diesen Kontakt einströmte, ließ das Wagnis der Mühe wert erscheinen. Sehr klug hielt Anna den Kontakt zur Großen Mutter aufrecht und war von Anfang an bei diesem Abenteuer ihrer vollen Zustimmung sicher. Tatsächlich mischte sich die Große Mutter mehr als einmal ein, als die Sache schwierig wurde, und rettete die Situation.
Diese Gespräche mit dem »Großen Geist«, wie Anna ihn nannte, waren genauso lang und unhandlich wie die Originalfassung ihrer Gespräche mit der Großen Mutter und benötigten ein gut Teil Kürzung, bevor sie in dieses Buch aufgenommen werden konnten. Sie ordnete sie in der Form von Vorlesungen als Fortsetzung von »Anna Marjula«. Aber zu der Zeit näherte sie sich dem Alter von 90, und außerdem inspirierte sie der Große Geist, Gedichte in ihrer eigenen Sprache zu schreiben. Daher bat sie mich, die Kürzungen für sie vorzunehmen, und gab mir die Vollmacht, mit dem Material zu verfahren, wie es mir am besten zu sein schien.

Ich fühlte mich nicht imstande, es in der ersten Person oder als imaginären Vortrag zu belassen; zudem hat der Leser diese Form schon in Annas Gesprächen mit der Großen Mutter erlebt. Deshalb beschloß ich, die wichtigsten Punkte herauszugreifen und den Rest zusammenzufassen, wie auch bei den anderen Fällen.

Die erste Serie der Gespräche

Anna hatte große Schwierigkeiten, diese Gespräche zu beginnen, denn ihre einzige Erfahrung des Animus war bisher die einer persönlichen, negativen Figur gewesen, die die unglücklichen Erlebnisse mit ihrem Vater ihr eingeprägt hatten. Jedoch war der Vater trotz seiner blinden Unbewußtheit gegenüber seinen Töchtern auch ein sehr intelligenter, vornehmer Mann. Daher hatte ihr Animus auch eine mehr positive Seite, die sie nie gesehen hatte, und hinter ihr stand das archetypische Bild des Großen Geistes. Aber alle diese Aspekte waren hoffnungslos durcheinander und miteinander verschmolzen, als sie diese Gespräche begann, so daß der erste Teil sich ausschließlich mit ihrer Entwirrung und der Zurücknahme von Annas Projektion ihres negativen Macht-Animus auf die anderen Aspekte bezog.
Anna versucht sogleich zu dem archetypischen Bild zu sprechen, obwohl sie es nur sehr undeutlich sieht und sagt, daß ihr negativer Animus dazwischen steht. Der Große Geist erwidert, daß diese Figur viel kleiner als er sei und dies nur so sein kann, wenn Anna dem negativen Animus so nahesteht, daß er die viel größere Figur auslöschen kann. Er beklagt sich auch, daß sie zuviel Angst vor der kleineren Figur habe, während ihr Ton zu stolz ist, wenn sie sich an ihn, den Großen Geist, wende.
Am nächsten Tag sagt sie ihm, wie sehr ihr dieses Gespräch geholfen hat, und sie spürt, daß sie etwas von ihrer Angst in Ehrfurcht für ihn verwandeln konnte. Aber der Große Geist sagt, es sei umgekehrt: sie habe ihre Aggression gegen ihn in eine bescheidenere Haltung umgewandelt und dadurch etwas von ihrer Furcht vor seinem »kleinen Bruder«, wie er ihren persönlichen Animus nennt, neutralisiert.

Anna hatte einiges von Meister Eckhart gelesen und war ganz sicher, daß wir unsere Art für Gottes Art aufgeben müssen, oder – in psychologischer Sprache –, daß das Ego zugunsten des Selbst abdanken muß. Deshalb fragt sie den Großen Geist, ob er ihr dabei helfen könne, sich Gottes Willen zu fügen. Er antwortet, daß es ihre Sache sei, ob sie sich »willig« füge, aber er könne sie allgemein wissen lassen, was Gott von ihr wolle. Aber, fügt er hinzu, dies sei gerade das, was sie nicht wissen wolle; sie fürchte sich viel zu sehr davor, darum gebeten zu werden, ihr Kreuz auf sich zu nehmen. Deshalb ziehe sie es vor, von seinem kleinen Bruder besessen zu sein. Sie betrachte das als harmlos im Vergleich zu dem, was Gott von ihr wünschen könnte. Anna klagt dann, daß sie sich, obwohl der Große Geist sie von ihrer Angst vor seinem kleinen Bruder heilt, nun vor ihm viel mehr fürchtet als jemals vor ihrem negativen Animus!
Im nächsten Gespräch beschuldigt sie sich selbst der Inflation. Die Erwähnung des Kreuzes bewirkte, daß sie sich mit Jesus identifizierte und sich wiederum als viel mehr betrachtete, als sie wirklich war. (Viele ihrer Gespräche mit der Großen Mutter waren ja dadurch getrübt, daß sie »eine große Frau« werden wollte!) Der Große Geist betont, daß nicht er, sondern sie selber diejenige ist, die Gottes Willen in bezug auf ihr Leben erfahren will.
Wegen der Verschmelzung ihres eigenen positiven Animus mit dem Großen Geist schreibt sie alle Antworten, die sie erhält, dem letzteren zu. Das ist an sich schon genug Ursache für eine Inflation, und es zeigt uns, warum es notwendig ist, bei der aktiven Imagination zwischen individuellen und kollektiven Elementen zu unterscheiden. Genau wie eine Frau, die zum ersten Mal ihren negativen Animus zu sehen beginnt, ihn oft als Satan selbst betrachtet, kann sie auch ihren eigenen unbewußten Geist als den Großen Geist an sich verkennen.
Anna bemerkt in ihrem nächsten Gespräch, daß sie größtenteils selber redet, was sie als töricht betrachtet, wenn sie von ihm lernen will. Wie ich in meinem Kommentar zu Hugo von St. Viktor gezeigt habe, ist das ein Fehler, den sie mit vielen, ja den

meisten mittelalterlichen Aufzeichnungen solcher Gespräche gemeinsam hat: der sogenannte Dialog ist in Wirklichkeit ein Monolog des Schreibers selbst. Aber Anna hat für solche Mißgriffe weniger Entschuldigung, denn es gehört zur Technik des Gespräches bei der aktiven Imagination, zuerst selbst zu sprechen oder eine Frage zu stellen, und dann den Geist ganz leerzumachen, so daß man die Antwort hören kann. So, wie der Ba vor 4000 Jahren sagte: »Merke, es ist gut, wenn die Menschen zuhören« – ein Rat, den zu befolgen nur wenige von uns bis heute gelernt haben. Die Welt wäre wahrscheinlich in einem ganz anderen Zustand, wenn mehr Menschen diese Lektion gelernt hätten.

Der Große Geist oder vielmehr Annas unbewußter kreativer Geist sagt dann zu ihr, sie müsse verstehen, daß er, obwohl er keine Einwände gegen ihre Fragen über ihr persönliches Leben habe, sie doch einfach zum Gehorsam zwingen würde, wenn er sie für einen kreativen Zweck – ein Gedicht oder Musik – brauche – so, wie er es in ihrem ganzen Leben getan habe. Dann spricht sie davon, daß es zuviel für sie sei, »ihn auf ihren Schultern zu tragen«, worauf er meint, sie solle nicht so einen Unsinn erzählen. Sie kann ihn nicht tragen und tut es auch nicht; sie kann nur durch seine Inspiration schwanger werden, ganz nach der Art der Frau. Wenn er eine Frau auswählt, um seine Inspiration in die Wirklichkeit umzusetzen, dann solle sie nicht auf einmal selbst zu einem zweitrangigen Mann werden. Sie müsse versuchen, sich leerzumachen und sich besonders von den Animus-Ideen seines kleinen Bruders zu befreien. Dann könne er durch sie schöpferisch sein. Dies ist genau die Technik, die wir anwenden müssen, um das Unbewußte zu hören: uns selbst leermachen und zuhören.

Aber Anna kann sich noch nicht mit dem Zuhören begnügen und fängt wie der Lebensmüde an, mit dem Gedanken an Selbstmord zu spielen. Sie nennt das den Gebrauch ihres Ehrgeizes im Interesse des Selbst-Opfers. Sie sagt: »Dann könnte der Selbstmord auf einen Schlag meine unbewußten Schuldgefühle (durch Selbstbestrafung) erleichtern und meinen Größenwahn bzw.

meinen Ehrgeiz, groß zu werden, befriedigen, besonders wenn der Selbstmord die Form eines ekstatischen Selbstopfers annimmt!«

Der Große Geist stellt sich wie der Ba sofort gegen diese Idee. Er sagt, die Zeit sei längst vorbei, da sie dem Beispiel ihrer Schwester folgen könnte, denn jetzt sei sie mit »gerade ein wenig mehr Bewußtsein ihres Schattens ... und, was noch wichtiger ist, mit ein bißchen mehr Bewußtsein über Gott als einem lebendigen Wesen« ausgestattet.

Indem sie zugibt, daß sie noch oft Gottes Willen und die Gedanken ihres Animus verwechselt, räumt sie auch ein, daß sie, da sie nicht verrückt ist und ihren allgemeinen Menschenverstand gebrauchen kann, nie Selbstmord begehen werde. Aber sie fürchte sich sehr vor einer »religiösen Ekstase«, die sie fortschwemmen könnte. Wenn sie dies nur in die biblische Gottesfurcht umwandeln könnte ... Der Große Geist antwortet ihr, indem er sagt, sie müsse zuerst ihre eigenen Grenzen annehmen und sich der Tatsache stellen, daß sie eben keine große Frau ist.

Wir finden hier genau wieder, was Jung am Ende des Kapitels »Über das Leben nach dem Tode« in seinen »Erinnerungen« schreibt:

> Die entscheidende Frage für den Menschen ist: Bist du auf Unendliches bezogen oder nicht? Das ist das Kriterium seines Lebens. Nur wenn ich weiß, daß das Grenzenlose das Wesentliche ist, verlege ich mein Interesse nicht auf Futilitäten und auf Dinge, die nicht von entscheidender Bedeutung sind ...
>
> Das Gefühl für das Grenzenlose erreiche ich aber nur, wenn ich auf das Äußerste begrenzt bin. Die größte Begrenzung des Menschen ist das Selbst; es manifestiert sich im Erlebnis »ich bin nur das«! Nur das Bewußtsein meiner engsten Begrenzung im Selbst ist angeschlossen an die Unbegrenztheit des Unbewußten. In dieser Bewußtheit erfahre ich mich zugleich als begrenzt und ewig, als das Eine und das Andere. Indem ich mich einzigartig weiß in meiner persönlichen Kombination, d. h. letztlich begrenzt, habe ich die Möglichkeit, auch des Grenzenlosen bewußt zu werden. Aber nur dann. (S. 327ff.)

Aber Anna ist noch nicht bereit, ihr geliebtes Ziel, eine große Frau zu werden, zu opfern. Sie sagt zu ihm, sie sehe es nun als ihre Aufgabe an, daß »Große Nein« aus Gottes Hand anzunehmen: kein Ehemann, keine Kinder, kein Liebhaber, keine große Komponistin oder Dichterin. Das sei ihre heutige weibliche Würde. Aber der Große Geist sei ihr großer Verführer; deshalb müsse sie nun Abschied von ihm nehmen. Er habe ihr von Zeit zu Zeit Freude gemacht, indem er sie inspirierte, und er könne es weiterhin tun, wenn er die zweite Rolle in ihrem Leben annehmen könne, das jetzt vollkommen durch das große Nein vereinnahmt sei.

Er betont, daß es ihm keineswegs passen würde, entlassen und auf »eine mögliche Verschönerung ihres Lebens« reduziert zu werden, aber sie hört ihn kaum. Sie sieht nichts als ihr Großes Nein. Gott hat sie nun verführt, und der Große Geist steht weit unter ihnen. Sie hat sogar den Anspruch, daß ihr Großes Nein nichts weniger als die Vereinigung der Gegensätze ist, wie Luther sie erfahren hat.[7] Er wurde dadurch ein großer Mann, so wie sie auch erwartet, groß zu werden, obwohl sie zugibt, daß ihre Größe unsichtbarer sein wird, weil sie eine Frau ist. Wenn der Große Geist nur seine zweite Rolle erfüllen und einfach ihr Leben verschönern könnte, könnte er damit sogar Gott gefallen!

An diesem Punkt, an dem sie bereit zu sein schien, für immer in dieser Art weiterzuprahlen, wurde sie durch einen Traum zur Ordnung gerufen. Sie träumte:

Ich bin in einer unbekannten Stadt. Ich steige eine steile Straße hinauf. Ganz oben befindet sich ein riesiges Gebäude (Assoziation: Gerichtspalast in Brüssel). Vier Straßen führen dorthin. Ich erreiche den Gipfel des Hügels und blicke seinen steilen Abhang hinunter. Der Ausblick ist großartig und erfüllt mich mit Ekstase. Dann bin ich wieder unten in der Unterstadt, und zwar in einer sehr schmutzigen Küche (die Küche des Schattens? – eine Hexenküche?).

Obwohl es in der Regel am besten ist, sich nicht in eine aktive Imagination einzumischen, sollte man natürlich darauf hinweisen, wenn sie falsch angewendet wird, und es war für mich während einiger Zeit offensichtlich, daß Anna wieder ihrem negativen Animus zum Opfer gefallen war. Aber sie war nicht mehr geneigt, auf mich oder den Großen Geist zu hören, denn sie war völlig von der Meinung ihres Großen Nein besessen. Dieser Traum gab mir jedoch eine Chance, und ich bat sie, »um der Gerechtigkeit willen« das letzte Gespräch nochmals zu lesen und zu schauen, ob sie gerecht und fair gegenüber dem Großen Geist gewesen sei, und sich zu fragen, was sie in einer Hexenküche zu tun habe.

Natürlich hatte sie das nicht gern, aber »um der Gerechtigkeit willen« war sie bereit dazu. Als sie das nächste Mal kam, hatte sie ihre Animus-Meinung des Großen Nein vollständig abgeworfen und gesehen, wo es über sie gekommen war. Aber es brauchte noch ein wenig Überredung, um sie zu veranlassen, ihre Gespräche wiederaufzunehmen, denn jetzt fürchtete sie sich, nach all ihrer Unverschämtheit gegen ihn, dem Großen Geist ins Gesicht zu blicken.

Schließlich wagt sie es doch und fragt ihn, ob es ihm noch möglich ist, mit ihr zu sprechen, nachdem sie den schrecklichen Fehler gemacht hatte, ihn mit ihrem negativen Animus zu verwechseln. Sie habe ihren Traum ganz vergessen, in dem er mit Jung wie mit seinesgleichen geredet habe, und sie gibt zu, daß es sehr wahrscheinlich ist, daß er sie gar nicht verführt habe.

Er antwortet ihr, daß es sehr wichtig für sie sei, die Identität ihres Verführers herauszufinden. Sie sagt, sie befürchte, der Ehrgeiz habe sie verführt. Er erwidert, es sei nicht Ehrgeiz, sondern Größenwahn, was noch schlimmer ist, denn in ihm erscheine der Ehrgeiz wie in erfülltem Zustand. Als er ihr sagte, sie solle akzeptieren, daß sie keine große Frau ist, traf er auf ihren Größenwahn. Sofort habe sie zurückgegeben, daß sie groß sei, weil sie das Große Nein von Gott angenommen habe und sogar beanspruchte, es sei mit Luthers Gegensatzvereinigung gleichwertig. Dann stimmt er »um der Gerechtigkeit willen« zu, daß sie ihr Schicksal angenommen habe, aber sie habe diese wirklich demütige Haltung dadurch zunichte gemacht, daß sie stolz darauf war. Damit habe sie sie ihrem Größenwahn überge-

ben und sich als große Frau gefühlt. Sie solle darüber ganz ehrlich sein.
Außerdem rät ihr der Große Geist, viel bewußter über ihren persönlichen negativen Animus zu werden. Sie mache den Fehler, zu denken, daß die negative Seite automatisch unten gehalten wird, wenn sie sich der positiven Seite bewußter wird. Aber nur durch größere Bewußtheit des Negativen kann sie sich dem Großen Geist positiver nähern. Nur durch harte Arbeit an den niedrigeren Bereichen könne sie anfangen, die geistigen Dinge zu verstehen, über die er in ihrem Traum mit Jung gesprochen habe.
Im nächsten Gespräch berichtet Anna von ihrem sexuellen Tabu, das sie, wie sie glaubt, von der Beziehung zu Männern und zum Großen Geist abhält. Er weist darauf hin, daß es ihr Macht-Animus und ihre eigene Machtgier sind, die das bewirken. Er sagt:

Im Geschlechtsakt muß eine Frau ihre Macht aufgeben und es zulassen, daß sie vom Mann überwältigt wird. Tief innen ist es das, was sie will. Sie will vom Männlichen überwältigt werden. Der Augenblick, in dem sie nachgeben muß, ist der Augenblick ihrer Befriedigung. Das ist die Natur.

Sie fragt, wo ihr Fehler liegt. Er antwortet, sie beurteile Männer mit ihrem eigenen negativen Animus, der sie in Wirklichkeit nur überkommt, um Macht über sie zu gewinnen, und daher habe sie kein Vertrauen zu den Männern, in ihre Zärtlichkeit oder in ihre Liebe. Sie projiziere ihren eigenen negativen Animus auf die Männer und zerstöre so jede Chance, von einem Mann geliebt zu werden.
Anna, die schon über 70 war, als diese Unterredung stattfand, sagt: »Ich versuche zu realisieren, daß die Zeit der Sexualität vorbei und vergangen ist.« Der Große Geist erwidert, die Zeit der konkreten Sexualität sei tatsächlich vorbei, aber nicht die Zeit für ihre symbolische Verwirklichung. Mit der Sexualität im Hintergrund müsse sie lernen, der Spiritualität ins Gesicht zu schauen.
Anna merkt dann, daß es ihre eigene Lust auf Macht war und darauf, eine große Frau zu sein, die ihre weibliche Sexualität verdorben hat.

Der Große Geist erklärt, sie müsse nun, auch wenn sie manchmal realisiert habe, daß sie vom negativen Animus besessen war, den sie immer als etwas außerhalb ihrer angesehen habe, gewahr werden, daß er in ihr ist. Es war ihre Machtgier, die sie von der normalen weiblichen Reaktion des Überwältigtsein-Wollens abgehalten habe. Sie habe den Weg ihrer weiblichen Natur durch Machtgelüste verstellt. Kein äußerer Teufel hat das für sie getan; sie tat es selbst.
Im nächsten Gespräch sagt sie zu ihm, wie sehr ihr all das geholfen hat, was er ihr mitgeteilt habe. Aber jetzt sei sie über etwas anderes bekümmert. Eine Frau in ihrem Hotel, die sie Frau C. nennt, sei ihr auf die Nerven gegangen. Sie sei entschlossen gewesen, jeden Kontakt mit ihr abzubrechen, aber nun merke sie, daß sie »grausam und egoistisch« gegen sie war, und frage sich nun, wie sehr sie ihr wehgetan habe. Auch sei sie sich bewußt, daß sie heute morgen unehrlich war, als sie zuviel Wechselgeld im Postamt angenommen habe. Was denke er über ihr Benehmen?
Er antwortet, daß man seine negativen Schattenseiten nicht ohne Konsequenzen akzeptieren kann. Wenigstens wisse sie jetzt, daß sie nicht ehrlicher ist als andere Leute. Aber er habe nicht die Absicht ihr zu sagen, was sie Frau C. angetan hat, denn sie habe die Frage nicht um der anderen Frau willen gestellt, sondern nur um ihrer selbst willen. Sie freue sich nun an ihrer Freiheit, aber die Freude sei mit Unruhe vermischt, weil sie gezwungenermaßen sehen muß, wie »hart, grausam und mitleidlos« sie sein kann.
Anna fragt ihn, wie der negative Animus hier ins Spiel komme, aber der Große Geist antwortet, daß diese Dinge von ihrem Schatten getan worden seien und nichts mit ihrem Animus zu tun haben. Sie müsse lernen, einen Unterschied zwischen ihnen zu machen: Der Animus ist derjenige, der ihr unwiderlegbare Ansichten über das, was sie tun oder nicht tun soll, anbietet, während der Schatten in die wirklich konkreten negativen Taten hineinschlüpft.
Der Große Geist lenkt Annas Aufmerksamkeit hier auf etwas sehr

Wichtiges: es ist unklug, den Animus zu beschuldigen, wenn er nichts damit zu tun hatte. Ich erfuhr das einstmals auf schmerzliche Art während meiner Analyse, als Jung während der Weihnachtsferien abwesend war. Ich geriet schlimm außer mir und beschuldigte ganz und gar den Animus für meine mißliche Lage, was die Sache nur noch schlimmer machte. In meiner ersten Analysestunde danach erzählte ich Jung, daß ich die ganzen Feiertage über schrecklich im Animus war. Er sah mich forschend an und sagte: »Ich glaube nicht, daß dies das Problem war. Was ist Ihnen zu Beginn der Ferien denn wirklich passiert?« Ich erinnerte mich dann daran, daß jemand mich furchtbar verletzt hatte und ich verständnisvoll und »vernünftig« blieb, statt zu sehen, wieviel es mir tatsächlich ausmachte. Es war die unerkannte Emotion, die mich in Wirklichkeit aus der Bahn geworfen hatte, und indem ich dem Animus die Schuld gab, woran er diesmal ganz unschuldig war, hatte ich ihn natürlich erbost und ihn zu einer zusätzlichen, wenn auch sekundären Schwierigkeit gemacht.

Wie es oft bei der aktiven Imagination geschieht, stellte sich Annas großer Fehler als Glück im Unglück heraus. Er gab dem Großen Geist die Gelegenheit, Anna den Unterschied zwischen ihm und ihrem negativen Animus beizubringen, sowie die Unterscheidung zwischen dem letzteren und ihrem Schatten. Dieser erste Teil ihrer Gespräche endet mit der Entwicklung ihrer Fähigkeit, diese drei Figuren auseinanderzuhalten, und sie macht in den folgenden Gesprächen keine solchen Fehler mehr, oder zumindest sieht sie es sofort, wenn sie es tut. Aber ihr fehlt noch die Urteilskraft über ihren eigenen positiven Animus oder unbewußten Geist und das Bild des archetypischen Großen Geistes. Sie muß diese Unterscheidung auf schmerzhafte Art im Laufe der nächsten Gespräche lernen.

Vermutlich kamen die Inspirationen, von denen sie spricht, von ihrem persönlichen positiven Animus, obwohl solche Inspirationen teilweise auch aus dem archetypischen Bereich herzurühren scheinen. Dafür zeugt die Tatsache, daß sich der Zeitgeist in den Bildern, Gedichten oder der Musik eines individuellen Künstlers auszudrücken vermag.

Zweite Serie von Gesprächen

In dieser Zweiten Serie wünschte Anna sich vom Großen Geist Erleuchtung darüber, wie eine Beziehung zu Gottes dunkler Seite möglich ist und ob wir eventuell aufgerufen sind, das Böse bewußt zu tun. Es muß aber gleich darauf hingewiesen werden, daß es ein großer Unterschied ist, ob man bewußt Böses tut oder ob man unbewußt vom Bösen besessen ist, wie es überall um uns herum der Fall zu sein scheint, und es ist sehr verschieden davon, das Böse als gut zu betrachten. Im ersten Fall übernehmen wir die Verantwortung für das Böse, das wir tun, und wir haben sehr darunter zu leiden, daß wir es tun müssen – d. h. wenn wir im christlichen Glauben erzogen sind, daß alles Böse vom Teufel ist und sorgfältig gemieden werden muß, wie es bei Anna der Fall war. Dies paßte zu den Notwendigkeiten des Menschen von vor 2000 Jahren, als Jesus es predigte, aber heute ist es viel zu einseitig geworden, da es klar ist, daß unsere Aufgabe darin besteht, beide Gegensätze anzunehmen und das beste daraus zu machen.

Anna hat das realisiert und war durch das Problem, wie wir eine mögliche Beziehung zum Bösen herstellen können, aufgeschreckt. Jung schrieb in seinen »Erinnerungen« ein Kapitel mit dem Titel »Späte Gedanken«, als er schon über 80 war. Er sagt darin:

Dem Licht folgt der Schatten, die andere Seite des Schöpfers. Diese Entwicklung erreicht ihren Gipfel im 20. Jahrhundert. Jetzt ist die christliche Welt wirklich mit dem Prinzip des Bösen konfrontiert, nämlich mit offener Ungerechtigkeit, Tyrannis, Lüge, Sklaverei und Gewissenszwang. Diese Manifestation des ungeschminkt Bösen hat zwar bei dem Volk der Russen anscheinend permanente Gestalt angenommen, aber den ersten gewaltigen Brandausbruch bei den Deutschen ausgelöst. Damit war unwiderleglich dargetan, bis zu welchem Grade das Christentum des 20. Jahrhunderts ausgehöhlt ist. Demgegenüber läßt sich das Böse nicht mehr durch die Euphemie der privatio boni verharmlosen. Das Böse ist bestimmende Wirklichkeit geworden. Es kann nicht mehr durch Umbenennung aus der Welt geschafft werden. Wir müssen lernen, damit umzugehen, denn *es will mitleben*. Wie das ohne größten Schaden möglich sein sollte, ist vorderhand nicht abzusehen. (S. 331)

Anna hat diese aktive Imagination nach Jungs Tod gemacht. Gleich nachdem die »Erinnerungen« veröffentlicht waren und im Gedanken daran, wie die Gestalt des Großen Geistes in ihrem Traum als Gleichgestellter zu Jung sprach, hoffte sie nun, der Große Geist könnte sie lehren, »mit dem Bösen zu leben« ohne die »schrecklichen Folgen«, falls das möglich wäre. Wie wir alle realisierte sie, daß diese Folgen einige oder uns alle jederzeit in einer furchtbaren Apokalypse überkommen können, aber wir beten natürlich immer noch alle mit Christus: »laß diesen Kelch an mir vorübergehen«, was ganz legitim ist, wenn wir trotzdem ehrlich hinzufügen: »Nicht mein Wille, sondern dein Wille geschehe.«
Anna beginnt, indem sie den Großen Geist fragt, wie sie sich auf Gottes dunkle Seite beziehen kann. Er bittet sie, zu überlegen, ob sie das wirklich wolle. Sie gibt zu, daß sie es nicht will, aber sicher ist, daß sie es muß. Er akzeptiert diese Antwort, rät ihr aber, damit anzufangen, daß sie die Beziehung zu ihrer eigenen dunklen Seite aufnimmt, und fügt hinzu: »Vielleicht meinst du, du hast das schon getan, und ich gebe zu, daß dir dein Schatten in beträchtlichem Maße bewußt ist, aber du hast noch keine wirkliche Beziehung zu ihm.« Sie fragt ihn, ob er meint, daß sie ihre Einstellung dahingehend ändern muß, das Böse manchmal bewußt zu tun. Er erwidert: »Genau das meine ich«, was sie veranlaßt, auf ihre christliche Einstellung zurückzukommen und ihn zu fragen, ob er selber Satan sei! Er antwortet: »Nein, ich bin nicht das böse Prinzip, aber weil die Gegensatz-Prinzipien erfüllt werden müssen – als Bedingung des Lebens –, weiß ich, daß die, die böse Taten (bewußt) tun, dem Willen Gottes dienen.« Anna fragt, ob die Menschen dies nicht Gott überlassen können. Aber der Große Geist antwortet: »Wenn du es Gott überläßt, tut er es

durch dich, aber du kehrst ihm den Rücken zu. Das ist der Grund, warum dein Rücken so müde ist und dein Nacken so wehtut. Du kannst dann in die Wolken schauen. Aber deine Augen sind dann durch das viele Licht auch übermüdet. Und außerdem ist diese ganze Haltung eine Lüge.«

Er fährt mit der Erklärung fort, daß wir ohnehin Böses tun, denn wir sind von Natur aus »halb gut, halb schlecht«, aber »in bewußten Händen nimmt das Böse eine andere Färbung an. Das ist es, was du für andere Leute tun kannst: du kannst sie von einem Teil ihres Bösen entbinden, indem du dein eigenes Böses als bewußte Tat materialisierst«.[8] Der Große Geist geht jedoch noch weiter und erklärt das Leiden an körperlichen Symptomen als Ergebnis dessen, daß die Tatsache der Gleichwertigkeit der Gegensätze umgangen wird. Nach dem Propheten Jesaja sagt der Herr selbst: »Ich mache das Licht und schaffe die Finsternis, ich gebe Frieden und schaffe Unheil. Ich bin der Herr, der dies alles tut.« (45,7) Deshalb erwartet Gott offenbar von uns, daß wir diese beiden von ihm geschaffenen Gegensätze akzeptieren.

Leider – oder vielleicht zum Glück – haben wir, die wir noch leben nach zwei Weltkriegen, die uns gezeigt haben, daß die christliche Lösung, das Böse zu unterdrücken, nicht mehr wirkt, nun die Aufgabe, eine Beziehung zu *beiden* Gegensätzen herzustellen; eine Aufgabe, die dem Menschen in diesem Ausmaß bisher vielleicht noch nie gestellt worden ist. Dies gehört offensichtlich zum Wechsel der Zeitalter: Wir können nicht länger wie die Fische im Unbewußten schwimmen; vielmehr müssen wir unseren Teil mit dem Wassermann, dem Wasserträger, tragen. Es war Jungs Auffassung, die Zukunft der Welt könnte davon abhängen, wie viele Menschen diese Aufgabe erfüllen können.

Anna fragt dann, ob ihr Verhalten gegen Frau C. nicht ein Schritt in diese Richtung ist, womit der Große Geist übereinstimmt. Aber dann fragt sie ihn, ob sie sehr vorsichtig sein dürfe. Er erwidert, sie könne auch so weitermachen, ihren Anteil am Bösen mittels eines schmerzenden Rückens zu tragen, falls ihr das lieber sei, aber dann würde er sich zurückziehen und sie seinem kleinen Bruder überlassen, denn zugegebenermaßen sei es für sie leichter, ihren Teil am Bösen Gott zu überlassen, als diesen Teil zu tun und damit sein Leiden mit ihm zu teilen. Dann mahnt er sie, den Größenwahn beiseite zu legen – es um Gottes (oder des Selbst) willen zu tun und nicht, um doch noch groß zu werden, denn dann ist sie wirklich verloren.

Anna denkt einige Zeit über dieses Gespräch nach und meint, doch noch eine Chance zum Großwerden zu sehen. Daher schlägt sie ihm vor, daß sie, da ihre Nachgiebigkeit gegenüber dem Größenwahn zweifellos eine »schlechte Neigung« in ihr sei und sie das Böse ohnehin tun müsse, diese schlechte Neigung in ihr bewußtes Leben hineinnehmen könnte. Sie stimme ihm nicht zu, daß sie verloren sein würde, falls sie das täte.

Er wiederholt, daß sie verloren wäre, wenn sie es tut, aber er fügt hinzu, daß man in solch tiefen Bereichen der Seele manchmal verloren sein muß. Sie fragt ihn, ob er in diesen Bereichen ihre Stütze und ihr Führer sein will. Er sagt, er wolle ihr Führer sein, aber sie müsse die Verantwortung selbst übernehmen. »Größe fängt mit der Übernahme von Verantwortung an«, meint er. Dann spricht sie über ihre Schüchternheit, die sie so hemmt; sie glaube, sie könne davon geheilt werden, wenn sie den Kampf gegen ihren Größenwahn aufgäbe. Er weist darauf hin, daß sie nun, da sie ihr ins Gesicht sehe, ihre Schüchternheit nicht um ihrer selbst willen überwinden solle. Sie fragt, ob Schüchternheit und Größenwahn nicht zwei Aspekte desselben Komplexes seien, was er bejaht.

Dann fragt sie, ob sie damit anfangen dürfe, »ihrem Größenwahn ein bißchen zu schmeicheln«, und er erwidert: »Versuch es.« Sie fragt ihn, ob er sie verabscheue; er antwortet: »Nein, ich amüsiere mich.« Sie berichtet, daß sie fühlt, wie eine Welle von Libido in sie hineinkommt. Ja, sagt er, sie habe es gewagt, sich gegen ihn zu stellen, aber er warnt sie, daß sie sich nun mit seinem kleinen Bruder zu befassen habe. Sie akzeptiert das und sagt, daß sie es wage, weil der Große Geist ihr versprochen habe, ihr Führer zu sein, worauf er antwortet, daß es eher so aussieht, als denke sie, sie sei seine Führerin.

Sie sieht seinen Standpunkt und begrüßt den kleinen Bruder sehr herablassend.
Später überdenkt Anna dieses Gespräch sehr sorgfältig. Sie beginnt zu sehen, daß sie wieder sehr hochmütig mit dem Großen Geist war, wahrscheinlich, weil sie von seinem kleinen Bruder besessen war. Der Große Geist sagt zu ihr, sie müsse noch näher zwischen ihnen beiden unterscheiden, denn dann kann es möglich sein, daß sie sich mit ihnen versöhnt. Sie sagt ihm, sie habe nun wirklich eingesehen, daß es Dienst am Ich und nicht Dienst am Selbst wie in ihrem Traum wäre, wenn sie ihrem Größenwahn nachgäbe. Sie erkenne dies als falsch und sei sich nun darüber bewußt, daß nur das Selbst groß in ihr sein kann. Sie dürfe sich nicht mit ihm identifizieren; vielmehr müsse sie Opfer bringen, damit es sich in ihr erfüllen kann.
Wir sehen hier, wie klug der Große Geist diese Gespräche leitet. Indem er ihr sagt, sie solle es »versuchen«, d. h. ihrem Größenwahn nachgeben, lernt sie aus eigener Erfahrung die Gefahr kennen – der einzige Weg, etwas zu lernen. Er beendet dieses Gespräch mit den Worten: »Reduziere den Größenwahn auf seinen unerfüllten Zustand, nämlich auf dein Verlangen nach Größe, und dann laß dein Verlangen in das Verlangen des Selbst nach Größe in dir übergehen. Gehorche ihm. Diene ihm. Versuche nicht, groß zu werden. Versuche, so demütig zu werden, daß das Selbst in dir groß werden und seine Größe durch dich leben kann.«
Hier erfährt Anna selber die Wahrheit, die sich für Jung in den beiden Träumen bestätigt hat, die er am Ende seines Kapitels »Über das Leben nach dem Tode« in den »Erinnerungen« wiedergibt; der eine handelt von UFOs (unidentified flying objects, Oktober 1958), und der frühere Traum von dem Yogi, den ich schon erwähnt habe (S. 83f). In diesen Gesprächen und in ihrer Meditation darüber ahnt Anna dunkel, daß das Selbst sozusagen ein menschliches Kleid braucht, um sich zu inkarnieren und irdische Erfahrungen zu machen. Sie beschließt, alles zu tun, um dem Selbst zu helfen, sich in ihr zu inkarnieren.
Im nächsten Gespräch berichtet Anna dem Großen Geist, wie sie

schon als Kind nach Größe verlangt habe, denn sie wollte ein Wunderkind sein. Er gibt zu, daß sie ein begabtes Kind gewesen sei, und weil sie nicht wußte, was sie damit anfangen sollte, begann ihr Talent schon in diesem frühen Alter, »krumm« zu wachsen. Aber nun sei sie alt genug, um zu erkennen, daß alle Größe dem Selbst gehört und daß er als Teil des Selbst ihre Begabung ist.

Das überrascht sie, und sie deutet an, daß sie mit ihm verheiratet sein müsse, da sie doch ihr Leben mit ihm geteilt hat, was er bejaht! Wir sehen hier, wie gefährlich es ist, nicht zwischen der persönlichen und der universalen Seite des Selbst zu unterscheiden. Sie war tatsächlich mit ihrem eigenen, persönlichen kreativen Geist verheiratet, wie es alle schöpferischen Frauen sind. Aber sich selbst als Braut des archetypischen Bildes vom Großen Geist zu sehen, führte natürlich zu Inflation und großen Schwierigkeiten in den nachfolgenden Gesprächen.

Sich als Braut zu betrachten, hatte jedoch einen großen Vorteil: es lehrte sie, sich als weibliches Wesen zu erkennen. Bis dahin hatte sie sich in einen niederen Mann verwandelt, wenn der Große Geist sie durch die Inspiration ergriff; davor hatte der Große Geist sie jetzt gewarnt. Aber nun weiß sie, daß sie sich wie alle wirklich weiblichen Frauen danach sehnt, vom Männlichen überwältigt zu werden. Bei ihrer Leidenschaft, selber groß zu sein, ist es fraglich, ob sie dies aus den Händen ihres persönlichen kreativen Geistes angenommen hätte. Sie konnte jedoch voll und ganz daran glauben, daß sie die Braut des Großen Geistes war, und sie erlaubte ihm, sie so oft zu überwältigen, wie er wollte. Aber das führte zu mehr sexueller Erregung, als ihr gealterter Körper ertragen konnte, und er warnte sie, daß ein Mensch nicht einen Großen Geist heiraten kann und daß nur eine Göttin Shivas Shakti werden kann. Beide Warnungen stießen auf taube Ohren.

Anna machte denselben Fehler wie Faust, als er sich zum Bräutigam der schönen Helena machte, statt sie Paris zu überlassen, zu dem sie wirklich gehörte. Jung hob dies mehrmals hervor und schrieb den frühen tragischen Tod des Euphorion, des Sohns von Faust und Helena, diesem Fehler zu. Aber Anna war sehr von der Idee, die Braut des Großen Geistes zu sein, ergriffen. Mehr und mehr verspürte sie jedoch den Wunsch, sie fallenzulassen – nicht nur, als ihre Gesundheit litt, sondern auch, als sie in eine Depression fiel, und sie fühlte, daß alles verlorenging, was sie in ihrer langen Arbeit in aktiver Imagination gewonnen hatte. Ihr ganzer Friede und ihr Wohlgefühl waren völlig verschwunden. In diesem Dilemma war ein Traum für sie eine große Hilfe:

Sie geht in einem Wald auf einem steil abfallenden Weg. Am Rande des Waldes kommt sie zu einem Bauernhof, während der Weg weiter zu einem See mit einem Badehäuschen hinabführt. Von der Frau des Bauern erhält sie den Schlüssel und geht hinunter, um im See zu schwimmen, aber sie fühlt sich zu müde und beschließt, nach Hause zurückzukehren. Sie geht zu dem Hof zurück und entdeckt, daß sie ihre Tasche mit ihrem ganzen Geld und einige Kleider in der Hütte vergessen hat. Trotz ihrer Müdigkeit findet sie, daß sie wieder hinuntergehen muß, um die Sachen zu holen. Ein riesiger Postwagen fährt an ihr vorbei, und sie sieht, daß aus dem Badehaus ein Postamt geworden ist. Sie ruft den Männern zu, daß sie sie mitnehmen sollen, aber sie sagen, der Lastwagen könne nicht weiterfahren, da die Straße zu eng werde. Der Wagen hat die Straße blockiert, und sie kann nicht vorbei. Mit Kummer erwacht sie.

Anna sah selbst, daß der Anfang des Traumes sehr positiv war und daß das Schwimmen im See das Eintauchen ins Unbewußte bedeutete, bei dem der Große Geist ihr half. Sie sah auch, daß alles schiefging, als sie dieses Eintauchen aufgab, was nur heißen konnte, daß sie ihr Vertrauen in den Großen Geist aufgab.
Die Assoziationen zum Traum erhellen seine Deutung, besonders hinsichtlich des Schlüssels, zu dem sie den Schlüssel assoziiert, den Blaubart seiner jungen Frau gab und der zu der verbotenen Kammer gehörte, in der sie die Skelette aller ihrer Vorgängerinnen fand. Sie sah auch, daß Blaubart die dunkle, böse Seite des Großen Geistes war und daß sie mit der Beziehung zu dieser dunklen Seite dieselbe Schwierigkeit hatte wie mit ihrer Beziehung zu Gottes oder ihrer eigenen dunklen Seite. Und doch ist es deutlich seine dunkle Seite, die den Schlüssel zu ihrem ganzen Bestreben hat, so daß ihre Vertrauenslosigkeit in ihn (das

Schwimmen im See nicht zu wagen) alles falsch laufen läßt. Sie schreibt alles dieser Ursache zu und weist darauf hin, daß das Unbewußte sich immer wie Blaubart verhält: es gibt uns den Schlüssel, den es leicht behalten könnte, und straft uns dann für seinen Gebrauch. Ein Beispiel dafür ist in der »Chymischen Hochzeit« von Rosenkreutz zu finden.[9] Es war Cupido selbst, der Rosenkreutz zur Kammer der Venus führte und ihm einen Blick auf die schlafende Göttin gestattete, doch strafte Cupido ihn auch für sein Eindringen, indem er ihn mit einem Pfeil verletzte.

Am Ende ihrer Interpretation erwähnt Anna die beiden Brüder, die in der Geschichte von Blaubart ihre Schwester gerettet haben, und meint, sie dürfen nicht bei der Deutung übersehen werden. Unwillig assoziiert sie die beiden Postbeamten mit ihnen, »obwohl die Postmänner nichts tun, um der Träumerin zu helfen«. Sie vermutet vage, daß sie den Großen Geist und seinen kleinen Bruder darstellen. Anna übersieht völlig, daß die Brüder als nahe Verwandte des Mädchens sicherlich zwei persönliche Animi repräsentieren, was im Traum dadurch bestätigt wird, daß die beiden Postmänner zum äußeren täglichen Leben gehören, während sie selbst gerade den Sprung in den See mit dem Vertrauen in den Großen Geist gleichgesetzt hat. Deshalb ist das Bild, das der Traum als Lösung vorbringt, ganz klar die Unterscheidung zwischen dem Persönlichen und dem Archetypischen. Ich weiß nicht mehr, ob ich dies damals so deutlich sah wie heute, aber diese Deutung wäre wohl ebenso wie schon vorher die Warnungen des Großen Geistes auf taube Ohren gestoßen.

Es folgten einige Wochen mit Gesprächen mit dem Großen Geist, die Anna selbst ziemlich wertlos nannte. Ich erinnere mich, daß ich mit ihr darin übereinstimmte, und sie sind in dem schriftlichen Bericht, den sie mir gab, nicht wiederholt worden. Anna war in diesen Wochen keineswegs im Frieden mit sich selbst. Zum Glück fiel mir ein, wie Emma Jung vorher mit einer ähnlichen Situation umgegangen war, indem sie Anna empfohlen hatte, mit einer weiblichen Figur zu reden, die sie später die Große Mutter nannte. Daher empfahl ich ihr nun, eine Zeitlang mit ihren Gesprächen mit dem Großen Geist aufzuhören, und

schlug vor, sie solle über die ganze Situation mit der Großen Mutter reden. Anna war dazu bereit und nahm meinen Vorschlag sofort an.
Zu meiner Erleichterung sagte die Große Mutter, sie solle sich vom Großen Geist lösen und besonders von ihren Anfällen sexueller Aufregung, die für ihr Alter viel zu körperlich seien. Die Große Mutter hob hervor, daß der Große Geist viel für sie getan hat: er habe ihre Weiblichkeit wiederhergestellt. Dies hätte eigentlich geschehen sollen, als sie zwanzig war, und was ihre »große Vision« versucht hatte, was aber leider von ihr mißverstanden wurde. Anna müsse daran denken, sagt die Große Mutter, daß seither fast 55 Jahre vergangen sind, aber daß ihre Weiblichkeit sich nur bis zur Stufe einer jungen Frau von zwanzig entwickelt habe. Da das für ihr Alter ganz unpassend ist, müsse sie erkennen, daß sie nicht einfach die junge Braut an sich ist, sondern daß schließlich das archetypische Bild der jungen Braut in ihr zum Leben erwacht ist. Als archetypisches Bild ist sie eine Prinzessin und von königlicher Geburt. Anna müsse lernen, sich dieser Prinzessin in sich bewußt zu werden. Diese archetypische Figur sei eine jugendliche Braut, die dazu berufen ist, alle die Gefühle zu haben, die Annas Ich sich einverleibt hatte. Sie müsse nun einen Weg finden, sich auf dieses archetypische Bild zu beziehen.
Anna fragt, wie sie das tun könnte. Die Große Mutter antwortet, daß sie sich selbst als Mutter oder Großmutter dieser jungen Braut sehen müsse. Anna solle ihr über die Jahre erzählen, die sie offenbar verpaßt hat. Die junge Prinzessin könne ihr helfen, diese Jahre als erfüllt und ganz erscheinen zu lassen, indem sie die Lücken füllt und Irrtümer korrigiert, denn Anna habe sie so weitgehend unterdrückt, daß sie ganz unbewußt geworden ist. Sie müsse versuchen, sie mit mütterlicher Liebe zu verstehen und ihr beizubringen, ihre Gefühle und Empfindungen zu akzeptieren wie auch, sie durch »das Bewußtsein ihrer königlichen Geburt« zu kontrollieren. Anna gehöre auch zur »königlichen Familie begabter Frauen«; deshalb dürfe ihre leidenschaftlich weibliche Tochter nicht jedes »unbequeme Gesetz« brechen.

Bis jetzt war Anna immer zu hart mit dieser inneren königlichen Tochter gewesen und hatte sie niedergetreten. Jetzt jedoch hat Anna ihre archetypische Abstammung gesehen und muß sie rehabilitieren. Der Große Geist hat in Anna eine echte weibliche Reaktion auf seine Männlichkeit erweckt, aber für sie bedeutet das die Geburt, d. h. das Bewußtwerden ihrer königlichen Tochter. Aber genauso, wie sie sie in früheren Jahren heruntergedrückt hatte, versucht das Mädchen nun ihrerseits, Anna zu überrennen, die das nicht zulassen darf. Anna hat ihr Alter als natürlichen Schutz und Gegengewicht gegen die ungezügelte Leidenschaft des Mädchens. »Nenne sie Irene, das bedeutet Frieden«, meint die Große Mutter. »Schließe Frieden mit ihr; lebe mit ihr in Frieden, indem du ihr den Gefallen tust, daß sie dich mit den weiblichen Gefühlen bekanntmachen darf, die ihr natürliches Recht sind. Sei dir ihrer als archetypisches Bild bewußt. Auf diese Weise kann sie dir Frieden bringen.«

Anna fragt, ob sie eine letzte Frage stellen darf: Darf sie ihre Beziehung zum Großen Geist fortsetzen? Es wird ihr gesagt, sie solle ihm ihre königliche Tochter vorstellen. Da kommt sofort Protest vom Ich: »Aber wird sie ihn heiraten?« Die Große Mutter erwidert, daß das so sei und daß Anna dann die Brautmutter sein würde. Anna fragt empört, ob sie sich damit zufriedengeben muß, ihrer Freude zuzuschauen, während sie ihr selber fehlt. Die Große Mutter antwortet:

Du hast das Alter für diese Einstellung. Bring das Opfer als Buße für die Missetat, die du in jungen Jahren begangen hast, die Untat, diese kleine Braut, die archetypische Prinzessin in dir zu unterdrücken. Heute werden der Männliche Geist und die Weibliche Liebe in dir und jenseits von dir verheiratet. Persönlicher Verzicht ist dein Teil daran. Du kannst zufrieden an ihrer Vereinigung teilnehmen, aber das ist nur möglich, wenn du zu einer rein teilhabenden Erfahrung bereit bist. Bereite dich auf ihre Hochzeit vor.

Anna findet sich in derselben Lage wie Rosenkreutz in der »Chymischen Hochzeit«. Er hätte gern Venus geheiratet, deren nackte Schönheit zu sehen Cupido ihm erlaubt hatte, als sie

schlief, aber er mußte mit noch weniger als Anna zufrieden sein, denn er war bei der Heiligen Hochzeit nur zu Gast.
In einem einzigen Gespräch hatte die Große Mutter Anna dazu gebracht, daß sie, zwar widerstrebend, den großen Unterschied zwischen dem menschlichen und dem archetypischen Bereich sehen konnte. Der Große Geist hatte das vergeblich versucht, und meine Bemühungen in dieser Richtung waren weniger als nutzlos. Wieder einmal erkannte ich, wieviel überzeugender es ist, wenn das eigene Unbewußte des Analysanden ihn oder sie belehrt, und wieviel überlegener das Wissen und die Einsicht des Unbewußten über das Bewußtsein ist. Das Unbewußte bestätigte noch weitgehender, was die Große Mutter gesagt hatte, durch zwei Traum-Fragmente. Anna schreibt:

Ich bin mit meiner Prinzessin Irene und einer anderen Dame zusammen, die eine Kronprinzessin zu sein scheint. Letztere ist dabei, meine »Ergänzung zu Anna Marjulas Essay« zu schreiben.

und:

Ich sitze in einem Zug, der gerade an der Endstation hält. Niemand ist im Abteil, aber es ist mit Gepäck gefüllt, das meinem Vater gehört. Es ist kein Träger zu bekommen. Ich muß alle Koffer meines Vaters selbst heimtragen. Obwohl ich weiß, daß ich es eigentlich nicht kann, versuche ich es irgendwie.

Durch diesen Traum erkennt Anna schließlich voll und ganz, was die Große Mutter sie gelehrt hatte: daß ihre archetypische Tochter Irene dazu bestimmt ist, den Großen Geist in einem wirklichen Hieros Gamos zu heiraten. Sie akzeptiert diese Lösung ihres lebenslangen sexuellen Problems. Sie hatte tatsächlich gesündigt, als sie Prinzessin Irene unterdrückte, aber wenn sie sich mit ihr in ihrem frühen Leben identifiziert und zu frei gelebt hätte, hätte sie ihre Kronprinzessin, die begabte Frau in sich selbst, unterdrückt. Sie konnte der Sünde nicht entfliehen, aber dennoch muß die Schuld jeder Sünde bezahlt werden.
Im zweiten Traum könnten die Koffer den enormen Ehrgeiz ihres Vaters hinsichtlich seiner begabten Tochter darstellen. In diesem Falle deutet der Traum an, daß sie nun, da sie den archetypischen

Ursprung (oder die Inspiration) der Frau entdeckt hat, die in ihr »Anna Marjula« schreibt und die die Irene, die archetypische junge Braut des Großen Geistes, angenommen hat, fähig ist, ihre eigene Begabung heimzutragen. Jedenfalls erscheinen die Koffer am Ende dieser beiden Träume leichter und handlicher.

Als Anna aufgehört hatte, sich mit der archetypischen Braut des Großen Geistes zu identifizieren, bestand natürlich die Gefahr einer Enantiodromie – die Gefahr, daß Anna sich als wertlos wegwerfen würde. Der Traum begegnet dieser Gefahr mit der bekannten Genialität des Unbewußten. Er nimmt den Vorschlag der Großen Mutter auf, daß Anna selbst auch zur königlichen Familie begabter Frauen gehört, und stellt sie sogar als Kronprinzessin dar. Zu der Zeit ergoß sich Annas kreative Fähigkeit ganz in ihren Epilog zu »Anna Marjula« und die Gespräche mit dem Großen Geist, so daß deutlich die schöpferische Frau in ihr selbst gemeint war. Obwohl sie diese Arbeit vollkommen anonym machte – ich mußte ihr versprechen, nie ihren wirklichen Namen zu enthüllen, auch nicht nach ihrem Tode –, war der Erfolg des Anna-Marjula-Büchleins und die Tatsache, daß viele Leute darin Hilfe für ihre eigenen Bemühungen in der aktiven Imagination fanden, eine schöne Befriedigung für Anna. Nach diesen Träumen war sie vollkommen bereit, die archetypische Prinzessin Irene den Großen Geist heiraten zu lassen, und sie machte keinen weiteren Versuch, ihr Ich als Braut in den Hieros Gamos hineinzubringen.

In ihrem nächsten Gespräch berichtet sie der Großen Mutter, daß sie sich seit ihrer Unterredung über die Heilige Hochzeit wunderbar friedlich fühle. Als sie es nochmals durchlas, spürte sie, daß sie alle Vorschläge integriert hatte, die ihr gemacht worden waren. Aber sie hatte immer noch das Problem, wie sie sich nun gegenüber dem Großen Geist verhalten sollte. Sie fühlt, daß sie mit ihm noch nicht abgeschlossen hat, doch zögert sie, wieder mit ihm sprechen, da sie den Frieden verlieren könnte, der ihr so viel bedeutet.

Die Große Mutter sagt, während sie in Zürich und in Kontakt mit ihrer Analytikerin sei, wäre die Gefahr nicht so groß, wie sie meint. Ihre vorigen Gespräche mit dem Großen Geist haben sie tatsächlich in große Schwierigkeiten gebracht, aber sie haben ihr auch ein »bemerkenswertes inneres Wachstum« gebracht. Sie rät Anna, keine Zeit zu verlieren, und verspricht ihr, ein Auge auf sie zu haben. (Anna sprach nie mit ihren inneren Gestalten, wenn sie allein in ihrem Heimatland war, obwohl sie genügend mit ihnen in Berührung blieb, um friedvoll zu bleiben.) Das Gespräch endet damit, daß Anna der Großen Mutter inbrünstig für alles dankt, was sie für sie getan hat.

Bald darauf wagt sie ein weiteres Gespräch mit dem Großen Geist und erklärt ihm, wie sehr sie sich fürchtet, mit ihm zu reden. Er antwortet, das Wichtigste sei es, ob sie mit ihm reden wolle oder nicht. Sie sagt, sie wolle sehr gern mit ihm sprechen und hoffe, daß ihre Tochter Irene eine Brücke zwischen ihnen bilden könne.

Er berichtigt ihre Aussage »meine Tochter« in »unsere Tochter«. Zuerst ist sie sehr überrascht, aber dann sieht sie ein, daß sie Irene nur durch die Hilfe des Großen Geistes gebären konnte; d. h. über sie bewußt wurde. Aber sie prallt vor der Tatsache zurück, daß der Hieros Gamos, der in ihr stattfand, dann ein Vater-Tochter-Inzest war. Er erklärt ihr, daß ein Hieros Gamos immer einen inzestuösen Charakter hat: Götter und archetypische Gestalten sind nicht durch menschliche Gesetze gebunden.

Dies war in Ägypten so bekannt, daß der Pharao (als Repräsentant der Götter) dazu bestimmt war, seine Schwester zu heiraten. Anna erkennt das und kritisiert es nicht mehr. Der Große Geist antwortet, indem er ihrer Entscheidung Beifall zollt und hervorhebt, daß dieser Hieros Gamos und besonders ihre richtige Teilhabe an ihm auch eine persönliche Konsequenz für Anna hatte. Er hat sie von all ihren inzestuösen Wünschen befreit sowie von ihrer Erinnerung daran, die sie halb unbewußt beunruhigte. Diese Überreste wurden völlig in den Bereich des Hieros Gamos aufgenommen. Auch wenn sie das nicht verstehen könne, sei es doch eine Tatsache. Aus diesem Grunde konnte sie der Großen Mutter wahrheitsgemäß versichern, daß sie einen wundervollen und dauernden inneren Frieden habe. Irene war auch in Frieden, da sie endlich aus ihrem Gefängnis befreit war, so daß sie ihre archetypische Fähigkeit, den Hieros Gamos mit dem Großen Geist zu vollziehen, schließlich entfalten konnte. Er bittet Anna, das große Ereignis, das in ihrem Innern stattgefunden hat, nicht zu unterschätzen und zu erkennen, daß das Selbst es ihr ermöglicht hatte, die richtige Teilhabe daran zu erlangen, deren volle Bedeutung sie schließlich erfahren werde.

Diese Rede des Großen Geistes schließt den zweiten und bei weitem wichtigsten Teil von Annas Epilog zu »Anna Marjula« ab. Der wesentliche Höhepunkt, der Anna während ihres ganzen sehr hohen Alters ungewöhnlichen Frieden gab, war der Hieros Gamos, der in ihrer Seele geschah, die Vereinigung aller Gegensätze in ihr, und die Tatsache, daß sie die »richtige Teilhabe an ihm erlangt hatte«. Endlich war sie fähig, zwischen dem Ich, d. h. sich selbst als Menschen, und den archetypischen Bildern zu unterscheiden und ihre Inflation der Identifikation mit einem dieser Bilder zu opfern. Diese seltene Leistung kam von ihrer Fähigkeit, ihre ganzen beträchtlichen schöpferischen Anlagen einer ungewöhnlich langen und harten Arbeit in aktiver Imagination zu widmen.

Vereinigung des positiven mit dem negativen Animus

Der Höhepunkt dieser Gespräche war erreicht, als es Anna gelang, die richtige Teilhabe am Hieros Gamos in ihrer Seele zu erzielen. Zwei weitere Teile der Notizen, die sie mir gab, waren sehr wichtig, um ihren inneren Frieden zu befestigen, aber es wäre eher ein Abfallen und ganz unnötig, sie hier detailliert wiederzugeben.

Der dritte Teil besteht aus weiteren Gesprächen mit dem Großen Geist und betraf seine Vereinigung mit ihrem negativen Animus, dem kleinen Bruder. Aber es war nicht wirklich der Große Geist; sie sagt selbst, daß es eher sein Bild in ihrer Seele war; es war mit anderen Worten eine Vereinigung zwischen ihrem positiven und ihrem negativen persönlichen Animus. Daß sie sehr erfolgreich war, zumindest im Bereich des Unbewußten, wird in einem

Traum gezeigt, den sie am Ende des dritten Teiles ihrer Gespräche hatte.
Sie träumte, daß sie mit einem hochangesehenen Mann ein Autorennen besuchte. Ein besonderer Bezirk war für sie abgeteilt worden. Der hervorragende Mann stand an ihrer rechten Seite, während die Rennwagen sich ihr von Links näherten. Ein Wagen war den anderen so weit voraus, daß der Fahrer es sich leisten konnte, langsam zu fahren. Der überlegene Mann hielt seine Hand hoch und stoppte den Fahrer, der die erste Runde schon gewonnen hatte und deshalb um den großen Preis des Tages kämpfte. Gleichwohl hielt er sofort an, genau vor ihnen. Dann sah die Träumerin, warum er angehalten wurde. Zwei Holzstücke traten aus der Vorderseite des Wagens hervor, wie die riesigen Fühler eines Insekts. Das war bei allen Autos im Traum so. Aber im Falle des führenden Wagens war eins dieser Holzstücke gebrochen, und wäre der Wagen weitergefahren, hätte das unvermeidlich zu einem verhängnisvollen Unfall geführt. Anna war besonders von der völligen Ruhe beeindruckt, mit der der Fahrer den Verlust seines großen Preises hinnahm, und von der Tatsache, daß er nicht einmal Befriedigung darüber zeigte, daß sein Leben gerettet war.
Gerade am nächsten Morgen ging Anna im Wald in der Nähe ihres Hotels spazieren. Da sah sie zwei Bretter, die an einem Baum befestigt waren. Eins war gebrochen und hing genau wie im Traum herab. Diese Synchronizität beeindruckte sie außerordentlich, besonders da ihr einfiel, wie Jung ihr einmal sagte, daß Träume, die so in äußeren Ereignissen gespiegelt werden, bemerkenswert und wichtig waren.
Der hervorragende Mann, der sie mit in die Umzäunung genommen hatte, ist klar eine Personifikation des Großen Geistes, so daß sie die Gelegenheit hatte, die Geschehnisse im Traum von einem höheren Standpunkt aus zu betrachten. In seinem Kommentar zum »Geheimnis der Goldenen Blüte« sagt Jung, daß sich ein solcher Standpunkt in einigen seiner Patienten entwickelt habe und sie befähigte, ihre alten Probleme von oben anzusehen. Die Probleme erschienen dann nur mehr als ein Gewitter, das

unten im Tal tobt. Diese Gelegenheit wird Anna in ihrem Traum geboten.

Anna war, wie wir wissen, sehr ehrgeizig, und da dieser Zug hauptsächlich von ihrem Vater kam, wurde er natürlich von ihrem Animus weitergetragen. Das zeigt sich darin, daß der Fahrer um einen großen Preis kämpft. Aber die völlig neue Unbeschwertheit und Bereitschaft, Sieg oder Niederlage zu nehmen, wie sie kommen, und Leben oder Tod mit demselben Gleichmut anzunehmen, zeigt doch, daß die Vereinigung zwischen ihrem positiven und ihrem negativen Animus erfolgreich abgeschlossen ist. Jung sagte oft, daß in solchen Träumen der Animus den Weg zeigt, den die Frau selbst gehen muß.

Gerade an diesem Punkt riefen interessanterweise äußere Probleme Anna unerwartet früh in ihre Heimat zurück. Das gab ihr die Chance, den neuen Standpunkt, den ihr Animus ihr gezeigt hatte, in ihre äußere Realität hineinzubringen. Obwohl es sie viel Zeit und Mühe kostete, den lebenslangen Ehrgeiz und Größenwahn aufzugeben, war sie darin schließlich doch erfolgreich.

In ihrem Vortrag über aktive Imagination vor der Internationalen Gesellschaft für Analytische Psychologie in Rom 1977 hob Marie-Louise von Franz hervor, daß dieser Schritt, den sie die vierte Stufe der aktiven Imagination nennt, der wichtigste von allen ist. Wenn es uns nicht gelingt, mit unserem wirklichen Leben zu verbinden, was wir in der aktiven Imagination als ethische Verpflichtung erfahren haben, haben wir es versäumt, sie überhaupt ernstzunehmen. Diesen wesentlichen Schritt hat Anna Marjula gemacht, und ich führe den Frieden und das Glück ihres Alters zum größten Teil darauf zurück.

Vierter Teil

Der vierte Teil besteht aus verschiedenen wichtigen Dingen, die die Große Mutter zu Anna gesagt hat, hauptsächlich während ihrer Gespräche mit dem Großen Geist. Sie sind jedoch nicht datiert, so daß ich nicht weiß, wohin sie gehören. Auch sind sie

trotz ihrer interessanten und oft sehr weisen Aussagen für unser Thema nicht wesentlich.
Es gibt nur ein Gespräch, das ich gern erwähnen möchte, weil es eine interessante Parallele zu einer Unterredung zwischen Beatrice und ihrem Geist-Mann bildet. Es wirft jedenfalls Licht auf den letzteren. Dieses Gespräch war das Ergebnis des folgenden Traumes:

Anna geht Hand in Hand mit ihrer alten Freundin und Pflegemutter »die Große«, einer wörtlichen Übersetzung ihres Nachnamens, spazieren. Die alte Freundin stützt sich schwer auf Anna und bittet sie zur Belebung um eine Tasse Kaffee.

Mir scheint, dieser Traum bedeutet, daß die Große Mutter etwas von Anna will, und Anna fragt sie, ob das so sei. Zu ihrer großen Überraschung antwortet die Große Mutter: »Ja, Hilfe für die Situation der Welt.« Beatrice hatte ihren Geist-Mann um Hilfe für den dunklen Zustand der Welt gebeten, aber Anna war darüber nicht wie Beatrice besorgt. Deshalb überraschte die Antwort der Großen Mutter sie fast so sehr, wie der lebensmüde Mann über den plötzlichen Angriff seines Ba erstaunt war. Ein Grund für den Mangel an Betroffenheit war, daß Anna ihre aktive Imagination viele Jahre früher durchführte, als die Gefahr noch nicht so kraß und augenfällig war. Beatrice zum Beispiel war ständig über dieses Problem bedrückt, Anna betrachtete es dagegen nie als ihre Angelegenheit, obwohl die Große Mutter es schon früher erwähnt hatte. Mit anderen Worten, Beatrice wußte, daß Jung dachte, die Situation der Welt hinge davon ab, wie viele Individuen die Spannung der Gegensätze in sich selbst aushalten konnten, während Anna noch nicht von dieser Anschauung gehört hatte.
Der Geist-Mann riet Beatrice, ihre Angst mit zur Blume zu nehmen, wo die sich bekämpfenden Gegensätze vereinigt waren. Die Große Mutter mußte Anna erklären, daß die Archetypen Menschen brauchen, die über sie bewußt sind und sie deshalb darstellen können, indem sie in der äußeren Realität das tun, was jene wollen. Sie greift Annas lebenslange Schüchternheit an, durch die sie dieses Bedürfnis nicht sehen kann: Wenn sie scheu

ist, ist sie ganz im Ego, aber wenn sie den großen Wert der Archetypen in sich sieht, dann stört ihre Schüchternheit sie nicht mehr. Anna kann der Welt helfen, indem sie das erkennt und den großen Archetypen demütig begegnet, statt in törichter Scheu zu verharren, nur weil sie diese Archetypen auf andere Leute projiziert.

Anna schließt diesen vierten und letzten Teil mit einem Gespräch mit dem Großen Geist ab. Obwohl es ihr eine große Hilfe war, betont es nur Teile der Gespräche, die wir schon betrachtet haben, die sie aber offenbar noch nicht genügend realisiert hatte. Daher haben wir keinen Grund, näher darauf einzutreten.

An diesem Punkt erlaubten es Annas Alter und ihre Gesundheit nicht mehr, nach Zürich zu kommen, so daß auch ihre aktive Imagination an ein Ende kam. Sie gab ihre Wohnung auf und zog in ein sehr zufriedenstellendes Altenheim. Zuerst hatte sie einige Mühe, das Zusammensein mit Leuten ihres Alters zu akzeptieren, die wirklich gekommen waren, um zu sterben, aber sehr bald stellte sich ihr innerer Friede wieder her. Das hatte offensichtlich auch eine Wirkung auf ihre Gefährten, denn sie gewann viele Freunde, besonders unter den Männern, mit denen sie früher so große Beziehungsschwierigkeiten hatte. Sie schrieb mir öfter und berichtete, daß ihr Alter die glücklichste und heiterste Zeit ihres Lebens sei.[10]

7 Die ewige Suche nach dem inneren Großen Geist

Obwohl es unendlich viele und verschiedene Beispiele für die aktive Imagination gibt, hoffe ich, eine genügende Anzahl gebracht zu haben, um dem Leser den einzigartigen individuellen Charakter einer jeden zu zeigen. Jung ermutigte mich immer, Kurse in aktiver Imagination zu geben; ich möchte aber ganz klar betonen, daß es weder ein Rezept noch eine allgemeinverständliche Methode gibt, sie zu praktizieren. Das Ziel bleibt in jedem Fall dasselbe: den Kontakt mit dem Unbewußten herzustellen und die unendlich weise Führung kennenzulernen, die in jedem von uns lebt, die aber so wenige in die Realität umsetzen können.

Jung machte diese Führung sehr deutlich, indem er sie den »Zwei-Millionen-Jahre-alten Menschen« – in uns allen nannte. Er verwies darauf als den »Großen Menschen« in uns selbst. Dieser Große Mensch erscheint in zahllosen und von Fall zu Fall verschiedenen Symbolen.

In »Der Mensch und seine Symbole« zeigt Marie-Louise von Franz lebendig, wie der Große Mensch in einem unverdorbenen Volk wirkt:

Besonders unverfälscht findet sich dieses Symbol in der Vorstellungswelt gewisser Eingeborener der Labradorhalbinsel, bei den sogenannten Naskapi-Indianern. Diese Waldjäger leben so einsam in kleinen Familiengruppen, daß sie keine Stammesbräuche und religiöse Anschauungen oder Riten entwickeln konnten. Daher verlassen sich die Naskapi-Jäger nur auf ihre inneren unbewußten Eingebungen und Träume. Sie lehren, daß die Seele des Menschen nichts anderes sei als ein innerer Gefährte, den sie als »mein Freund« oder als »Mista'peo« = »Großer Mann« bezeichnen. Er wohnt im Herzen des einzelnen und ist unsterblich. Diejenigen Naskapi, welche auf ihre Träume eingehen und ihren verborgenen Sinn zu deuten versuchen und dessen Wahrheit ausprobie-

ren, können in eine tiefere Verbindung mit dem »Großen Mann« treten. Er begünstigt solche Leute und schickt ihnen mehr und bessere Träume. Neben dieser Hauptverpflichtung des Individuums, den Anweisungen seiner Träume zu folgen, besteht eine weitere Pflicht: die Träume auch durch Kunstdarstellung zu verewigen. Lüge und Betrug verscheuchen den »Großen Mann« im Innern, während Großzügigkeit, Nächstenliebe und Tierliebe ihn anziehen. Die Träume geben somit den Naskapi eine vollständige Orientierung, auch in Beziehung zur äußeren Natur, das heißt zu Jagdmöglichkeiten, Wetter und anderen Umständen, von denen sie abhängen.
Ich erwähne diese ursprünglichen, einfachen Menschen hier deshalb, weil sie unbeeinflußt von unserer Zivilisation sind und dadurch noch eine eigene unverdorbene, natürliche Kenntnis von dem Seelenkern zu besitzen scheinen, den Jung als das Selbst bezeichnet hat.[1]

Mir scheint, Jung hat diesen zwei Millionen Jahre alten Großen Menschen in früher Kindheit in sich selbst kennengelernt, nämlich als seine Persönlichkeit Nummer 2. Vielleicht erfuhr er nur einen kleinen Ausschnitt von ihm, denn zuerst meinte er, dieser Große Mensch käme aus dem 18. Jahrhundert.[2] Ich glaube, er konnte nur allmählich das enorme, in der Tat archaische Alter diese Großen Menschen erfassen, als er schon über 80 war.

Im ältesten von mir gebrachten Beispiel, dem 4000 Jahre alten Text vom »Lebensmüden und seinem Ba«, wird das besonders deutlich, denn vom Ba könnte gesagt werden, daß er die Personifikation des zwei Millionen Jahre alten Großen Menschen im Unbewußten des lebensmüden Mannes ist. Die ägyptische Religion hat die Existenz dieses archaischen Menschen gekannt, sah ihn aber nur als kollektive Figur, da er ins Jenseits projiziert wurde. Nur weil der Lebensmüde ein genialer Mann und mit ungewöhnlichem Mut ausgestattet war, konnte er schließlich die Erscheinung des Ba als ein individuelles Erlebnis erkennen, das ihn zu einer Auseinandersetzung zwang, die über alles hinausging, was er gelernt und gemäß dem religiösen Dogma der Zeit geglaubt hatte. Ich weiß von keinem mittelalterlichen oder modernen Beispiel, das in dieser Hinsicht mit unserem alten ägyptischen Text verglichen werden kann; Jung riet mir, die Suche aufzugeben, weil es wirklich kein anderes Beispiel gibt.

Jung sagte einmal zu mir, es habe sehr lange gedauert, bis die archetypische Anima (die natürlich ein Gegenstück zum zwei Millionen Jahre alten Mann ist) direkt zu ihm sprach. Denn jahrelang hatte sie ihm nur ihre Sendboten geschickt. Es waren die Sendboten, wie sie vor allem in unseren Beispielen auftauchten.

Lassen Sie uns Edwards Fall (Kap. 2) nehmen. Wir können im Geist des Feuers, Wassers, Windes und Eises eine direkte Spur des zwei Millionen Jahre alten Mannes sehen. Wir können eine Spur der negativen Seite seiner Gemahlin in der archetypischen Hexe sehen, die die Ursache des ganzen Problems war. Aber zumeist ist Edward in Kontakt mit ihren Sendboten, besonders mit den beiden Aspekten der Anima: der Führerin und Vierauge. Der außerordentlich echte Charakter von Edwards aktiver Imagination ist dadurch verbürgt, daß jedes Detail der Phantasie wirklich symbolisch ist. Der »Mangel« der Imagination kommt daher, daß Edward sie durchgeführt hat, bevor er sich mit seinem eigenen Schatten befaßt hatte. Deshalb ist er ganz unfähig, die zerstörerische Seite des Feuer-Geistes auszuhalten. Nur wenn wir gesehen haben, daß wir selbst eine destruktive Seite haben, können wir diese Seite in den archetypischen Figuren ertragen, denen wir begegnen. Darum ist dieses höchst echte Beispiel einer aktiven Imagination, das nur aus einer ungewöhnlich langen und harten Arbeit von Edwards Seite hervorgehen konnte, doch nur das Vorspiel zu einer noch härteren und schmerzlicheren Arbeit an seinem eigenen Schatten, der beim Festmahl als der Bootsmann erschien.

Im Fall von Beatrice (s. Kap. 3) haben wir ein einzigartiges Dokument, weil es während der letzten Monate vor ihrem Tod entstanden ist. Das heißt, wir haben nur den letzten Teil einer sehr langen Bemühung in der aktiven Imagination betrachtet, einer viel längeren als Edwards Imagination. Es ist wirklich eine aktive Imagination, denn sie geht von Anfang bis Ende voll darin auf, und der Geist-Mann bzw. der Bärenmann sind das Resultat einer langen und schmerzhaften Anstrengung in dem Prozeß, seine Bekanntschaft zu machen. Zu der Zeit, da wir in ihre Phantasie eintreten, kann er als sehr vertrauter Sendbote oder fast als Personifikation des zwei Millionen Jahre alten Mannes erkannt werden, wie er Beatrice erschien und sie auf den großen Wandel vorbereitete, von dem er wußte, wie nahe er war. Ich habe darauf hingewiesen, daß Beatrice sich, obwohl ihr Tod plötzlich und in gewisser Hinsicht völlig unerwartet kam, als ungewöhnlich vertraut und verstehend erwies, was das Jenseits betrifft. Während ihrer beiden letzten Lebenstage, in denen sie in die Blume hineingeht – wovor sie wiederholt gewarnt wurde, weil sie vielleicht nicht mehr zurückkehren könnte –, fühlt man fast, daß sie sich des großen auf sie zukommenden Wandels bewußt ist.

Bei Beatrice wird der archaische Mann sehr deutlich; er kann wirklich nur mit dem Ba des lebensmüden Mannes verglichen werden. Das Hauptsymbol des Geist-Mannes ist die Blume, die in sich alle Gegensätze vereinigt. Aber der Geist-Mann oder Bärenmann, der Beatrice immer zur Blume führt und offenbar selbst in ihr lebt, war bestimmt sein vollkommen vertrauter Sendbote oder sogar eine Personifikation des Großen Menschen.

Es muß betont werden, daß diese Figur anfänglich als ihr Animus auftrat, der jeder Frau soviel Mühe bereitet und besonders für Beatrice sehr schwierig war. Aber durch sehr lange, harte Arbeit in aktiver Imagination gelang es ihr, die Gestalt aufzudecken, die immer hinter dem Animus der Frau steht – der Große Mann selbst. Nicht daß seine quälende Seite verschwand: sie ist in der Festigkeit zu sehen, mit der er Beatrice dazu bringt, ihre verhaßte Gegenübertragung anzuerkennen und ihr ins Gesicht zu sehen. Außerdem hatte sie mit seinen negativen Meinungen immer noch Mühe, wenn sie von der wunderbaren Blume fort war. Wir können das ganz deutlich in ihren Anfällen von unbegründeter Eifersucht sehen, die sich auf eine eingebildete Anziehung ihres Mannes an ein junges Mädchen bezogen, das er nicht einmal mochte. Und wir haben die Berserkerwut gesehen, in die der Bärenmann geriet – beinahe hätte er Beatrice getötet –, als sie eine »enthaltsame« Haltung an den Tag legte, um ihre negativen Gefühle zu unterdrücken. Sie mußte ihm versprechen, nie wieder

»um der Vernunft willen« ihre Emotionen zu unterdrücken, bevor er sich mit ihr versöhnen konnte.
Das wirft ein hochinteressantes Licht auf unsere eingefleischte christliche Einstellung zur Moral. Offensichtlich müssen wir jetzt ganz sein, so wie wir es wirklich sind, sogar wenn wir vor das Jüngste Gericht treten. Wir können dem Gegensatz des Bösen nicht entfliehen, sondern müssen die Spannung zwischen Gut und Böse – von den übrigen Gegensätzen ganz zu schweigen – bis ans Ende erleiden.
Diese Auffassung richtet sich gegen alles, was wir gelernt haben. Wir glauben bis ins Mark, daß Gott uns gut haben will und wir das Böse unterdrücken müssen. Deshalb ist es das Schwerste von der Welt zu erkennen, daß Gott höchstwahrscheinlich jetzt will, daß wir die Spannung zwischen Gut und Böse aushalten. Der alte Jesaja hat diese Wahrheit vor vielen Jahrhunderten gesehen, als ihm seine Worte eingegeben wurden: »Ich mache das Licht und schaffe die Finsternis; ich gebe Frieden und schaffe Unheil. Ich bin der Herr, der dies alles tut.« (45,7) Der Herr hat es uns zumeist erlaubt, Jesajas Worte zu vergessen und uns in der Sonne der Gerechtigkeit zu wärmen, fast zweitausend Jahre lang.
Ursprünglich war es wirklich notwendig, alles zu tun, um die helle Seite zu sehen und den weit schwierigeren gerechten Gegensatz zu erreichen. Aber an dem furchtbaren weltweiten Ausbruch des Bösen, der unsere ganze Existenz auf unserem Planeten bedroht, wird deutlich, daß Gott entschlossen ist, uns daran zu erinnern, daß er selbst das Böse geschaffen hat; deshalb müssen wir irgendwie damit zurechtkommen. Wie Jung schrieb: »Wir müssen lernen, damit umzugehen, denn es will mitleben. Wie das ohne größten Schaden möglich sein sollte, ist vorderhand nicht abzusehen.«[3]
Der erste bescheidene Versuch, den wir machen können, um den »größten Schaden« abzuwenden, besteht darin, unsere angeborene Anschauung Gottes im Lichte von Jesajas wenig bekannter Beschreibung Gottes neu zu bedenken. In den vergangenen zweitausend Jahren sind wir gelehrt worden, Gott als völlig wohlwollend und allmächtig zu denken und alles Böse und

Zerstörerische dem Teufel zuzuschreiben. Wir haben die wohlbekannte Tatsache, daß der Teufel als Satan Gottes ältester Sohn ist, völlig vergessen. Vor zweitausend Jahren war es mehr oder weniger leicht zu glauben, daß der wohlwollende Gott der stärkere von beiden war, und daher seine Allmacht nicht zu hinterfragen.

Aber ist es möglich, heute noch diese Haltung angesichts des weltweiten Ausbruchs des Bösen beizubehalten? Wir müssen zwischen einer dualistischen Auffassung Gottes (Gott und sein Feind, der Teufel) oder dem Eingeständnis wählen, daß Gott in sich selbst beide Seiten enthält und dadurch wirklich ganz und allmächtig ist. Wenn man erfahren hat, wie relativ und ganz anders die Gegensätze werden, wenn beide voll akzeptiert sind, dann ist es nicht schwer, sich einen Gott vorzustellen, der beide Gegensätze enthält. Jungs »Antwort auf Hiob« hilft uns dabei.

Für mich persönlich ist es weitaus erträglicher, sich einen Gott vorzustellen, der alle Gegensätze enthält und wie die Natur erschafft und zerstört, als den weltweiten Ausbruch des Bösen als das Werk seines Feindes, des Teufels, oder als Schuld des Menschen anzusehen, während ein nur guter und allmächtiger Gott anscheinend nichts tut, um ihn oder uns davon abzuhalten, das Böse zu verüben. Wir können die negative Seite Gottes oder irgendeines Archetypen nur annehmen, wenn wir uns mit unserem eigenen Schatten auseinandergesetzt bzw. unsere negative und zerstörerische Seite gesehen haben. Wir haben zum Beispiel in der Festmahl-Szene und bei der Konfrontation mit dem Feuergeist gesehen, wie geschwächt Edward dadurch war, daß diese Arbeit am Schatten noch vor ihm lag, und wie nahe der Bärenmann daran war, Beatrice umzubringen, bevor der richtige Augenblick zum Sterben gekommen war, weil sie meinte, sie könnte ihre negativen Gefühle auch wenige Tage vor ihrem Tod noch unterdrücken. Mir scheint, alles deutet darauf hin, daß die Menschheit endlich Jesajas Text ernstnehmen und die nötigen Schlüsse daraus ziehen muß.

Ich bin sicher, daß Beatrice aus ihrem Material sehen mußte, daß ein großer Wandel bevorstand, aber es ist immer eine unsichere

Sache, wenn Träume oder aktive Imaginationen uns auf eine große Veränderung vorbereiten, ob Wiedergeburt in dieser oder in der nächsten Welt gemeint ist – ein Wandel, der einen völligen Wechsel des Standpunktes und der Persönlichkeit nach sich zieht. Wir wissen, daß Beatrice diesen Wandel noch im Leben erwartete, denn in ihrem letzten Bericht, einen Tag vor ihrem Tod geschrieben, sagt sie dies selbst:

Ich betrachte die Blume. Als ich sie meditiere, werde ich wie gestern selber zu der Blume, verwurzelt, wachsend, strahlend, zeitlos. So nehme ich die Form der Unsterblichkeit an. Dann fühle ich mich ganz wohl, vor allen Angriffen von außen geschützt. Sie schützt mich auch vor meinen eigenen Emotionen. Wenn ich im Zentrum bin, kann niemand und nichts mich angreifen. Sie können mich noch in meiner menschlichen Gestalt verletzten und angreifen, und *ich weiß, daß ich die meiste Zeit noch darin verbringen muß*. Aber ich werde immer die Möglichkeit haben, ab und zu die Blume zu sein.

So hat Beatrice die Unsterblichkeit zu ihren Lebzeiten erfahren, und der Tod wäre für sie das Eintreten in ihre geliebte Blume, ohne gezwungen zu sein, sie wieder zu verlassen. Der zwei Millionen Jahre alte Mann in Beatrice hat sie auf wunderbare Weise auf den Tod vorbereitet.
Wir kommen nun zum Dialog zwischen Hugo von St. Viktor und seiner Seele (Kap. 5), der ein vollkommener Gegensatz zur Erfahrung des Lebensmüden ist. Der Lebensmüde wurde völlig unerwartet von einer Figur des Unbewußten – dem Großen Mann – überfallen, während der mittelalterliche Dialog von Hugo selbst begonnen wurde. Der erste Text, der uns zeigt, wie sich das Bewußtsein an einen solchen Überfall anpassen kann, ist wirklich ein Beispiel für eine vollkommen erfolgreiche Einigung zwischen dem Bewußtsein und dem Unbewußten. Bei Hugo war die Einmischung des Unbewußten viel weniger dramatisch; wir können nur aufgrund der Antworten, die ihm seine Seele auf seine ganz bewußten und beabsichtigten Einwände gibt, vermuten, daß seine bewußte Planung seiner Anima nicht paßte. Als Repräsentantin des Unbewußten sah sie weiter in die Zukunft als Hugo und versuchte, seinen Standpunkt zu erweitern und ihn zu

veranlassen, etwas von der dunklen Seite mit hineinzunehmen. Aber es war noch zu früh; sie konnte bei diesem Unternehmen nur wenig Erfolg haben, denn im 12. Jahrhundert kämpfte ein Mann, und besonders ein Mönch, legitimerweise darum, den lichten Gegensatz zu entwickeln und sein zeitloses Unbewußtes zu überreden, mehrheitlich in diesem Rahmen zu bleiben, was Hugo sehr erfolgreich tut. Aber es gelingt der Anima, den Boden für eine spätere Annahme der beiden Gegensätze vorzubereiten, als sie Hugo dazu bringt, zu sehen, daß ihr Haften an der dunklen Seite die Liebe ihres Bräutigams eher verstärkt als geschwächt hat. Es sind solche kleinen, fast unsichtbaren Schritte, durch die das Unbewußte allmählich den Weg für völlig neue Umstände nicht nur im Individuum, sondern in der Menschheit vorbereitet.

Es gibt heute noch Menschen, deren Unbewußtes in das Dogma der Kirche oder in die Religion paßt, in der sie aufgewachsen sind, und solche Leute sollten ermutigt werden, darin zu bleiben. Aber wie uns der Zustand der Welt täglich lehrt, ist das für die große Mehrheit nicht mehr der Fall. Es ist nutzlos zu leugnen, daß wir mit einer Wasserflut aus dem Unbewußten konfrontiert werden, die nur im Bewußtsein sehr weniger Individuen einen Kanal findet. Diese wenigen haben erkannt, daß das Unbewußte jetzt breitere Kanäle fordert, die beide Gegensätze enthalten können und den dunklen, üblicherweise böse genannten Gegensatz nicht mehr ausschließen, wie es die alten Dogmen tun.

Durch alles, was sie von Jung gelernt hatte gut ausgerüstet – und sie war dafür durch ihre früheren Studien über Spinoza offen –, versuchte Anna Marjula wirklich durch ihre aktive Imagination beide Gegensätze einzuschließen. Der erste Teil ist eine Vorbereitung auf das mehr sichtbare Spiel der Gegensätze im zweiten Teil: ihre Gespräche mit dem Großen Geist. Sie war fest von einem ganzheitlichen Gott überzeugt, der beide Gegensätze umfaßte, und daß sie auch auch beide in ihrer aktiven Imagination einschließen mußte, bevor sie ihre Gespräche mit dem Großen Geist begann. In ihnen hatte sie sie bis zum ungewöhnlichen, aber höchst wünschenswerten Höhepunkt des Hieros

Gamos durchgetragen. Sie wurde damit belohnt, daß die Gegensätze sie nicht länger störten, weil sie sich gegenseitig relativiert hatten; daher erfreute sie sich eines ungewöhnlich heiteren Lebensabends.

Anna hielt zuerst die Spannung der Gegensätze aus und erreichte dann die richtige Teilhabe, damit sie sich in ihr vereinigen konnten. Ich muß erwähnen, daß sie bei der eigenen Analyse ihrer frühesten Bilder, die sie zwischen den Gesprächen mit der Großen Mutter und mit dem Großen Geist durchgeführt hatte, erfuhr, wieweit die Gegensätze in ihr auseinanderfielen, und daß es die fast unerträgliche Spannung zwischen ihnen war, die den Frieden untergrub, den sie nach ihren Gesprächen mit der Großen Mutter gefunden hatte. Das veranlaßte sie, mit dem Großen Geist viel offener darüber zu sprechen. Dies führte zu dem wundervollen Höhepunkt, von dem die Große Mutter sagt:

Heute werden sich in dir und jenseits von dir Männlicher Geist und Weibliche Liebe verheiraten. Persönlicher Verzicht ist dein Teil daran. Du kannst auf befriedigende Art an ihrer Vereinigung teilhaben, aber das ist nur möglich, wenn du zu einer rein teilnehmenden Erfahrung bereit bist. Bereite dich auf ihre Hochzeit vor.

Anna Marjula erfüllt so die Bedingung, von der Jung sagte, sie wäre die einzige Möglichkeit, einen Atomkrieg abzuwenden. Als ich ihm erzählte, was sie tat, antwortete er, noch bevor er ihr Manuskript gesehen hatte: »Es zeigt, daß man nie über einen Fall verzweifeln sollte.« Es gab, wie erwähnt, eine Zeit, da Jung und ich fürchteten, sie würde sich nie von ihrem negativen Animus erholen. Mir scheint deshalb, daß Anna Marjulas Beispiel der aktiven Imagination eine besondere Ermutigung für die Frauen mit ihren großen Schwierigkeiten bei der Auseinandersetzung mit ihrem Animus ist.

In gewisser Hinsicht kann man solche kleinen individuellen Bemühungen nicht mit den Dogmen vergleichen, wie sie seit Generationen von den großen Religionen hervorgebracht wurden. Jedoch können Menschen, die den Religionen noch nahestehen, durch solche individuellen Bemühungen sehen, daß sich die Dogmen entwickeln müssen, wenn sie lebendig bleiben und nicht tote Relikte der Vergangenheit werden sollen. Jung wies oft darauf hin, was für einen enormen Schritt in diese Richtung Papst Pius XII. machte, als er die Jungfrau in den Himmel erhob und so die Trinität in eine Quaternität, dieses uralte Symbol der Ganzheit, umzuwandeln begann.

Wir können die große Wichtigkeit, die Jung der Vereinigung der Gegensätze beilegte, daran sehen, daß er sein letztes großes Werk, »Mysterium Coniunctionis«, ganz diesem Thema widmete. Er brauchte viele Jahre, um dieses Buch zu schreiben; es war sein »Hauptgeschäft«, wie Goethe seinen Faust nannte. Ganz am Anfang nimmt er in einer Fußnote ein Zitat des bekannten Alchemisten Michael Maier aus dem frühen 17. Jahrhundert auf, das mir immer als eine der besten Beschreibungen der Vereinigung der Gegensätze aufgefallen ist:

Die Natur, sage ich, machte, als sie sich um den goldenen Kreis drehte, durch diese Bewegung seine vier Eigenschaften gleich, das heißt sie quadrierte diese homogene Einfachheit, die sich in sich selbst zurückdrehte, und brachte sie in ein gleichseitiges Rechteck, in der Art, daß die Gegenteile zusammengebunden sind durch die Gegenteile, und die Feinde durch die Feinde wie mit ewigen Fesseln, und werden in gegenseitiger Umarmung gehalten.[4]

Wir sehen deutlich, wie unmöglich es für das Bewußtsein ist, die Gegensätze zu vereinigen; nur die Natur kann das tun, wenn die Menschen die richtige Teilhabe daran haben. Wir haben aus der Beschreibung der Großen Mutter gesehen, daß das Ich all seine egoistischen Forderungen aufgeben und der Natur völlig freie Hand lassen muß. Oder, um diese richtige Teilhabe in anderer Weise zu betrachten: Das Ich muß dieselbe Haltung wie der chinesische Regenmacher von Kiang Tschou einnehmen. Er sagte zu Richard Wilhelm, daß es nicht regnen könne, bis er sich selbst ins Tao zurückgebracht hätte; dann regnete es natürlich. Meiner Ansicht nach kann die Natur die »Gegenteile nur durch die Gegenteile zusammenbinden, und die Feinde durch die Feinde, wie mit ewigen Fesseln«, und sie in »gegenseitiger Umarmung« halten, wenn wir die richtige Haltung dazu oder die richtige Teilhabe daran erreichen.

Anhang

1. Anmerkungen

1. Kapitel

1 Erinnerungen, Träume, Gedanken von C. G. Jung, aufgezeichnet und herausgegeben von A. Jaffé, Olten–Freiburg i. Br.: Walter, 1971, S. 182 (künftig: ER).
2 Jung, C. G.: Synchronizität als ein Prinzip akausaler Zusammenhänge. GW 8, S. 569.
3 ER, S. 196.
4 Vgl. Jung, C. G.: Zur Psychologie westlicher und östlicher Religion, Gesammelte Werke (GW) 11, S. 2.
5 Wilhelm, R.: Das Geheimnis der Goldenen Blüte. Olten–Freiburg i. Br.: Walter, [14]1981, S. 14f.
6 In seinen frühen Aufsätzen zur Analytischen Psychologie, GW 7, S. 221f.
7 ER, S. 332.
8 Jung, C. G.: Psychologie der Übertragung. GW 16, S. 319.
9 ER, S. 300.
10 Vgl. meine Darstellung dieses Buches in: Hannah, B.: Striving Toward Wholeness. New York: Putnam, 1971, S. 38ff.

2. Kapitel

1 ER, S. 181.
2 Jung, C. G.: Die Frau in Europa. GW 10, S. 146.

3. Kapitel

1 Jung, C. G.: Die Ehe als psychologische Beziehung. GW 17, S. 220ff.
2 Jung, C. G.: Psychologie und Alchemie. GW 12, S. 253.
3 In: Spring. A Magazine of Jungian Thought. New York: Analytical Club of New York, 1962.
4 Vgl. meinen Erklärungsversuch hierzu in: Hannah, B.: C. G. Jung – Sein

Leben und Werk. Erkenntnisse und Erfahrungen aus einer langjährigen Zusammenarbeit. Fellbach: Bonz, 1982, S. 48ff., S. 97f.

[5] Jung, C. G., zu Beginn der Einführung in seine »Psychologie der Übertragung«, GW 16, S. 178.

[6] ER, S. 298.

[7] Jung, C. G.: Briefe, Bd. 1, S. 449f. (an Fritz Blanke). Vgl. hierzu auch: M.-L. von Franz: Die Visionen des Niklaus von Flüe. Zürich. Daimon, 1980.

[8] Jung, C. G.: Psychologie und Alchemie. GW 12, S. 29f.

[9] ER, S. 397f.

[10] ER, S. 326.

4. Kapitel

[1] Jacobsohn, H., von Franz, M.-L., Hurwitz, S.: Zeitlose Dokumente der Seele, Olten–Freiburg i. Br.: Walter, 1952 (= Studien aus dem C. G. Jung-Institut Zürich), S. 8f.

[2] Das Totenbuch der Ägypter. Hrsg. E. Hornung. Zürich–München: Artemis, 1979.

[3] A.a.O., S. 233–241, Spruch 125.

[4] Jung, C. G.: Zivilisation im Übergang. GW 10, S. 149.

[5] Jung, C. G.: Psychological Analysis of Nietzsche's »Thus Spake Zarathustra« (Privates Seminar, gehalten in Zürich während der dreißiger Jahre).

[6] Jacobsohn, S. 25f.

[7] Karl Preisendanz (Hrsg.): Papyri Graecae magicae. Die griechischen Zauberpapyri, 2 Bde., Stuttgart: Teubner, 1974.

[8] Brugsch, H.: Geographische Inschriften Altägyptischer Denkmäler, 1860.

[9] Jacobsohn, S. 28.

[10] Rosarium philosophorum, Artis auriferae, vol. 2, Basel 1593. pp. 204–384.

[11] Jung, C. G.: Psychologie und Alchemie, GW 12, S. 68.

[12] Jacobsohn, S. 37.

[13] ER, S. 50ff.

[14] Jacobsohn, S. 39.

5. Kapitel

[1] In: Eidgenössische Technische Hochschule (ETH): Lectures 1933–1941. 6 Bde. Zürich: Privatdruck, Bd. 5, S. 23–28; 1. Aufl., S. 18–23.

[2] Vgl. hierzu Paul Wolff: Die Viktoriner. Mystische Schriften, Wien: Thomas Verlag Jakob Hegner 1936, S. 16. – Ich gebe hier aufgrund dieses Werkes nur die Hauptpunkte wieder.
[3] Jung, C. G.: Aion. GW 9/II, S. 20.
[4] Gerhard Dorn, Speculativa philosophia, Theatrum Chemicum I, S. 275.
[5] G. R. S. Mead, ed. and trans.: Thrice Greatest Hermes, 3 vols., London 1949. Ders., A Mithraic Ritual (= Echoes of the Gnosis Series), London 1907.
[6] Jung, C. G. in: ETH-Lectures, Bd. 5, S. 86ff.; 1. Aufl., S. 98ff.
[7] Jung, C. G.: Die Dynamik des Unbewußten. GW 8, S. 237.
[8] Jung, C. G.: Psychologie der Übertragung, GW 16, S. 209f.
[9] Nach: The Upanishads. Oxford: Oxford University Press. Vol. 1, pp. 109/10. – Vgl. Die Upanishaden. Köln: Diederichs, 1983, S. 89.
[10] Jung, C. G.: Psychologie und Alchemie, GW 12, S. 24f. Dazu Jungs Anmerkung: »Es ist darum psychologisch gänzlich undenkbar, daß Gott das ›ganz andere‹ schlechthin sein sollte; denn ein ›ganz anderes‹ ist niemals das der Seele innigst Vertraute, was Gott eben auch ist. Psychologisch richtig sind nur paradoxe bzw. antinome Aussagen über das Gottesbild.« (Anm. 4, S. 25)
[11] Rosarium philosophorum, p. 205; Jung, C. G. in: Eranos Jahrbuch 1938, S. 46.
[12] Micropedia, vol. 7 (Chicago: Encyclopedia Britannica, Inc., 1943–73).

6. Kapitel

[1] Anna Marjula: The Healing Influence of Active Imagination in a Specific Case of Neurosis (Zürich: Schippert & Co., 1967).
[2] Jung, C. G.: Die transzendente Funktion. G. W. 8. Barbara Hannah, The Problem of the Contact with the Animus, Guild of Pastoral Psychology, Lecture 70, pp. 20–22.
[3] Der wichtigste Aspekt, in dem sich dieser Mut zeigte, lag in ihrer Bereitschaft, ihrem Schatten ins Gesicht zu sehen. Das war von Anfang an offensichtlich, obwohl ihr der Animus noch jahrelang solche Erkenntnisse wegschnappen konnte, um den Schatten für sich selbst zu behalten. Aber langsam, besonders nach der Seiltanz-Phantasie, realisierte Anna, wie wertvoll es war, ihren Schatten zu integrieren, eine Erkenntnis, die wirklich die conditio sine qua non für die weitere Entwicklung ist.
[4] Anna gibt ihre Schwierigkeiten mit Männern offen zu, und der Leser kann an manchen Stellen sehen, daß sie noch mehr an ihrer Beziehung zu Männern und an ihrem Wissen über sie zu arbeiten hat.

[5] Auf einer Zeichnung, die sie zu Beginn ihrer Analyse gemacht hatte, vor vielen Jahren, hatte Anna sich selbst und eine Schlange dargestellt, die der Dreifaltigkeit Äpfel anbot.

[6] Fünf dieser Zeichnungen und vier ergänzende Zeichnungen sind zusammen mit Annas eigener Deutung als Teil II im als »Anna Marjula« bekannten Privatdruck enthalten.

[7] Luther war als junger Mann sehr neurotisch; vielleicht sogar verrückt. Er tat alles, was er konnte, um seiner Krankheit zu entwachsen. Er beichtete jeden Tag fünfmal, er geißelte sich und fastete. Nichts half ihm. In äußerster Verzweiflung sagte er dann zu sich selbst: »Gott hat mich verflucht, ich gehöre in die Hölle. Ich bin nun bereit, mich Gott zu unterwerfen, bereit, von Gott verflucht und von ihm getrennt zu sein.« – Im allgemeinen kämpft ein Mann gegen sein Schicksal, während eine Frau es erleidet. Aber in seiner großen Verzweiflung wählte Luther den weiblichen Weg, und das brachte ihm die Heilung.

[8] Hannah, B.: Striving Toward Wholeness, S. 159f., 182f. – Ich habe versucht, auf einer praktischen Ebene zu zeigen, wie das wirkt, indem ich Charlotte und Anne Brontës Haltung gegenüber ihrem Bruder Bramwell beschrieb, ähnlich wie Prue Sarn (in Mary Webbs »Precious Bane«) es ihrem Bruder Gideon überließ, alles Böse hinter ihrem Rücken zu tun. (A.a.O., S. 94–97.)

[9] Christian Rosenkreutz (Pseud. von Johann Valentin Andreae), Chymische Hochzeit, Straßburg 1616.

[10] Die Frau, die wir als Anna Marjula kennen, starb 20 Jahre nach der Vollendung dieses Werkes. Ihre Nation trauerte über ihren Tod, da sie eine ihrer bekanntesten Musikerinnen war. Sie starb im Alter von 90 Jahren, wenige Monate vor der Veröffentlichung dieses Buches. (Anm. von B. H.)

7. Kapitel

[1] Jung, C. G. (Hrsg.): Der Mensch und seine Symbole. Olten–Freiburg i. Br.: Walter, Sonderausg. [6]1982, S. 161.

[2] Jung, C. G.: ER, S. 40.

[3] A.a.O., S. 331.

[4] Jung, C. G.: Mysterium Coniunctionis. GW 14/I, S. 1f., Anm. 3 (Michael Maier: De circulo physico quadrato, S. 17).

2. Literatur

Artis auriferae, 2 Bde. Basel: 1593.

Brugsch, H.: Geographische Inschriften Altägyptischer Denkmäler (1860).

Dorn, Gerhard: »Speculativa philosophia«, Theatrum Chemicum, I.

Hannah, Barbara: C. G. Jung – Sein Leben und Werk. Erkenntnisse und Erfahrungen einer langjährigen Zusammenarbeit. Fellbach: Bonz, 1982.

dies.: Striving Toward Wholeness. New York: G. P. Putnam's Sons, 1971.

Hogg, James: Vertrauliche Aufzeichnungen und Bekenntnisse eines gerechtfertigten Sünders. Stuttgart: DVA, 1951.

I Ging. Das Buch der Wandlungen. Köln: Diederichs, 1983.

Jacobsohn, H., von Franz, M.-L., Hurwitz, S.: Zeitlose Dokumente der Seele. (Studien aus dem C. G. Jung-Institut Zürich 3.) Olten–Freiburg i. Br.: Walter, 1952.

Jung, C. G.: Gesammelte Werke. Olten–Freiburg i. Br.: Walter.

Bd. 7: Zwei Schriften über Analytische Psychologie, 3. Aufl. 1981.

Bd. 8: Die Dynamik des Unbewußten. 3. Aufl. 1979.

Bd. 9/II: Aion. Beiträge zur Symbolik des Selbst. 5. Aufl. 1983.

Bd. 10: Zivilisation im Übergang. 2. Aufl. 1981.

Bd. 11: Zur Psychologie westlicher und östlicher Religion. 4. Aufl. 1983.

Bd. 12: Psychologie und Alchemie. 4. Aufl. 1984.

Bd. 13: Studien über alchemistische Vorstellungen. 1978.

Bd. 14/I, II: Mysterium Coniunctionis. Untersuchung über die Trennung und Zusammensetzung der seelischen Gegensätze in der Alchemie. 3. Aufl. 1978.

Bd. 16: Praxis der Psychotherapie. 4. Aufl. 1984.

Bd. 17: Über die Entwicklung der Persönlichkeit. 3. Aufl. 1978.

ders.: Briefe in drei Bänden. Hrsg. von Jaffé, A./Adler, G., Olten–Freiburg: Walter, o. J.

ders.: Erinnerungen, Träume, Gedanken. Aufgez. u. hrsg. von Jaffé, Aniela. Olten–Freiburg i. Br.: Walter, 1971. Sonderausg. 1984.

ders.: E. T. H. (Eidgenössische Technische Hochschule) Lectures, Modern Psychology. Vol. II, III, IV und V. Zürich: Privat gedruckt.

ders.: Psychological Analysis of Nietzsche's *Thus Spake Zarathustra* (Privates Seminar, gehalten in Zürich während der dreißiger Jahre).

Jung, C. G. (Hrsg.): Der Mensch und seine Symbole. Olten–Freiburg i. Br.: Walter, Sonderausg., 6. Aufl. 1982.

Maier, Michael: De circulo physico quadrato. Oppenheim, 1616.

Marjula, Anna: The Healing Influence of Active Imagination in a Specific Case of Neurosis. Zürich: Schippert & Co., 1967.

Mead, George Robert Stow: A Mithraic Ritual. Echoes of the Gnosis Series. London, 1907.

ders. (ed. and trans.): Thrice Greatest Hermes. 3 Bde., London, 1949.

Micropaedia. Bd. 7. Chicago: Encyclopaedia Britannica, Inc., 1943–73.

Preisendanz, Karl (Hrsg.): Papyri Graecae magicae. Die griechischen Zauberpapyri. 2 Bde., Stuttgart: Teubner 1973 und 74.

Richard von St. Viktor: Benjamin Minor.

Rosarium philosophorum siehe Artis auriferae.

Rosenkreutz, Christian (Pseud. von Johann Valentin Andreae): Chymische Hochzeit. Straßburg, 1616.

Totenbuch der Ägypter. Hrsg. E. Hornung. Zürich–München: Artemis, 1979.

von Franz, Marie-Louise: Die Visionen des Niklaus von Flüe. Zürich: Daimon, 3. Aufl. 1983.

dies.: Spiegelungen der Seele. Projektion und innere Sammlung. Stuttgart: Kreuz, 1978.

Wilhelm, Richard: Das Geheimnis der Goldenen Blüte. Ein chinesisches Lesebuch. Olten–Freiburg i. Br.: Walter, 14. Aufl. 1981. (Europäischer Kommentar: C. G. Jung, Text und Erläuterungen: R. Wilhelm.)

ders.: Death and Renewal in China. Spring: A Magazine of Jungian Thought. Analytical Psychology Club of New York, 1962.

Wolff, Paul: Die Viktoriner: Mystische Schriften. Wien: Thomas Verlag Jakob Hegner, 1936.